LO QUE DEBES SABER SOBRE TU SALUD

Mario R. García-Palmieri
Profesor Distinguido y Emérito
Jefe, Sección de Cardiología de Adultos
Escuela de Medicina

LO QUE DEBES SABER SOBRE TU SALUD

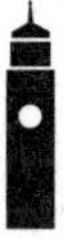

EDITORIAL DE LA UNIVERSIDAD DE PUERTO RICO

Catalogación de la Biblioteca del Congreso
Library of Congress Cataloging-in-Publication Data

ISBN: 0-8477-0107-7

García-Palmieri, Mario R., 1927-
  Lo que debes saber sobre tu salud / Mario R. García-Palmieri.
  -p. cm.
  ISBN 0-8477-0107 (pbk.)
  1. Medicine, Popular. 2. Self-care, Health. 4. Medicine, Preventive. I. Title.

RC81 .G274 2000
613--dc21

00-057301

Impreso en Puerto Rico

EDITORIAL DE LA UNIVERSIDAD DE PUERTO RICO
P.O. BOX 23322
San Juan, Puerto Rico 00931-3322
Administración: Tel. (787) 250-0435 Fax (787) 753-9116
Dpto. de Ventas: Tel. (787) 758-8345 Fax (787) 751-8785

CONTENIDO

COLABORADORES

Quiero expresar mi agradecimiento a un grupo de compañeros de la cátedra universitaria que colaboraron conmigo como co-autores en la redacción de varios de los escritos.

Diabetes Mellitus en el adulto: Dra. Myriam Z. Allende-Vigo, endocrinóloga y profesora de la Escuela de Medicina de la UPR

Osteoporosis en la mujer: Dra. Lillian Haddock, profesora emerita, Escuela de Medicina de la UPR

Enfermedad de Alzheimer: Dra. Petra Burke, catedrática de Neurología de la Escuela de Medicina de la UPR

Las piedras en los riñones: Dr. Francisco Joglar, nefrólogo y profesor de la Escuela de Medicina de la UPR

Cirugía de las coronarias: Dr. Iván González-Cancel, Jefe de Cirugía del Centro Cardiovascular de Puerto Rico y del Caribe

La depresión: Dra. Luz M. Guevara, ex Jefa del Departamento de Psiquiatría de la Escuela de Medicina de la UPR

La diabetes tipo 1: Dra. Myriam Z. Allende-Vigo, endocrinóloga y profesora de la Escuela de Medicina de la UPR

El envejecimiento: Dra. Ivonne Z. Jiménez-Velázquez, geriatra catedrática asociada de la Escuela de Medicina de la UPR

Entendiendo la menopausia: Dr. José R. Huerta-Rebozo, catedrático auxiliar de obstetricia y ginecología de la Escuela de Medicina de la UPR

Las vacunas: Dra. Haydeé García, profesora y jefa de la Sección de Infecciones en Niños en la Escuela de Medicina de la UPR

Dejar de fumar: Dr. Carlos Santos, neumólogo y profesor auxiliar de la Escuela de Medicina de la UPR

Fallo renal: Dr. José L. Cangiano, nefrólogo y profesor de medicina de la Escuela de Medicina de la UPR

El picor: Dr. Jorge L. Sánchez, profesor y jefe de Dermatología de la Escuela de Medicina de la UPR

Epilepsia: Dr. Raúl F. Cruz, neurólogo y profesor asociado de la Escuela de Medicina de la UPR

La próstata y sus enfermedades: Dr. Antonio Puras, jefe de Urología de la Escuela de Medicina de la UPR

La rinitis alérgica: Dr. Fernando López-Malpica, alergista e inmunólogo y catedrático de la Escuela de Medicina de la UPR

La donación de órganos: Sra. Marian Saadé – Directora Ejecutiva de Liifelink de Puerto Rico

¿Cuál es la diferencia entre VIH y SIDA?: Dr. Jorge L. Santana-Bagur, infectólogo y profesor asociado de la Escuela de Medicina de la UPR

Trastornos del sueño: Dra. Valerie Wojna, catedrática asociada de Neurología de la Escuela de Medicina de la UPR

El dolor: Dr. Miguel Colón-Morales, anestesiólogo y director del Centro de Tratamiento del Dolor del Hospital del Maestro

Ronquera: Dr. Juan Trinidad-Pinedo, jefe de la Escuela de Medicina de la UPR

Alimentación para el milenio: Millie García, nutricionista

Ictericia: Dr. Joham Senior, gastroenterólogo y catedrático auxiliar de la Escuela de Medicina de la UPR

Anemia: Dr. Alberto López-Enríquez, hematólogo y catedrático asociado de la Escuela de Medicina de la UPR

Los derechos del paciente: Lic. Luis Hernández Cardona, abogado y asesor legal del Centro Cardiovascular de PR y del Caribe

Electrofisiología: Dr. Raúl Jiménez, jefe cardiovascula de Electrofisiología del Centro Cardiovascular de PR y del Caribe

Incontinencia urinaria: Dr. Pablo Cardona, urólogo y catedrático auxiliar de la Escuela de Medicina de la UPR

Enfermedad de Parkinson: Dra. Maritza Arroyo, catedrática asociada de Neurología de la Escuela de Medicina de la UPR

El alcohol y su salud: Dr. Sydney Kaye, toxicólogo y profesor emerito de la Escuela de Medicina de la UPR

PRÓLOGO

El Dr. Mario Rubén García Palmieri ha contribuido a la medicina y a la educación médica en Puerto Rico, y quizás en el mundo, más que ningún otro puertorriqueño en la segunda mitad del Siglo XX. Como Profesor de Medicina y Cardiología, Jefe del Departamento de Medicina, Secretario de Salud y Jefe de la Sección de Cardiología de la Escuela de Medicina del Recinto de Ciencias Médicas de la Universidad de Puerto Rico, ha colaborado en la educación de miles de estudiantes de Medicina y de otros en las profesiones relacionadas con la salud.

En años recientes, este incansable médico y educador se dio a la tarea de educar a todo nuestro pueblo sobre las enfermedades más comunes que nos afectan. Esta contribución la hace semanalmente a través de una columna en el periódico El Nuevo Día. *Los temas, todos de interés general, son desarrollados en una forma clara, sencilla, pero con rigor científico y educativo. Aunque están dirigidos al público en general, son fuente de información valiosa y actualizada para los profesionales de la salud y, especialmente, para los médicos primarios.*

El autor informa al lector, en forma amena, sobre la definición del problema, la evidencia científica y médica y las consecuencias de no atender la condición o condiciones. Siempre hay consejos sobre estilos de vida, dietas, prevención, tratamientos con medicamentos y otras modalidades, con sus consabidos riesgos, para educar al lector. Además, las ilustraciones son sencillas, pero claras. Estoy seguro de que ha ayudado a muchas personas a mejorar su calidad de vida.

Este libro debe estar en cada hogar y en cada familia puertorriqueña para que sirva de guía u orientación cuando ocurra alguna condición de salud. Los médicos harían bien en usarlo para la educación de sus pacientes, y los profesionales de la salud deben tenerlo como una guía para su educación continuada.

Una vez más el doctor García Palmieri nos da un ejemplo de su grandeza. Su publicación en forma de libro hará más fácil obtener la información y guardarla para referencias futuras. Auguro que será el mejor "best seller" en Puerto Rico.

Mis felicitaciones al doctor García Palmieri.

Norman I. Maldonado, MD.
Presidente
Universidad de Puerto Rico

La estabilidad de las personas y de las comunidades depende, en gran medida, de gozar de un organismo que ejerza normalmente sus funciones físicas, mentales y espirituales; es decir, que puedan gozar de salud. Gozar de salud conlleva una vida más productiva y de menos sufrimiento. Cuando se presenta la enfermedad, con alteraciones más o menos graves de la salud, se genera malestar y sufrimiento en la persona afectada, se reduce su capacidad creadora y su rendimiento, y, en los casos más extremos, ocurre la incapacidad. La estructura familiar tiende a dislocarse, ya que uno se identifica con el dolor y el martirio que la enfermedad causa en los seres queridos.

Tradicionalmente se presume que el mantenimiento de la salud y la prevención de las enfermedades es una responsabilidad que recae en las autoridades sanitarias de los países y en los profesionales de la salud, primordialmente en los doctores en medicina. No hay duda sobre lo importante que es que las autoridades sanitarias y los profesionales de la salud velen y se envuelvan en actividades encaminadas a mantener la salud de los miembros de la comunidad. Pero, sobre todo, es aún más importante que todo ciudadano tenga conocimientos básicos sobre el mantenimiento de la salud y sobre la prevención de la enfermedad que le permitan asumir un rol activo y constante en la defensa de su salud y de su bienestar.

Muchas veces, por no poseer un caudal mínimo de conocimientos básicos, el ciudadano promedio no toma las medidas preventivas que lo preparan para participar e impedir el desarrollo de enfermedades. En otras ocasiones no se reconoce a tiempo el significado de síntomas tempranos que indican el comienzo de dolencias que preceden a enfermedades específicas.

Convencido de que es importante que la ciudadanía preste atención a un mensaje acerca de la salud y de la enfermedad, sencillo y fácil de entender, el autor comenzó a publicar una columna semanal en el periódico *El Nuevo Día* con la intención de poner al alcance de cada **uno de mis conciudadanos un caudal mínimo de información útil** para él y para sus allegados. Cada columna se publicó acompañada de una ilustración o una tabla que ampliaba o simplificaba la información presentada.

Me ha procurado gran satisfacción el haber recibido múltiples expresiones de aceptación, ya sea por llamadas telefónicas de lectores o por personas que se me acercan para expresarme que regularmente leen las columnas. Muchos me han sugerido que se compilen y se publiquen en un libro. Ante este reclamo, presentamos este libro que incluye 76 columnas sobre diferentes temas de salud y enfermedad. En un 25% de ellas han colaborado otros miembros de la Facultad de la Escuela de Medicina de la Universidad de Puerto Rico. La información vertida está al día del último conocimiento médico para la condición descrita.

Cada columna fue revisada y corregida por lo menos en tres ocasiones y transcrita varias veces con gran colaboración y esfuerzo de la Sra. María Cristina Ortiz, las ilustraciones fueron preparadas en la División de Tecnología Educativa de la Escuela de Medicina de la Universidad de Puerto Rico. La mayoría de éstas por la ilustradora médica Myrna Cabán, colaboración parcial de Roberto Miranda, Carlos Marín y Rafael Ramírez.

Espero que este libro les sea útil a mis conciudadanos ayudándoles a conservar su salud y evitar las enfermedades, mejorando así su calidad de vida.

Mario R. García-Palmieri, MD

I M P O T E N C I A
(D I S F U N C I Ó N   E R E C T I L)

El Nuevo Día
14 de junio de 1998

El mero hecho de nombrar la palabra impotencia genera muchas angustias y ansiedades en los hombres y sus parejas. En este escrito se pretende cubrir la información básica sobre esta condición que debe conocer todo lector bien informado, especialmente a la luz de los adelantos en su tratamiento ocurridos recientemente. Se calcula que más de 30 millones de hombres en los Estados Unidos tienen algún grado de impotencia.

Una serie de eventos concurren para generar una erección en el órgano sexual masculino. Cuando el hombre está estimulado, su cerebro les envía un mensaje a los vasos sanguíneos (arterias) que suplen a su órgano para que aquellos se dilaten de tal manera que la sangre pueda fluir rápidamente por ellos y llenarlos. El corazón bombea la sangre que llena las arterias distendidas que ocupan el espacio entre las fibras musculares. Las venas que normalmente sacarían la sangre del órgano se cierran, de manera que la sangre queda atrapada en las arterias dilatadas del órgano, causando que éste se agrande y endurezca. Además, los terminales nerviosos y las células del endotelio (capa interior de las arterias), liberan óxido nítrico que, a su vez, causa que se forme el monofosfato cíclico de guanosina (cGMP), sustancia que dilata las arterias del órgano sexual para la erección. Luego, una isoenzima, fosfodiesterasa tipo 5 (PDE5), inhibe el efecto de cGMP con la que se termina la erección.

Este proceso requiere que funcionen bien el sistema nervioso concernido, las arterias y las venas del órgano; además, debe estar presente la hormona sexual masculina, la testosterona que es elaborada por los testículos.

La impotencia es la incapacidad para obtener y mantener una erección en el órgano sexual masculino adecuada para consumar el acto sexual. Las quejas varían desde no poder tener una erección; de poder tenerla, pero no poder mantenerla; o de que la dureza del órgano no es suficiente para poder penetrar.

La impotencia se puede deber a causas de origen psicológico o debido a diferentes enfermedades. Gran parte se debe a disturbios de las comunicaciones nerviosas esenciales para iniciar y mantener la erección. Enfermedades endocrinas, principalmente la diabetes mellitus, la causan. Daño a los nervios, vasos sanguíneos cuyas paredes están reducidas, deficiencias hormonales y efectos secundarios de medicamentos son causas comunes de la condición. Algún tipo de disfunción erectil se informa en el 50% de los hombres con diabetes mellitus de más de 10 años de duración. La causa en la diabetes se debe al endurecimiento de las arterias del órgano masculino o a daño en los nervios (neuropatía) que no le permite transmitir el impulso nervioso a los vasos sanguíneos concernidos.

En el diabético el mejor esfuerzo es prevenir, que equivale a seguir con rigurosidad el regimen alimenticio, la actividad física y el uso de hipoglicemiantes (pastillas para controlar el azúcar) o insulina, y mantener el nivel de azúcar en la sangre sin elevarse. Con la diabetes bajo control hay menos oportunidad de impotencia.

Varios medicamentos, especialmente los de tratar la hipertensión arterial pueden causar impotencia. Entre ellos están los diuréticos (principalmente las tiazidas), la reserpina, la espironolactona y propanolol y la metildopa. Algunos sedantes, tranquilizadores y analgésicos también pueden causar impotencia. Afortunadamente, el disminuir o descontinuar dichos medicamentos resuelve el problema. Agravan la impotencia el fumar y el consumir bebidas alcohólicas.

Frecuentemente, los pacientes se abstienen de informar a su médico del problema de la impotencia, pues se les hace difícil, y a veces bochornoso, hablar del tema. Con las opciones de tratamiento existentes hoy día no es necesario mantener el silencio, y deben consultar con un médico para que les recomiende el tratamiento indicado.

Todo paciente con impotencia debe ser evaluado médicamente, lo que requiere historial médico, examen físico, pruebas de la sangre para testosterona y otras pruebas a ser determinadas por el médico o su urólogo (especialista en vías urinarias). El urólogo puede llevar a cabo un grupo de pruebas especiales para determinar la causa de la impotencia. Aquel paciente que exhiba una deficiencia significativa de testosterona debe recibir tratamiento con testosterona según lo determine su médico.

Hasta el presente, el tratamiento recetado por el urólogo consistía en terapia con dispositivo de constricción al vacío, inyecciones por el paciente o su pareja del Alprostadil (Prostaglandina E1) en el órgano, o supositorio de Prostaglandina E1 en la uretra masculina (canal de orinar) y procedimientos quirúrgicos como implantes de prótesis o cirugía vascular.

Existía hasta el presente una sola terapia oral que es la Yohimbina (Aphrodyne, Day to Himbin, Yocon, Yohimex, etc) que es efectiva en alrededor del 25% de los pacientes con impotencia.

Recientemente, ha aparecido un nuevo medicamento efectivo: el citrato de sildenafil (Viagra) para uso oral, que ha tenido una gran difusión por los medios de comunicación.

Esta píldora actúa inhibiendo la PDE5 que inactiva la cGMP. La presencia de cGMP causa la erección en el paciente sexualmente estimulado. Esta pastilla fue usada en 3,700 varones de 18-87 años de edad, dando por resultado que del 63 al 82% lograron mejorías en las erecciones. Es, además, efectiva en personas con diabetes, hepatitis, esclerosis múltiple, parapléjicos (paralíticos de la mitad del cuerpo) y en el 30 al 40% de los hombres que sufrieron una prostatectomía radical. Debe tomarse una hora antes de la actividad sexual. El consumir una comida alta en grasa antes de su uso interfiere con la absorción del sildenafil. Desde su aprobación en marzo de 1998 por la Administración de Drogas y Alimentos (FDA) los médicos la han recetado sobre un millón de veces. Efectos secundarios pueden ser dolor de cabeza, enrojecimiento de la piel, indigestión y disturbios visuales con visión azul verdosa. Viagra no debe ser tomada por nadie que esté en nitratos orgánicos pues puede causar una reducción brusca en la presión arterial con complicaciones serias, incluyendo la muerte. Pacientes cardíacos en nitroglicerina para angina de pecho deben descontinuarla al usar Viagra. De interesar usar Viagra debe consultar con su cardiólogo por si es posible el uso de otro medicamento para la angina. Pacientes cardíacos que usen Viagra deben evitar ser muy fogosos y más bien ser moderados en sus relaciones sexuales.

Obesidad

El Nuevo Día
28 de junio de 1998

Todos sabemos que la vida moderna con sus desarrollos tecnológicos y mecanizados nos exige menos actividad física. Al mismo tiempo, en nuestra sociedad están disponibles, en forma rápida y económica, un sinnúmero de comidas con un contenido alto en calorías. La combinación de estos dos factores, disminución del gasto energético y el aumento en la ingestión de calorías (aporte calórico), favorece el desarrollo de la obesidad. La obesidad es uno de los problemas de salud más frecuentes en el mundo.

De acuerdo con las estadísticas recientes en los Estados Unidos, el sobrepeso y la obesidad están presentes en 93 millones de adultos, el 55% de la población. El exceso de peso afecta a todos los grupos raciales, tanto mujeres como hombres, y ocurre en todas las edades. La obesidad tiene repercusiones importantes sobre la salud. Aumenta el riesgo de desarrollar la arterosclerosis coronaria (ataque al corazón), la hipertensión arterial, la diabetes mellitus tipo 2, los desórdenes del colesterol y los accidentes cerebrovasculares. El 30% de los obesos desarrollan cálculos biliares y pueden padecer del apnea del sueño (se para la respiración al dormir). Condiciones agravadas por la obesidad incluyen: la osteroartritis y problemas respiratorios. En Estados Unidos se estima que las enfermedades relacionadas con la obesidad cuestan 100 billones de dólares anualmente.

Además de su impacto sobre la salud, y sus costos, la obesidad tiene otras repercusiones de índole económica ya que la ciudadanía incurre en grandes gastos e inversiones en métodos para adelgazar y en productos dietéticos.

En vista de la seriedad del problema el Gobierno de los Estados Unidos, por medio de los Institutos Nacionales de Salud (NIH, siglas en inglés), promulgó el día 17 de junio de 1998 las primeras Guías Federales Clínicas sobre la Obesidad para ayudar a los médicos y a la población a lidiar con el sobrepeso y la obesidad. Las guías fueron establecidas por un panel de 24 expertos tomando en consideración una revisión de toda la información científica disponible en relación acon el sobrepeso y la obesidad. Luego, estas guías fueron revisadas por otros 115 expertos en salud de 54 de las sociedades médicas y profesionales más importantes de los Estados Unidos. En los párrafos siguientes resumiremos la información y el contenido de dichas guías presentadas por el NIH.

De acuerdo con estas guías, la evaluación del sobrepeso envuelve tres medidas: el índice de masa corporal, BMI (tomada del inglés "body mass index"), la circunferencia de la cintura y la presencia de otras enfermedades crónicas.

El BMI se obtiene multiplicando el peso en libras por 703 y dividiéndolo por la altura en pulgadas al cuadrado, teniendo en cuenta que 20-25 es lo normal para hombres y mujeres. Las guías identifican como sobrepeso un BMI de 25 a 29.9 y como obesidad uno 30 ó más. Un BMI de 30 es como 30 libras de sobrepeso y corresponde a 221 libras de peso en una persona de 6 pies de altura y a un peso de 186 libras en una de 5' 6" de alto. Hombres en categorías de obesidad alta tienen el doble del riesgo de hipertensión y de colesterol elevado si se compara con los de peso normal. Las mujeres en categoría de obesidad alta tienen cuatro veces el riesgo para estas dos condiciones .

Se estimula a los médicos a medir la circunferencia de la cintura del paciente, que está altamente relacionada con la grasa abdominal. Cuando la circunferencia es de 40 pulgadas, o más, en el hombre, y 35 pulgadas, o más, en la mujer, existe un riesgo aumentado en aquellos que tienen un BMI entre 25 a 34.9. De acuerdo con las guías, las estrategias más efectivas para perder peso incluyen reducir la ingesta de calorías, aumentar la actividad física y usar terapia de modificación de la conducta orientada a mejorar los hábitos de alimentación y de ejercicio. Las guías recomiendan hacer actividad física por 30 minutos, o más, preferiblemente todos los días.

El reducir el consumo de grasas en la dieta, para perder peso, sin disminuir las calorías totales, no produce reducción de peso. El objetivo inmediato al perder peso debe ser perder el 10% del peso corporal en un período de 6 meses a base de 1 a 2 libras por semana. Después de esta pérdida, debe dársele preferencia a mantener el peso nuevo sin tratar de rebajar más. Los médicos no deben considerar medicamentos para bajar el peso sin tratar primero de que el paciente haga un esfuerzo intentando perder peso en esos 6 meses. Medicamentos para bajar de peso se pueden usar en un programa estructurado de pérdida de peso que incluya alteración de la dieta y aumento en la actividad física en los pacientes con BMI de 30, o más, sin factores de riesgo adicionales, o en pacientes con un BMI de 27, o más, con dos o más factores de riesgo (ejemplo: hipertensión, colesterol alto) que no han perdido peso con la terapia sin medicinas.

Aquellos pacientes con sobrepeso o con obesidad que insisten en no perder peso deben ser orientados en estrategias para evitar el seguir ganando peso. La edad no debe ser considerada como un factor para privar a los envejecientes del tratamiento de pérdida de peso.

La tendencia a la obesidad no sólo ocurre en adultos sino también en los niños. Como las consideraciones de tratamiento en niños y adolescentes con sobrepeso son diferentes a la de los adultos, el panel de expertos consideró que se deben elaborar unas guías diferentes para aquellos a la mayor brevedad posible. Sin embargo, un plan alimentario saludable y de aumentar la actividad física debe ser un objetivo rutinario dentro de toda estructura familiar.

Las guías incluyen información práctica sobre hábitos alimentarios saludables. Incluyen una serie de consejos sobre qué comprar y qué comer y sobre el cenar fuera de la casa.

Una publicación en inglés, con dichos consejos, se puede obtener, libre de costo, escribiendo a : NLHBI Information Center, PO Box 30105, Bethesda, MD 20824-0105.

Si usted es un paciente de enfermedad coronaria u otra enfermedad cardíaca y es obeso, su corazón trabaja más bombeando sangre al sobrepeso. Si usted es diabético y es obeso, le es más difícil mantener un nivel normal de glucosa en la sangre. Si tiene artritis y sobrepeso, sus coyunturas sufrirán el impacto de la carga adicional del sobrepeso. **Si padece de hipertensión arterial y es obeso, será más trabajoso poder** controlar la presión arterial. Si padece de apnea del sueño y es obeso, la condición se empeora. Pacientes con estos problemas deben perder peso. No es perder peso por fines estéticos, es hacerlo para lidiar mejor con enfermedades cuya severidad y complicaciones pueden generar sufrimientos e incapaciadad en los pacientes. En resumen, de existir obesidad en presencia de enfermedad cardíaca, diabetes, colesterol elevado, artritis, hipertensión y apnea del sueño es de vital importancia perder peso para mejorar el control de la enfermedad concurrente, y la pérdida de peso es parte fundamental del tratamiento de cada una de esas enfermedades.

El tratamiento de la obesidad no es fácil. Es fácil el comenzar a perder peso y perder unas libras, pero es difícil el mantener el régimen y la pérdida de peso. Para que un programa sea efectivo requiere un enfoque multidisciplinario. Lo que determina si la persona va a ser capaz de mantenerse en un peso adecuado incluye el hacer ejercicio regularmente, el seguir una dieta baja en calorías y en grasas y rica en frutas y verduras, la voluntad real de perder peso y el uso, en algunos casos, bajo supervisión médica, de agentes anorexigénicos (que generan pérdida de apetito).

A través de los años se han usado fármacos para el tratamiento de la obesidad, pero muchos han sido descartados debido a efectos secundarios problemáticos. Al presente, la acción de los fármacos usados y autorizados por la Administración de Drogas y Alimentos (FDA, por sus siglas en inglés), se basa en aumentar los neurotransmisores norepinefrina (agentes noradrenérgicos) y serotonina (agentes serotoninérgicos) en el centro del apetito localizado en el hipotalamo en el cerebro. Estos medicamentos son capaces de inhibir el apetito o aumentar la sensación de saciedad y se llaman anorexígenos. Los disponibles tienen varios efectos secundarios y el paciente debe usarlos solamente por recomendación de su médico.

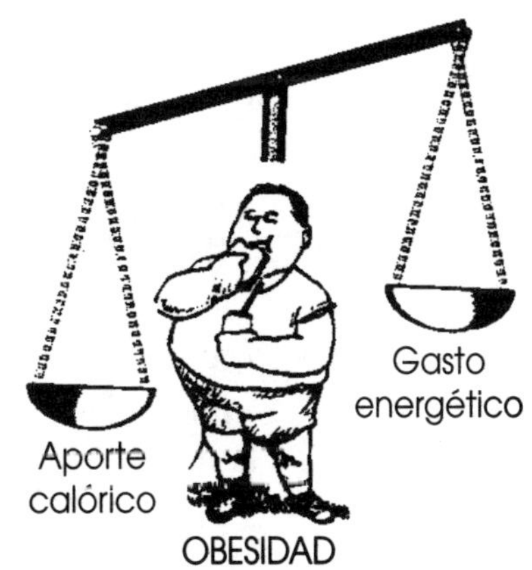

EL PICOR

El Nuevo Día
1 de noviembre de 1998

El picor (prurito) es una sensación característica que induce al paciente a rascar o frotar la piel afectada. Constituye la razón principal por la cual el paciente visita al dermatólogo (especialista en enfermedades de la piel) y a menudo es la queja principal de pacientes con problemas en la piel.

El picor puede ocurrir en asociación con enfermedades primordialmente de la piel o puede existir sin envolvimiento de ésta por alguna lesión o enfermedad. Al abordar el problema y tratar al paciente del malestar y la angustia del picor, será necesario llegar a un diagnóstico de la condición que lo genera para tratar de corregirla.

Se estima que el rascar es un mecanismo de defensa para remover agentes dañinos de la superficie del cuerpo. Se cree que para que ocurra el picor debe existir la estimulación de fibras nerviosas localizadas en la unión dermo-epidérmica (capas de la piel). Unos receptores cutáneos responden a ciertos estímulos que son transmitidos al sistema nervioso central por el cordón espinal y de ahí al cerebro. Se desconoce qué estructuras del cerebro controlan la sensación de picor. Hay varias teorías sobre el control del picor, pero es primordialmente un área de investigación científica.

Entre los mediadores farmacológicos del cuerpo que contribuyen a la sensación de picor se encuentra la histamina donde están envueltos los receptores H_1 y H_2. Se sabe que los receptores H_1 y no los H_2 son los responsables del picor causado por la histamina.

Para evaluar al paciente y establecer la causa del picor es importante obtener un historial médico, hacer un examen físico y ordenar aquellas pruebas de laboratorio que puedan ser necesarias para confirmar la presencia de enfermedades que pueden producir picor. El afectado debe ofrecer la información completa a su médico de cuándo y cómo comenzó el picor, qué áreas de su cuerpo están afectadas, si es generalizado o localizado, la duración del problema, si padece de alguna enfermedad, qué medicamentos recibe, si alguno, y sobre factores precipitantes.

Entre los factores precipitantes puede existir una mascota infestada honrando la canción popular que dice: "cuando uno se rasca es porque le pica, es que le molesta alguna pulguita". Puede haber infecciones de mascotas con ácaros (sarna) o muebles antiguos con chinches (cimex). Si el paciente está en hemodiálisis (riñón artificial) frecuentemente tiene picor, que a veces es difícil de tratar, pero que tiende a desaparecer si el paciente recibe un trasplante de riñón. Hay que conocer los hábitos de aseo personal, incluyendo el uso de remedios caseros con alcohol que irritan la piel, o el uso de jabones detergentes. También hay que tener un historial completo sobre el consumo de medicamentos orales y de las reacciones a medicamentos en el pasado. Puede ser que un paciente alérgico a "sulfas", que se utilizaron para atender una infección en el pasado, ahora desarrolle picor con un diurético (tiazida) o un hipoglucemiante (sulfonilureas) usado para tratar diabetes.

Múltiples enfermedades del cuerpo, llamadas sistémicas, pueden generar picor, especialmente generalizado. El médico tiene que explorar la presencia o ausencia de otros síntomas que apunten a una de estas enfermedades para ordenar los estudios necesarios para confirmar el diagnóstico. Enfermedades sistémicas que generan picor son el linfoma de Hodgkin (cáncer de las glándulas linfáticas), el hipertiroidismo (función excesiva de la glándula tiroide) y la obstrucción de los canales biliares que aumenta el nivel sanguíneo de las sales biliares.

Al examinar la piel pueden existir lesiones de una enfermedad de la piel que está generando el picor o pueden existir excoriaciones de tipo lineal generadas por las uñas de las personas al rascarse. Las áreas más afectadas son las más accesibles, como brazos y piernas, el cuello y el cuero cabelludo. Lesiones secundarias al rascado no ocurren en la espalda alta pues los brazos no alcanzan dicha parte del cuerpo. Picor generalizado asociado a una piel húmeda (hiperhidrosis) señala la posibilidad del hipertiroidismo. Si la persona con picor tiene ganglios linfáticos palpables y un bazo agrandado hay que sospechar la presencia de linfoma.

Cuando el dermatólogo, después del historial médico y el examen físico, sospecha alguna enfermedad sistémica como causa del picor, ordena aquellas pruebas de laboratorio que podrían ayudar a confirmar el diagnóstico que se ha presumido. Los laboratorios iniciales usualmente incluyen un recuento sanguíneo, examen de excreta para parásitos y sangre oculta, creatinina sérica, fosfatasa alcalina, bilirubina, TSH, glucosa sérica y el urinálisis.

Existe una variedad de picores que se identifican por su causa. Hay el *picor colestático (estancamiento de bilis)* debido a un aumento de sales biliares en la sangre. Algunos son causados por obstrucción a la salida de la bilis como las piedras en la vesícula o un tumor obstructivo. Estos requieren cirugía para remover la obstrucción. Otros se deben a medicamentos que causan colestasis en los canales biliares del hígado, como la clorpropamida, tolbutamida, estolato de eritromicina y la fenotiazina, entre otros. Estos requieren descontinuar la medicina.

Picor renal ocurre en el 60% de los pacientes con fallo renal que están en diálisis (filtración mecánica de las impurezas del cuerpo). La causa no se conoce. Cuando estos pacientes son sometidos a trasplante renal el picor desaparece.

En el *picor relacionado con enfermedades endocrinas*, además del que ocurre con el hipertiroidismo, también ocurre con hipotiroidismo. Se estima que la diabetes está posiblemente relacionada con el picor, pero sólo en casos aislados.

Los episodios de picor generalizados, sin ninguna lesión visible en la piel, que ocurre en áreas de contacto con agua, se conoce por *picor acuagénico.*

El *picor en dermatitis atópica*, favorecido por factores externos como la piel seca, infección por bacterias y la reacción inflamatoria a irritantes químicos, ocurre en el paciente atópico.

El *picor en SIDA* es frecuente y suele ser secundario a infecciones, a parásitos como escabiasis (sarna), reacciones a medicinas y a enfermedades sistémicas asociadas (insuficiencia renal) entre otras. La fototerapia con rayos ultravioleta B puede mejorar éste picor. El *picor en el anciano* es frecuente pero su causa se desconoce. Este picor puede ser generalizado y simétrico. El tratamiento más efectivo es usar emolientes (medicina para ablandar), con lactato de amonia, luego de humedecer la piel afectada. Se pueden usar esteroides tópicos o antihistamínicos orales.

El primer paso para tratar el picor es identificar la causa y eliminarla. Hay medidas sencillas para aliviar el picor, una de ellas es el enfriar el área afectada con compresas frías pues el calor y el sudor estimulan las fibras nerviosas. Debe evitarse el contacto excesivo con el agua o con sustancias que lastimen el estrato córneo (parte más externa de la piel compuesta de queratina) como los detergentes, solventes y compuestos abrasivos. Debe eliminarse el contacto con telas de lana pues, a veces, irritan la piel. Entre las cremas anti pruríticas se encuentran las de crotamiton, mentol, fenol, eucalipto y calamina con efectividad variable, y se reclama que su función corresponde al vehículo en que están formuladas. La crema de capsaicina al 0.25% inicialmente prolonga el picor, pero al aplicarla 3 ó 4 veces al día puede ser efectiva en casos de picor localizado. La doxepina en crema al 5% está aprobada por la Agencia de Drogas y Alimentos (FDA) para el picor de dermatitis atópica en el adulto. Es un antagonista de los receptores H_1 y H_2. Para el picor de origen hepático y la dermatitis atópica se indica el nalmefena, antagonista de los opiáceos.

Cuando la piel está inflamada se puede usar una crema humectante sin olor o color. En áreas con inflamación y picor, no infectadas, se puede usar una crema de esteroides. Se pueden usar antihistamínicos orales, como hidroxizina y defenilhidramina. No deben usarse antihistamínicos para aplicación local en la piel, pues pueden provocar reacciones alérgicas.

El manejo de un paciente con picor puede ser muy simple o muy complejo. El remedio puede ser tan sencillo como descontinuar un medicamento oral que eleva las sales biliares circulantes, o más elaborado como identificar un linfoma que pueda requerir cirugía, radioterapia o quimioterapia. El tratamiento del problema principal constituye el remedio para aliviar el picor que mortifica al paciente.

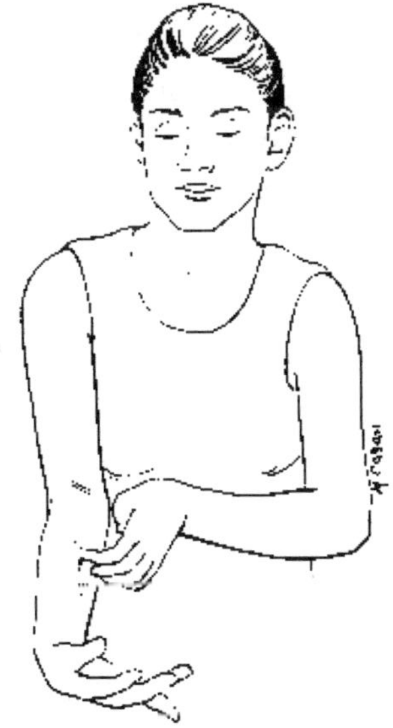

EL DOLOR

El Nuevo Día
17 de enero de 1999

El dolor es una sensación desagradable que apunta a que el cuerpo ha recibido daño o que está amenazado de sufrirlo. El dolor comienza en unos receptores nerviosos especiales que están distribuidos por el cuerpo. Estos receptores transmiten mensajes como impulsos eléctricos por los nervios al cordón espinal y de ahí al cerebro por caminos nerviosos distintos. Después que el cerebro procesa esta señal y la interpreta es cuando la persona registra el dolor.

Los receptores del dolor y sus comunicaciones nerviosas son diferentes en diferentes áreas del cuerpo. Los de la piel son muchos y precisos, los del intestino son limitados e imprecisos, y este órgano se puede cortar sin generar dolor. Las personas difieren mucho en su percepción y habilidad para tolerar el dolor. Alguien puede considerar el dolor generado por un golpe menor como intolerable, mientras que otro puede tolerar un accidente con trauma y daño mayor con muy pocas quejas. Puede existir el dolor referido, que es el interpretado erróneamente por el organismo como proveniente de un lugar determinado mientras se origina en otro.

Es importante diferenciar entre el dolor agudo y el crónico, ya que el espectro de causas y mecanismos varía marcadamente, y, en forma correspondiente, afecta la forma de establecer un diagnóstico y recomendar tratamiento.

El dolor se clasifica por su patofisiología como *nociceptivo, neuropático, mixto y psicogénico*. El dolor nocicéptico se debe a la estimulación de receptores de dolor en vísceras u órganos del cuerpo. Lo causa inflamación, deformación mecánica, daño o destrucción de tejido. Dolor neuropático se debe a procesos que envuelven el sistema nervioso central o periférico. El mixto es el que se debe a varios mecanismos. El dolor debido a factores psicológicos se conoce por psicogénico.

La cualidad, localización y circunstancias en que ocurre el dolor son muy orientadoras. Un dolor precordial (centro del pecho) opresivo sugiere infarto del miocardio, un dolor quemante o mordiente en la boca del estómago apunta a úlcera péptica y un dolor intermitente y cólico en un flanco sugiere una piedra del riñón bajando por el uréter. Dolor torácico agravado por la inspiración o expiración profunda apunta a un compromiso de la pleura mientras que un dolor torácico precipitado por el ejercicio y mejorado por el descanso sugiere enfermedad coronaria.

El dolor tiene un valor protector y no es prudente ignorarlo o suprimirlo hasta no aclarar su significado. Esto requiere prontitud en la acción del médico para poder aliviar el sufrimiento del paciente en poco tiempo.

El dolor agudo comienza súbitamente y puede indicar una emergencia médica, lo que requiere un diagnóstico y tratamiento acertado. Un dolor abdominal agudo debido a la perforación de una víscera hueca se alivia con analgésicos, pero es urgente intervenir al paciente quirúrgicamente en forma inmediata para salvarlo. No es tratar el dolor, es tratar la causa del dolor.

El dolor crónico dura por semanas o meses, usualmente se refiere a un dolor que dura 1 mes más allá del curso usual de una enfermedad, un dolor que recurre (va y viene) por meses o años, o el dolor asociado a una enfermedad de larga duración como el cáncer.

Hay pacientes con dolor crónico de moderado a severo cuya causa aunque es conocida no es tratable o cuya causa no se establece. Esto requiere tratar el dolor para aliviarle el sufrimiento al ser humano afectado. Este tratamiento sintomático puede ser farmacológico (medicinas) o, en determinados casos, puede ser por procedimientos anestesiológicos o neuroquirúrgicos especializados.

En las últimas décadas ha habido un progreso espectacular en el tratamiento farmacológico del dolor. Los agentes útiles se agrupan en 3 categorías: analgésicos non-opioides, narcóticos u opioides, y coadyuvantes. Todos los analgésicos non-opioides son antiinflamatorios no esteroides a excepción del acetominofén. Son fármacos excelentes en el tratamiento del dolor, y, no siendo narcóticos, no causan somnolencia en dosis habituales y no presentan potencial de fármacodependencia. Estos antiinflamatorios reducen la hinchazón, la irritación y el dolor y además interfieren con el sistema de prostaglandinas. Se puede optar entre una gran variedad de medicamentos, incluyendo aspirina (ácido acetilsalicílico) naproxeno, ibuprofeno, indometacina, diclofenac, ketorolac o piroxicam.

Los antiinflamatorios irritan el estómago y pueden causar úlceras pépticas. Se deben tomar con la comida y con antiácidos para evitarlas. El acetaminofén, aunque diferente, actúa sobre el sistema de prostaglandinas y no causa úlceras pépticas, pero dosis altas pueden afectar al hígado.

Los narcóticos u opioides (morfina y similares) son muy útiles en dolores severos y refractarios a antiinflamatorios no esteroides; en dolor después de cirugía; en quemaduras; trauma severo; y dolor asociado a tumores malignos. Los fármacos recomendados son morfina, meperidina, fentanilo y codeína - todos ellos agonistas plenos sobre los receptores mu y kappa. Su efecto analgésico es central. En caso de sobredosis está disponible un antagonista, la naloxona. Para dolor severo, como cáncer o fractura, es preferible usar meperidina o morfina. Se debe ponderar la posibilidad de causar fármacodependencia. En una serie de 11,000 pacientes con dolor crónico severo por cáncer, tratados con narcóticos potentes, sólo se determinó fármacodependencia en 4. Es rara la adicción a narcóticos en estos pacientes, y, por otra parte hay que poner a la disposición del paciente con dolor intolerable los elementos que le alivien su dolor. Es recomendable destinar tiempo para una amplia y franca discusión de la situación con el paciente y su familia. Estos deben ser informados de los aspectos terapéuticos y de los adversos. Debe establecerse un sistema para evaluar el dolor. Se invita al paciente a que asigne un puntaje a la intensidad del dolor, entre 0 y 10 (cero = ausencia de dolor; diez: dolor extremo, intolerable). A este sistema se le conoce como la Escala Visual Análoga (EVA). El objetivo debe ser llevar el dolor a un valor 1 ó 2 en la escala de 0 a 10 (Ver figura en siguiente página).

Para manejar el dolor, además de los analgésicos non-opioides y los narcóticos u opioides hay disponible los coadyuvantes. Los coadyuvantes son fármacos que se usan por otras razones, pero que pueden disminuir el dolor bajo ciertas circunstancias. Estos son benzodiazepinas; antidepresivos tricíclicos como amitriptilina o imipramina; anestésicos locales como lidocaína o mexiletine; y anti convulsantes como la carbamazepina y difenilhidantoina.

Hay tratamientos no farmacológicos con diferentes grados de utilidad. El hielo aplicado localmente es útil en traumatismos leves o hematomas. El calor seco o húmedo es útil en dolor de origen somático (ejemplo muscular). La estimulación eléctrica transcutánea (TENS) aplicada a la superficie de la piel puede disminuir el dolor. El bloqueo de nervios (periférico, epidural o espinal) puede ser útil en algunos casos. Los ejercicios, baños de agua caliente, ultrasonido, masajes y manipulación son alternativas para aliviar el dolor. La hipnosis y la retroalimentación (biofeedback) ayudan a disminuir el espasmo muscular y la tensión.

El síntoma que con más frecuencia motiva al paciente a buscar ayuda del médico es el dolor. El que lo sufre no solo procura su alivio sino también determinar la causa y tratarla sin dilación. Por eso es importante, mediante un historial clínico, ayudado por estudios de laboratorio y radiológicos, lograr un diagnóstico de la causa del dolor que afecta al paciente.

El dolor crónico puede producir coraje, desesperación, pesadumbre, tristeza, depresión y puede afectar al sueño. Puede interferir con el trabajo y las relaciones de familia. De ahí la importancia de que el manejo del dolor sea comprensivo, abarcador y efectivo, incluyendo sostén psicológico. Afortunadamente, hay una variedad amplia de medicamentos con diferentes propiedades farmacológicas para así lograr el alivio y la tranquilidad del paciente con dolor.

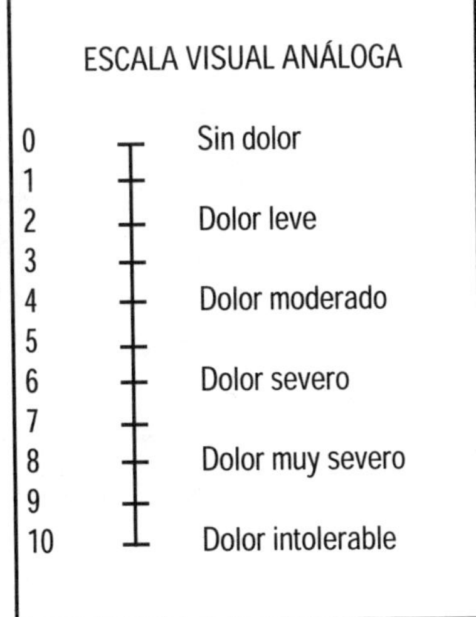

RONQUERA
(VOZ RONCA)

El Nuevo Día
24 de enero de 1999

Una de las características que identifican al ser humano es la capacidad de producir la voz, sonido que le permite la comunicación con sus congéneres, entre otras muchas funciones. La emisión de la voz se produce porque la corriente de aire que sale de los pulmones y se dirige hacia la boca y la nariz, es interrumpida por unos pliegues o cortinas que tenemos en la garganta conocidos como cuerdas vocales que vibran produciendo ese sonido que es la voz. Las cuerdas vocales están en la laringe, la caja de la voz que comúnmente se conoce como la manzana de Adán. Estas cuerdas están compuestas de un haz muscular central, varias capas de tejido conectivo y una cubierta como de piel llamada mucosa. Una alteración de cualquiera de estas capas puede afectar a la vibración y generar ronquera (timbre de la voz áspero y poco sonoro).

La posibilidad de perder la voz atemoriza al hombre, de tal forma, que, en ocasiones, prefiere perder la vida a poner en peligro la voz. Una situación que, con frecuencia, observa el médico cuando se ve en la penosa situación de ofrecer al enfermo una intervención quirúrgica que elimina un mal de la laringe (cáncer) pero que, al mismo tiempo, elimina la voz, y el propio enfermo la rechaza, a sabiendas de que el rechazo significa una posible muerte próxima. La experiencia demuestra que, a pesar del temor de perderla, no existe una preocupación general por cuidarla (higiene), cayéndose en errores tan frecuentemente observados como son el fumar, gritar, respirar en ambientes mal ventilados, inhalación de polvo, ingestión de alcohol, hablar excesivo, etc.

La emisión vocal depende de la normalidad y coordinación de diversos sistemas y aparatos: respiratorio, muscular y nerviosos central y periférico. El mecanismo vocal es un proceso complejo y bien afinado, sensible a pequeños cambios, por lo que requiere una perfecta normalidad de todos los sistemas, en especial cuando se hace un uso profesional de la voz.

Las infecciones del tracto respiratorio son las que tienen una mayor responsabilidad en el origen de las lesiones vocales; se produce una inflamación de la mucosa con alteración de la secreción, con lo que la mucosa es más vulnerable. Se conoce por laringitis. La causa más común de infección de cuerdas vocales es de origen viral, como el catarro común. La laringitis puede acompañar a la bronquitis, pulmonía, influenza entre otras infecciones del tracto respiratorio. La tos y el aclaramiento vocal (carraspeo) acentúan el traumatismo vocal. Mientras exista la ronquera el paciente debe descansar su voz y no hablar. Cuando la infección se debe a bacterias se usan antibióticos.

Las infecciones sinusales se asocian a inflamación difusa de la mucosa y a drenaje retronasal que, al incluir las cuerdas vocales, afecta la resonancia de la voz. La alergia es un problema común entre los pacientes que consultan por alteraciones de la voz; esto es especialmente grave en pacientes que hacen de ella un uso profesional. Existe el riesgo de diagnosticar alergia respiratoria de forma errónea, prescribiéndose entonces medicación que produce sequedad en la mucosa, cuyas consecuencias son peores que los síntomas: ronquera intermitente, fatiga vocal y carraspeo.

Los enfermos que, además de ronquera, presentan halitosis (mal olor de aliento), abundantes secreciones faríngeas, dolor retrosternal y pesadez de epigastrio (estómago) pueden tener reflujo gastroesofágico (retorno del contenido del estómago al esófago y la garganta). Suelen presentar ronquera matutina, sensación de cuerpo extraño en la garganta y necesidad de aclaramiento vocal. En el examen se observa enrojecimiento de la parte posterior de la laringe. Con frecuencia el reflujo pasa desapercibido. Se confirma con una serie de pruebas que, en ocasiones, incluyen la determinación de acidez esofágica durante 24 horas. En los últimos años se ha atribuido al reflujo la responsabilidad en una serie de enfermedades, la más temida es el cáncer de la laringe.

Las alteraciones hormonales, especialmente las que van a dar retención de agua, pueden producir síntomas por aumento del líquido en el tejido esponjoso de las cuerdas vocales; el hipotiroidismo juega un papel importante en la fisiopatología de esta alteración, apareciendo ronquera, fatiga vocal, voz opaca y sensación de bolo faríngeo. Las hormonas sexuales tienen importancia; para empezar, la voz es un carácter sexual secundario en relación con la cantidad de estrógenos o andrógenos circulantes. Se ha identificado una alteración de la voz llamada laringopatía premenstrualis que presentan bastantes mujeres fértiles en los días anteriores a la menstruación, consistente en pérdida de las notas altas en la voz cantada, fatiga vocal, ligera ronquera e incluso una mayor disposición a las hemorragias submucosas en la laringe.

No hay duda de que el uso del tabaco produce alteraciones de la voz, los cambios que se dan en la mucosa laríngea son inflamación, atrofia y metaplasia (cambio en las características de la mucosa). Entre los daños producidos por el tabaco se sitúa el cáncer de laringe. El uso del alcohol tiene un efecto pernicioso sobre la voz puesto que el paciente pierde el control de la emisión de la voz, hablando por encima del ruido ambiente y exponiendo la mucosa a la irritación del propio alcohol y al reflujo gastroesofágico. Las bebidas alcohólicas que tienen más de 20 grados (40%) producen irritación de la mucosa faringolaríngea.

La falta de sueño y el cansancio crónico tienen también un efecto nocivo sobre la voz porque no dejan que las cuerdas se recuperen del posible sobreuso. Problemas psicológicos que conducen a una situación de tensión emocional descontrolan la emisión vocal.

Sin embargo, el mayor temor de quien padece ronquera es el de tener un tumor en la garganta, y esto produce angustia suficiente como para acudir al médico; no obstante, hay quien retrasa esta decisión hasta tal punto que en ocasiones la situación es irreversible.

Una ronquera que dure más de 2 semanas indica que se debe visitar al médico, quien cuenta con un equipamiento que va desde el más sencillo, como es el examen de las cuerdas vocales por mediación del espejillo laríngeo, técnica que se originó en el Siglo XIX, hasta la resonancia magnética que emite imágenes de exactitud progresiva. Entre ambas técnicas se cuenta con el fibroscopio de luz fría que, conectado a un sistema de transporte de imágenes, permite que tanto el médico como el enfermo vean la laringe y la grabación mediante un video-casette. El método más exacto para el diagnóstico de los trastornos de la voz es la video-estrosboscopia. Ésta hace posible la grabación de las imágenes y su estudio detenido, el análisis y medición de los desplazamientos y la correlación con el sonido en tiempo real, permitiendo observar con gran precisión y detalle las alteraciones de la ondulación de la mucosa y la situación del borde libre de las cuerdas.

Entre las enfermedades de las cuerdas vocales ocurren nódulos, pólipos, granulomas, papilomas y úlceras que producen ronquera (ver Figura). El tratamiento incluye una modalidad de cirugía conocida como fonocirugía, que comprende todas las actuaciones quirúrgicas sobre lesiones no cancerosas, cuyo objetivo es mejorar la emisión vocal. La parálisis de las cuerdas vocales cuenta en la actualidad con una intervención llamada tiroplastía, consistente en la colocación de un implante en la proximidad de la cuerda paralizada, bajo anestesia local, que mejora la emisión de la voz de forma espectacular. El tratamiento quirúrgico de los carcinomas laríngeos se está beneficiando de las técnicas conservadoras de la voz practicadas por vía endoscópica utilizando el LÁSER como instrumento cortante. El enfermo con ronquera y otros trastornos de emisión de voz cuenta con medios diagnósticos de exactitud creciente y con un armamentarium terapéutico cada vez menos traumático, con objetivos conservadores de preservación de la voz incluso en situaciones en que hasta hace unos años eran mutilantes.

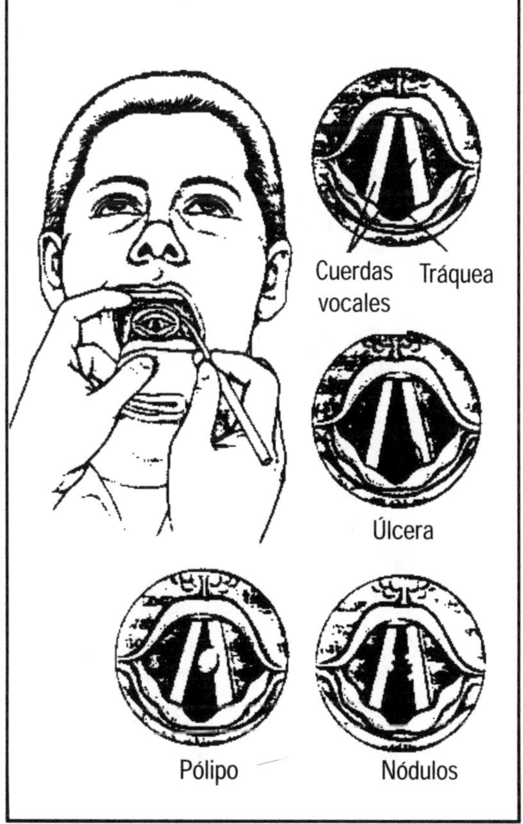

ICTERICIA

El Nuevo Día
29 de marzo de 1999

Ictericia es la condición que se reconoce como la decoloración amarillenta de la piel, de los ojos y de las membranas mucosas causada por un aumento de la bilirrubina (pigmento biliar) en el plasma. Es frecuentemente la primera manifestación de condiciones que afectan al hígado, y la detectamos mejor en la porción blanca (esclera) del ojo. Para entender las causas de la ictericia, por qué nos podemos tornar "amarillos", y por qué los niveles de bilirrubina pueden subir en la sangre, resumiremos los mecanismos básicos de esta condición.

La bilirrubina es el producto de la destrucción de la hemoglobina que se deriva de las células rojas envejecidas. La bilirrubina sérica normal fluctúa entre 0.5 y 1.0 miligramo por decilitro, y la ictericia aparece con valores mayores a 2.5 mg/dl.

La bilirrubina recién formada se libera en el plasma y es transportada hacia el hígado unida a una proteína, la albúmina. Ésta se conoce como bilirrubina indirecta. En el hígado se conjuga con un azúcar, el ácido glucurónico y se convierte en bilirrubina directa. Luego es excretada por las células del hígado (hepatocitos) por un sistema de canales minúsculos conocidos por canalículos biliares, y de ahí a los conductos biliares hacia el intestino. Si, por casualidad, la excreción biliar de bilirrubina conjugada está afectada, el pigmento regurgita de los hepatocitos al plasma y, si el nivel plasmático sube, se elimina en la orina.

El hígado representa un tamiz o cedazo para el paso y luego la excreción de la bilirrubina. Cualquier defecto o daño que ocurra durante este proceso, ya sea antes de llegar al hígado, en el hígado o al salir del hígado, causa acumulación de este pigmento en el plasma, la piel y las membranas mucosas, y nos tornamos amarillos.

La ictericia puede surgir por cuatro formas o defectos diferentes. La primera, porque el volumen de bilirrubina que se genera, es decir, la cantidad que llega a la célula hepática está aumentada. La segunda, por un disturbio en la entrada y transporte de la bilirrubina dentro del hepatocito. La tercera, por defectos en la conjugación de la bilirrubina, como en la enfermedad de Gilbert que ocurre en el 7% de la población. La cuarta, por un defecto en los canalículos que altera su excreción o salida, o porque haya una obstrucción en los canales grandes (ductos biliares) antes de que la bilirrubina llegue al intestino.

La ictericia se clasifica en tres tipos de acuerdo con la ubicación del problema con la bilirrubina (Ver ilustración). *Prehepática* si ocurre antes de llegar al hígado; *hepática*, una vez ha llegado al hígado; *colestática* si está saliendo del hígado o después de él.

Ictericia prehepática: la bilirrubina total está aumentada junto a transaminasas hepáticas y fosfatasa alcalina normales. La bilirrubina causante de la amarillez es la indirecta o no conjugada, y ésta se puede detectar en la orina. Un ejemplo es la hemólisis (rotura de los glóbulos rojos), o disturbios congénitos en el metabolismo de la bilirrubina.

Ictericia hepática: Por disfunción del hepatocito, por lo que el paciente se torna amarillo rápidamente, desarrolla síntomas de fatiga y malestar general y las transaminasas o enzimas del hígado están elevadas. El ejemplo clásico son las hepatitis (inflamación del hígado). Entre las más conocidas son las virales A, B, C y D, las producidas por el consumo del alcohol y las producidas por fármacos o drogas.

Ictericia colestática: se produce cuando la bilis no pasa bien en su recorrido por el tracto biliar para vaciar en el duodeno (la primera porción del intestino delgado). Cualquier proceso obstructivo que impida el paso de bilis hacia el duodeno presenta el cuadro clínico colestático, con aumento en la bilirrubina directa. El historial da una idea bastante clara del problema. Una obstrucción aguda, producida por piedras alojadas en el ducto biliar común, presenta ictericia junto a dolor súbito en la parte alta del abdomen y espalda con o sin fiebre. Un cuadro de pérdida de peso, dolor intermitente en abdomen y la espalda, con ictericia progresiva y heces fecales blanquecinas apunta a carcinomas de páncreas, ductos biliares o vesícula biliar. El uso de hormonas sexuales de reemplazo pueden producir un cuadro colestático. El laboratorio revela una fosfatasa alcalina elevada al igual que la fracción directa de la bilirrubina.

Se han repasado someramente los mecanismos y la clasificación de las causas de ictericia que explican el porqué de que nos podamos ver "amarillos". Existen muchas otras entidades clínicas, no mencionadas, causantes de ictericia, las cuales están fuera del alcance de este artículo. Un buen historial con pruebas sencillas de laboratorios, que incluyan una orina, un contaje de células y su diferencial, transaminas hepáticas y bilirrubina, facilitan saber con bastante claridad el diagnóstico del paciente, y sirven de guía para seleccionar las pruebas diagnósticas adicionales y las modalidades de tratamiento necesarias. El ultrasonido y las modalidades radiológicas de imágenes del hígado y del tracto biliar ayudan al diagnóstico del paciente con ictericia, no reemplazando sino complementando el historial médico y el examen físico en el paciente "amarillo". Casos especiales pueden requerir biopsia hepática. Una ve establecido el diagnóstico, se procede con el tratamiento médico o quirúrgico indicado.

DOLOR DE CABEZA EN LA VEJEZ

El Nuevo Día
12 de abril de 1999

No me deseches en el tiempo de la vejez.
Cuando mi fuerza se acabare, no me desampares.
Oración de un anciano,
Salmos 71:9, La Biblia

La prevalencia del dolor de cabeza (cefalalgia) es dependiente de la edad. En Estados Unidos un 10% de las mujeres y un 5% de los varones sufren de dolor de cabeza a los 70 años de edad. La causa de este dolor también depende de la edad. De los 50 años en adelante los dolores de cabeza son más frecuentes como síntoma de varias enfermedades (secundarios). Entre otras, ocurren los tumores, las enfermedades de los vasos sanguíneos del cráneo y del cerebro, las producidas por medicamentos y las neuralgias craneales por afectación de nervios. También pueden ocurrir en la hipertensión arterial, sinusitis, infección de oído y otras enfermedades del sistema nervioso.

Los dolores de cabeza asociados a tumores son de presentación variable pues dependen de mecanismos diversos, de la localización del tumor y del patrón de radiación de dolor. Puede haber un dolor que comenzó hace algún tiempo, que ha progresado en severidad y frecuencia, que ocurre temprano en la mañana y está asociado a náusea. La detección temprana del tumor es crucial en el tratamiento.

El hematona subdural crónico (sangrado acumulado debajo de una de las membranas que cubre el cerebro) se presenta comúnmente con dolor de cabeza. En la vejez se puede desarrollar por golpes insignificantes a la cabeza y presentarse tanto tiempo después del golpe que el paciente lo haya olvidado.

Siendo el dolor de cabeza un síntoma temprano tanto en el tumor como en el hematoma subdural, los estudios diagnósticos como la tomografía computarizada (CT Scan) y la resonancia magnética (MRI) deben ser considerados.

La arteritis de células gigantes (inflamación de las arterias) afecta a las arterias de tamaño mediano. Se manifiesta con dolor de cabeza, pérdida visual, cansancio y dolor muscular. Es más frecuente en la mujer. El dolor es mayormente en las sienes y se acentúa a la palpación del cuero cabelludo. Usar sombrero, peinarse o descansar la cabeza en la almohada pueden agravar el dolor. Puede existir fiebre, pérdida de peso, sudoración nocturna, cansancio de la mandíbula al masticar y pérdida de visión total o parcial ya sea temporera o permanente. Cuando se presenta con cambios en el estado de ánimo, puede confundirse con depresión. Esta enfermedad se trata con esteroides.

El dolor de cabeza por medicamentos o sustancias es aquel que ocurre con el comienzo o la descontinuación de estos. Si el dolor ya existía y se agrava es probable que sea de tipo primario. Entre las medicinas o sustancias se encuentran los medicamentos para la presión alta, la cafeína (café, té, chocolate, colas), la cimetidina, los esteroides, las hormonas femeninas (estrógeno), el alcohol, la nitroglicerina y otros nitratos, el monoglutamato sódico (usado en la comida china y en ablandadores de carnes), el ácido nicotínico y la teofilina.

Las neuralgias craneales incluyen la del trigémino, la del glosafaríngeo y la postherpética (dolor de culebrilla). La neuralgia del trigémino produce un dolor parecido a un choque eléctrico en un lado de la cara en áreas inervadas por este nervio. El dolor lo producen estímulos como afeitarse, hablar o lavarse los dientes. En el anciano usualmente resulta de la compresión vascular del nervio pero puede deberse a tumores, aneurismas, y otras anormalidades vasculares. Si no se encuentra causa después de descartar estas condiciones le llamamos idiopática y se trata con medicamentos como la carbamazepina (Tregretol), el divalproex (Depakote) y otros. De resultar inefectivos, pueden usarse inyecciones de alcohol o glicerol o se puede recurrir a la cirugía, la cual es el último recurso a considerar.

La neuralgia del glosofaríngeo causa dolor alrededor de la oreja, mandíbula, garganta, lengua y laringe. Es de tipo choque eléctrico que dura alrededor de un minuto pero que puede ser continuo. Lo precipita el masticar, tragar, hablar, bostezar o toser. En un 2% de los casos produce síncope por afectación del ritmo cardíaco y convulsiones por falta de flujo cerebral. Esta condición resulta de la compresión del nervio por tumores, vasos sanguíneos, aneurismas y abcesos en las amígdalas. Si no se encuentra causa, se trata igual a la neuralgia del trigémino.

La neuralgia postherpética o culebrilla resulta de la infección con el virus de la varicela, el herpes zoster. El dolor es de tipo quemazón y hay adormecimiento u hormigueo asociado. En la cabeza ocurre mayormente en la frente y cerca del ojo, o en la maxila. El dolor puede ocurrir antes y persistir después de la erupción. Existen tratamientos variados, desde cremas para el dolor hasta el uso de antidepresivos tricíclicos (amitriptilina), la gabapentina (Neurontin), agentes antivirales y el bloqueo del nervio.

El dolor de cabeza primario como la migraña, el tensional, la cefalea acumulada ("cluster" por su nombre en inglés) y el inducido por el sueño puede ocurrir en el anciano.

El diagnóstico de la causa del dolor de cabeza usualmente depende del historial y del examen físico completo. En la vejez, las pruebas diagnósticas toman mayor relevancia por ser más frecuentes los secundarios. Una vez descartados éstos se requiere identificar y manejar adecuadamente el dolor de cabeza primario. Su médico puede indicarle varios medicamentos para ayudarlo.

CEFALALGIA EN la VEJEZ

Secundaria
- Tumores
- Vasos sanguíneos
  - Hematoma subdural
  - Arteritis
- Medicamentos
  - Hipotensores
  - Cafeína
  - Esteroides
  - Hormonas
  - Nitratos
  - Monoglutamato-Na
- Neuralgia
  - Trigémino
  - Glosafaríngeo
  - Pastherpética

Primaria
- Migraña
- Tensional

LA HINCHAZÓN

El Nuevo Día
10 de mayo de 1999

Prácticamente todos los seres humanos en algún momento de su vida tendrán la experiencia de los pies o las piernas hinchadas. Es bastante común que ocurra después de que una persona haya estado sentada, sin moverse por horas, en un viaje en automóvil o después de estar de pie un día completo. La presencia de la hinchazón del cuerpo o de parte de éste amerita determinar su causa porque, a menudo, es el resultado de condiciones anormales de salud que requieren ser reconocidas y tratadas.

Normalmente nuestras arterias y venas transportan el líquido a los tejidos. Esto ocurre también con la linfa, el líquido transportado en el sistema linfático. El líquido se filtra por las paredes de los vasos sanguíneos a los tejidos del cuerpo y regresa a estos vasos para ser circulado por el corazón. Cuando la cantidad de líquido que permanece en los tejidos fuera de los vasos sanguíneos sin reabsorberse es mayor que la filtrada por la pared vascular ocurre el edema. *Edema* es la hinchazón de una parte del cuerpo debida a la acumulación de líquido en los tejidos. Debido al efecto de la gravedad, la retención de líquido tiende a ocurrir en las partes bajas del cuerpo, como las piernas o los tobillos, pero puede presentarse en todo el cuerpo y manifestarse por un aumento inesperado de peso.

Hay múltiples factores que alteran el balance del movimiento de líquidos en el cuerpo y que causan hinchazón. El estar sentado por horas sin contraer los músculos que masajan los vasos sanguíneos, y normalmente funcionan como bomba impulsora para el retorno venoso de las piernas, puede causar hinchazón en éstas. Un día caluroso puede expandir los vasos sanguíneos facilitando el paso del líquido a los tejidos con la hinchazón concurrente.

Las mujeres frecuentemente experimentan hinchazón *premenstrual* que afecta a algunas antes del período menstrual debido a los cambios hormonales. Hacia el final del *embarazo*, la mayor parte de las mujeres necesitan zapatos más grandes debido a que el crecimiento del útero aumenta la presión sobre los vasos sanguíneos y linfáticos de las piernas interfiriendo con el retorno de líquidos causando hinchazón en los tobillos y los pies. Si la hinchazón es excesiva y generalizada puede apuntar a la presencia de *preclampsia* lo cual requiere tratamiento inmediato.

La *ingestión de medicinas*, como los *esteroides, hormonas de reemplazo*, los *anticonceptivos* y los *analgésicos antiinflamatorios* no esteroidales, al retener líquido, puede causar hinchazón.

El *consumo de sal*, en forma excesiva, puede causar edema en las personas sanas, pero ocurre con más frecuencia en aquellas que sufren de enfermedad del corazón, riñón o del hígado.

La presencia de *coágulos en las venas* de las piernas pueden causar hinchazón. Ésta usualmente está localizada en el área de la vena, es de origen súbito y dolorosa, lo cual requiere atención médica inmediata. También la presencia de *venas varicosas* puede causar hinchazón en la pierna afectada.

Infección localizada en los tejidos de un área del cuerpo conlleva un proceso inflamatorio con la acumulación de líquido que produce hinchazón localizada que frecuentemente está acompañada de dolor y calor a la palpación y cambios rojizos en la piel conocido por *celulitis*. Daño o bloqueo a los canales linfáticos evita el drenaje de la linfa con su acumulación e hinchazón concurrente conocida por *linfedema*. Frecuentemente ocurre en una sola pierna. Existe una condición hereditaria. La filariasis puede causarla.

El edema *nutricional* puede ser provocada por estados carenciales principalmente falta de ingestión de proteína o por pérdida intestinal (mala absorción) con hipoalbuminemia (nivel bajo de albumina en la sangre).

Cuando hay *hipotiroidismo* (hipofunción del tiroides) puede ocurrir edema de la piel, principalmente en la cara y otros órganos, conocido por mixedema. Además de las causas enumeradas, la disfunción de varios órganos vitales del cuerpo pueden causar retención de líquido con la hinchazón correspondiente. Característicamente éstas son enfermedades de los riñones, del hígado y del corazón.

En *trastornos renales*, cuando los riñones no logran eliminar por la orina el exceso de sal y líquidos del cuerpo, se causa hinchazón que frecuentemente ocurre en los párpados y las extremidades inferiores. Los *trastornos hepáticos*, principalmente la cirrosis, llevan a la hinchazón que principalmente es del abdomen y de las extremidades inferiores. Cuando ocurre el *fallo cardíaco* secundario a una afección cardíaca se produce una retención de agua y sal en las piernas, en el abdomen y en los pulmones. Esto causa hinchazón en las piernas y dificultad para respirar. Puede causar un aumento de 10 a 20 libras de peso.

Puede ocurrir hinchazón *alérgica* usualmente debida a una inflamación repentina de los tejidos sobre todo los labios, párpados, la cara y otras partes del cuerpo. Es producida por alimentos como el huevo, medicamentos como la penicilina y por picaduras de insectos.

La presencia de *tumores* (masas anormales), que comprimen vasos sanguíneos y canales linfáticos, evita el retorno de líquido, causando hinchazón de los tejidos envueltos. Por ejemplo, el cáncer hepático suele producir hinchazón abdominal.

Cuando ocurre la hinchazón es conveniente ver al médico para determinar la causa de la misma a base del historial, examen físico, exámenes de laboratorio y pruebas especiales. Se debe ver al médico prontamente si la hinchazón es súbita, dolorosa, persistente, si es en un sólo lado y si, junto a la hinchazón, hay dificultad respiratoria, un aumento significativo de peso y evidencia de inflamación. El tratamiento a ser instituido dependerá de la causa de la hinchazón, fluctuando desde una medida sencilla, como el descontinuar una medicina que la causa, hasta la hospitalización inmediata si se debe a la insuficiencia cardíaca o renal.

CAUSAS DE EDEMA

- Alergia
- Celulitis
- Coágulos en Venas
- Embarazo
- Fallo de órganos
  - Corazón
  - Hígado
  - Riñón
- Hipotiroidismo
- Ingesta de sal
- Inmovilidad
- Linfedema
- Medicinas
  - Analgésicos
  - Esteroides
  - Hormonas
- Nutricional
- Preclampsia
- Premenstrual
- Tumores
- Venas varicosas

DOLOR EN EL PECHO

El Nuevo Día
21 de junio de 1999

El dolor en el pecho es un síntoma muy común. Se estima que en los Estados Unidos 5 millones de personas acuden cada año a las Salas de Emergencia por dolor en el pecho. Este síntoma se debe a enfermedades de los órganos localizados en la cavidad torácica o sus paredes. Cuando el dolor ocurre en el centro anterior del pecho se llama dolor precordial que significa antes del corazón (cor-cordis). Cuando ocurre el dolor precordial el afectado tiende a asustarse porque tradicionalmente se asocia con enfermedad cardiaca y se teme estar sufriendo un ataque al corazón.

Aunque frecuentemente el dolor precordial es de origen cardiovascular, puede ser un dolor originado en las costillas, en los músculos torácicos, en los nervios del tórax y en órganos torácicos como el esófago, los pulmones, la pleura; y en algunas ocasiones tienen su origen en órganos abdominales como la vesícula biliar, el páncreas y el estómago.

Entre los dolores en el pecho debidos a causas cardíacas se encuentra el dolor que puede precipitar el estrechamiento de las arterias coronarias por aterosclerosis. Cuando la interrupción de una coronaria no conlleva obstrucción por un coágulo y es de poca duración se genera la angina pectoris. Si la obstrucción del vaso coronario es total, el músculo cardíaco nutrido por dicha arteria, se muere y el paciente sufre un infarto del miocardio, también conocido como trombosis coronaria o ataque al corazón.

La *angina de pecho* se manifiesta con un dolor tipo presión, quemazón, apretón en el pecho precipitado cuando el corazón tiene que trabajar más, ya sea por ejercicio o bajo tensión emocional como al sufrir un disgusto. Típicamente el dolor desaparece en pocos minutos al descansar o tranquilizarse. Puede estar localizada la angina en la parte superior del pecho e irradiarse al cuello, mandíbula y brazo izquierdo. Se acompaña de angustia.

Durante el *infarto del miocardio* el dolor precordial puede variar de un dolor leve con una sensación de opresión en el pecho hasta un dolor intolerable con la sensación de rompimiento del pecho. Tiende a ser continuo, puede ser intermitente, pero no es como la angina que sólo dura unos minutos. El paciente frecuentemente tiende a apuntar con la mano hacia el área específica del pecho donde le duele (ver ilustración). Usualmente está acompañado de sudor frío, ansiedad, debilidad, falta de aliento y puede ocurrir náuseas y vómitos. Una persona con síntomas como éstos debe ir a la Sala de Emergencia más cercana, sin perder tiempo, pues la demora puede ser fatal. No guiar, que alguien lo lleve.

La *pericarditis*, inflamación de el pericardio (bolsa que cubre el corazón) puede generar dolor precordial parecido al infarto. Característicamente el dolor se alivia o se mejora si la persona se sienta y desplaza el tórax hacia el frente, y se agrava al acostarse.

La *disección de la aorta* es la separación de la capa interior de la aorta (arteria principal que sale del corazón) del resto de la pared del vaso donde la sangre es forzada entre las capas de la pared. Causa uno de los dolores más severos que puede sentir un ser humano, es precordial y tiende a irradiar hacia el cuello, la espalda y el abdomen. Se acompaña de sudoración profusa, latidos acelerados y gran ansiedad.

Dolor esofágico ocurre cuando hay hervederas debido a que el ácido del estómago entra al esófago causando una sensación dolorosa de quemazón en el pecho. Puede ocurrir después de comidas abundantes o la ingestión de alcohol. Es una causa común de dolor en el pecho en hombres menores de 45 años de edad. Los síntomas se agravan al recostarse y pueden disminuir al sentarse. El *espasmo del esófago* ocurre si, al tragar, los músculos del esófago se descoordinan causando espasmos.

La *embolia pulmonar* ocurre cuando un coágulo en una vena (usualmente de las piernas) o área pélvica se desprende y circula por la sangre al lado derecho del corazón y llega y obstruye una arteria del pulmón. Causa dolor súbito en el pecho, frecuentemente empeorado con la inspiración profunda o al toser. Está acompañado de **dificultad** al respirar y tos sanguinolenta. Pacientes con tromboflebitis (coágulos) en las piernas o que están recuperándose de una cirugía, descansando en la cama, están predispuestos a la embolia pulmonar.

La *costocondritis* es una inflamación (benigna) del cartílago de la pared torácica que causa dolor en el pecho. A veces es intenso y se teme que sea un ataque al corazón. Responde a descanso, calor y analgésicos.

La *pleuresía* es un proceso inflamatorio de la pleura (saco que cubre los pulmones) cuya causa principal es la infección. El dolor de la pleuresía se agrava con la inspiración profunda o por la tos y puede estar acompañado de fiebre.

Desórdenes de ansiedad son causas frecuentes de dolor en el pecho. También es común que pacientes con dolor torácico se pongan ansiosos por miedo a un episodio cardíaco. A veces es difícil discriminar si el dolor de pecho causa la ansiedad o si la ansiedad causa el dolor.

Además de las estructuras del tórax que generan dolor en el pecho, los órganos abdominales, como la vesícula biliar, el páncreas y el estómago, pueden manifestar dolor en el pecho al enfermarse.

A veces no es fácil identificar la causa de dolor en el pecho. Lo más prudente es que la persona que sufra dolor en el pecho vaya a una Sala de Emergencia donde, a base del historial, examen físico y pruebas especiales, el médico establezca el diagnóstico (la causa) y determine el tratamiento indicado. El dolor de pecho puede causarlo desde algo inocuo, como la costocondritis, hasta algo catastrófico, como un ataque al corazón o embolia pulmonar. Por eso no se debe vacilar, hay que acudir a ser evaluado sin posponerlo.

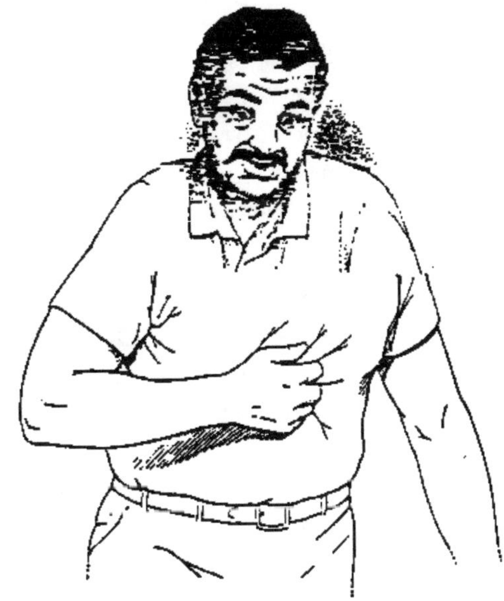

LA TOS

El Nuevo Día
5 de julio de 1999

Las personas sanas raramente tosen durante las horas de alerta y menos aún durante el sueño. Cuando la tos ocurre y persiste, usualmente conlleva un significado clínico.

Informes de diferentes fuentes indican que el número de visitas a médicos provocadas por condiciones acompañadas por la tos van en aumento. En Inglaterra, en los últimos 30 años, las visitas por episodios agudos de asma con tos se han triplicado, y la bronquitis (inflamación de los bronquios) aguda ha aumentado un 40%. En los Estados Unidos existen 14 millones de personas con enfermedad obstructiva pulmonar crónica (cuarta causa de muerte) que frecuentemente tosen.

La tos es una expulsión brusca y ruidosa de aire, frecuentemente repetida en accesos, que proviene de los pulmones que usualmente implica una irritación de las vías respiratorias y sirve para la eliminación de cuerpos extraños que obstruyen estas vías y para la remoción de secreciones o esputos acumulados. Ocurre por un mecanismo reflejo del sistema nervioso y constituye un mecanismo útil de limpieza de las vías respiratorias (ver ilustración).

No todos los episodios de tos representan enfermedad. Algunas personas sanas tosen por costumbre sin ningún desorden pulmonar o cardiovascular presente.

Hay diferentes factores que se toman en consideración al evaluar la tos para determinar su causa e instituir el tratamiento correspondiente. El paciente usualmente puede ofrecer la información completa sobre el desarrollo de la tos, qué la precipita, la duración de la misma, si ocurre a horas específicas (de día o de noche), el tipo de sonido generado, si es aislado o en accesos, si existen otros síntomas como producción de esputo, producción de sangre (hemoptisis), historia de enfermedades pulmonares, cardíacas o de otro tipo y, si ocurre fiebre o dificultad respiratoria concurrente.

La tos se considera aguda si es de poca duración y crónica cuando se presenta por más de 3 ó 4 semanas. Una tos poco intensa pero persistente tiende a ocurrir en asociación a enfermedades crónicas pulmonares. Este tipo de tos es la que suele atacar a los fumadores empedernidos. Puede ser atormentadora con irritación notoria en las infecciones gripales agudas y enfermedades crónicas de los bronquios usualmente con expectoración muy escasa.

La tos perruna, ruidosa, frecuentemente acompañada de ronquera ocurre en enfermedades de la laringe o faringe, y, por lo general, no existe la expectoración.

La tos en accesos espasmódicos y con silbidos es frecuente en el asma bronquial. La presencia de tos pesistente con expectoración abundante, de aspecto turbio o purulento ocurre en enfermedades crónicas pulmonares como la bronquiectasia o absceso del pulmón.

La tos que se manifiesta o se agrava por la noche tiende a ocurrir con el asma, la bronquitis crónica, el reflujo gastroesofágico o la insuficiencia cardiaca. Cuando el toser se debe a la insuficiencia cardiaca el paciente suele quejarse de que se siente corto de aire al hacer un ejercicio que hacía anteriormente sin dificultad, de que se le hinchan los pies sobre todo por las tardes, de que, al acostarse, necesita de 2 a 3 almohadas para respirar mejor y de que se despierta de noche corto de respiración con tos concurrente que le obliga a sentarse para mejorarse. Este paciente debe acudir al hospital o a su médico a la mayor brevedad posible.

La presencia de esputo al toser es frecuentemente indicativo de que los bronquios o el tejido pulmonar están afectados. Usualmente el color del esputo es indicativo del proceso que lo genera. Si es transparente o blanco es normal. Si es amarillo o verde indica infección. Si es verde y maloliente indica infección con unas bacterias más difíciles de tratar. Si es rojo implica sangre fresca. . Si el esputo es amarillo verdoso o purulento puede deberse a la bronquitis crónica, pulmonía o bronchiectasia.

La duración de la tos es un aspecto importante para determinar su causa. Episodios breves de tos son muy frecuentes y usualmente representan condiciones de poca duración como una infección respiratoria o bronquitis aguda. La mayoría de las personas que acuden al médico por la tos son los que tienen un catarro común o una descarga postnasal debido a una rinitis alérgica. Si la tos dura más de 3 semanas es importante el estudiar al paciente más a fondo.

Las circunstancias que acompañan a la tos nos ayudan a reconocer su causa. Si la tos aparece luego de traer nuevos animales domésticos a su hogar, o alfombras nuevas sospeche de una tos alérgica. Si la tos ocurre en espasmos durante y luego de las comidas entonces puede ser el resultado de un reflujo gastroesofágico.

Si el paciente es hipertenso o padece de insuficiencia cardiaca y desarrolla tos después de comenzar una medicina nueva como los inhibidores de la enzima convertidora de angiotensina la tos podría ser un efecto secundario de la medicina.

Si, junto a la tos, el paciente tiene fiebre, malestar, prostación y produce un esputo amarillo-verdoso, tiene una infección en las vías respiratorias, que puede ser en los bronquios, como la bronquitis, o en el pulmón, como la pulmonía. Este paciente requiere placa de pecho, cultivo de esputo para identificar la bacteria envuelta y el uso del antibiótico específico para combatir la infección.

Si la tos está acompañada de un esputo con sangre y ha habido pérdida de peso, se debe sospechar la posibilidad de tuberculosis o de cáncer del pulmón. La placa de pecho y el examen del esputo son necesarios. Algunos casos requieren la broncoscopía. La broncoscopía es un procedimiento que se realiza con un instrumento con un tubo flexible equipado con luz de fibra óptica que se inserta por la boca hasta los pulmones y permite observar las estructuras internas. Se pueden tomar muestras para biopsias, remover secreciones para estudio y eliminar objetos extraños. La broncoscopía la lleva a cabo un especialista pulmonar.

Para el manejo de la tos se depende de su causa. Para establecer su causa el historial es muy importante: ¿Es la tos seca o productiva?, ¿De corta o de larga duración?; ¿Existe concurrentemente fiebre, pérdida de peso y expectoración? ¿Es la expectoración clara, amarillo-verdosa o con sangre? En el examen físico completo el médico encontrará hallazgos que le ayudarán a identificar la presencia y tipo de la enfermedad que genera la tos. Luego se añaden pruebas de laboratorio, Rayos X del pecho, cultivos del esputo y procedimientos diagnósticos como la broncoscopía. A base de ésto se establece la causa de la tos. Una vez determinada la enfermedad que provoca la tos, se procede a instituir el tratamiento que la condición presente requiere.

Es bueno recordar que generalmente el uso de antibióticos no está indicado para catarros o bronquitis agudas con tos sin expectoración. No hay evidencia de la conveniencia de usar medicinas para controlar la tos cuando está acompañada de expectoración purulenta, pues el toser ayuda a eliminar el esputo infectado.

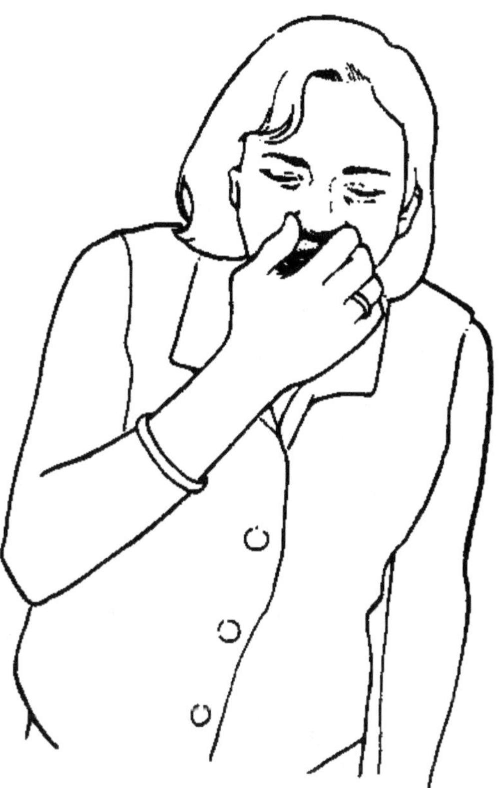

DOLOR DE LA ESPALDA BAJA

El Nuevo Día
6 de diciembre de 1999

Se estima que un 30% de la población padece de dolor lumbar (lumbalgia) la afección musculoesquelética más frecuente de la práctica médica. Es una condición dolorosa que comprende la porción lumbar de la columna vertebral (últimas 5 vértebras), la unión lumbosacra y sus articulaciones. El 80% de la población en algún momento de su vida la experimentará.

Se estima que la mayoría de las lumbalgias se debe a una causa mecánica ya que la zona lumbar sostiene todo el peso del cuerpo por lo cual una afección de las vértebras, de los músculos de la espalda y de los nervios de esa área puede producir dolor (Ver ilustración).

Entre cada 2 vértebras existe un disco intervertebral, una esfera aplanada de cartílago que actúa como cojín entre cada par de vértebras. Los discos están formados por una sustancia exterior dura llamada anillo fibroso y otra interior gelatinosa, el núcleo pulposo. Afecciones de los discos generan dolor.

El dolor lumbar se clasifica en diferentes formas. De acuerdo a su duración se dice que es *agudo* si tiene menos de 3 meses de evolución, y *crónico* si persiste por más de 12 semanas. Si se clasifica a base de la intensidad del dolor se considera como *leve, moderado, severo* o *intolerable*.

Otra clasificación del dolor lumbar es *local, referido* y *radicular*. El local resulta de la irritación de las terminaciones nerviosas en las estructuras de la región lumbar y se agrava con cambios en posición y con el movimiento. El *referido* puede ser de origen espinal o visceral. No se agrava con el movimiento o cambios posturales. El *radicular* es causado por la compresión o distensión de una raíz nerviosa.

Hay una clasificación muy práctica del dolor lumbar a base de las causas que da un fundamento para orientar su manejo. En términos generales, ésas causas pueden ser *mecánicas, infecciosas, inflamatorias, metabólicas, neoplásicas* y *degenerativas*.

La edad y el sexo pueden sugerir el diagnóstico. Los adultos varones jóvenes generalmente presentan *distensiones musculares* debidas a actividad física, hernias discales y espondiloartropatías (afección de las coyunturas de la columna). En los pacientes mayores predominan las enfermedades *degenerativas*, la osteoporosis y *neoplasia*. En mujeres post-menopáusicas ocurren fracturas osteoporóticas. El 90% de lumbalgias son de etiología *mecánica* por sobreuso de la estructura anatómica, por traumatismo, o por deformidad de la misma. El 10% restante son causas sistémicas.

A continuación se resumirán detalles sobresalientes sobre las causas más comunes de la lumbalgia.

La *distensión muscular* en la espalda se debe a un desgarro o estiramiento producido por posturas o movimientos inapropiados (al sentarse, levantar pesos o inclinarse). Puede ser resultado de lesiones deportivas u otros traumas.

Entre los trastornos posturales la causa más común es la hiperlordosis que es una curvatura exagerada de las vertebras lumbares que se desvían hacia adelante lo que causa dolor.

La *osteoartrosis* es una de las enfermedades degenerativas de mayor relevancia. Ocurre en la edad avanzada y hay deterioro en las funciones del cartílago articular y el disco intervertebral. La presencia de osteofitos (crecimientos óseos) y la disminución del espacio intervertebral son signos radiológicos característicos.

La *hernia discal intervertebral* puede ser causada por un movimiento brusco, un golpe, la repetición de un traumatismo previo o por cambios degenerativos con la edad. Frecuentemente está acompañada de ciática, dolor que nace de la espalda y pasa por los glúteos hasta las piernas, debido a que el disco desencajado oprime el nervio ciático el más largo y ancho del cuerpo (Ver ilustración).

La *estenosis espinal* es una disminución congénita o adquirida del canal espinal con compresión de las raíces de la cauda equina. En presencia de obesidad, al perder peso, mejoran los síntomas. Algunos pacientes requieren cirugía.

La *osteoporosis* es un proceso de evolución lenta de desbalance entre formación y reabsorción ósea, frecuente en la postmenopausia y en el 20% de los casos desarrolla fracturas vertebrales.

La presencia de *infección* se sospecha si el dolor está acompañado de fiebre y puede estar localizado desde en una infección urinaria hasta en un absceso paravertebral (alrededor de las vértebras).

El *cáncer* es una causa poco común de lumbalgia. Cuando ocurre, el dolor es persistente y progresivo. Entre los tumores que se extienden al hueso se destacan el de la próstata y del seno. Los de tiroide y riñón destruyen el hueso, y los del seno, pulmón y próstata, además de destruirlo, lo generan.

El diagnóstico de la lumbalgia se establece mediante un interrogatorio amplio, un examen físico general focalizando en el aparato musculoesquelético y con la ayuda de estudios complementarios. La radiografía simple de frente y de perfil es muy útil. El centellograma óseo (prueba de radionucleidos) evalúa todo el esqueleto. La tomografía axial computada (CT, siglas en inglés) muestra la estructura de la columna lumbar y las alteraciones sacroiliacas en las alteraciones mecánicas. La resonancia magnética nuclear es el método no invasivo más sensible, pero revela, además, alteraciones anatómicas sin significado clínico. Se indica su uso al sospechar infiltración por cáncer, infecciones, discos herniados y trastornos mecánicos que pueden requerir cirugía. Los estudios de electromiografía se usan para determinar raíces nerviosas lesionadas. La mielografía (rayos X con tinte en el cordón espinal) puede ser útil antes de cirugía. No todos los pacientes requieren todos estos estudios. El médico ordenará los necesarios para diagnosticar cada caso.

El tratamiento de la lumbalgia puede ser sintomático lo que incluye reposo, calor local, analgésicos y antiinflamatorios. Deambulación gradual con faja lumbar adecuada, ejercicios, corrección de factores precipitantes y educación del paciente complementan la terapia. Usualmente el 90% mejora en 2 semanas.

Algunos de estos dolores desaparecen después de realizar cambios como adelgazar, adoptar una mejor postura, hacer ejercicio con frecuencia o dormir en un colchón duro.

Lumbalgia causada por entidades específicas puede requerir tratamiento adicional de acuerdo a su causa; por ejemplo, si es infecciosa, el uso de antibióticos; si es por cáncer, el uso de terapia anticancerosa; si es mecánica, que no responde, puede requerir cirugía correctiva. Afortunadamente, la mayoría de los casos de dolor lumbar bajo se debe a factores musculoesqueletales que responden bien a la terapia enumerada.

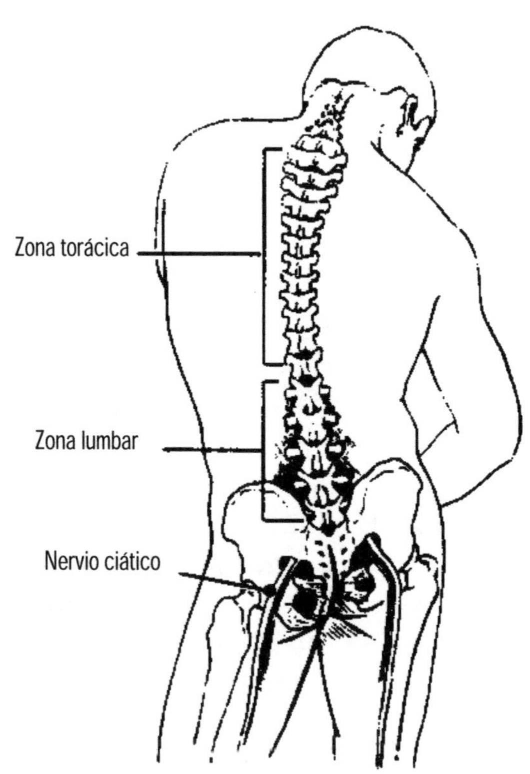

DIARREA

El Nuevo Día
13 de diciembre de 1999

La diarrea es un síntoma que conlleva aumento en la frecuencia y volumen de las evacuaciones junto a un carácter líquido de las heces. Las causas de las diarreas son múltiples y pueden dividirse en *agudas* y *crónicas* de acuerdo con su desarrollo y con su duración. La diarrea *aguda* ocurre en forma repentina acompañada de retortijones y dura unos pocos días. La diarrea *crónica* aparece de repente, pero continúa por semanas o meses.

Las diarreas ocurren debido a alteraciones en el funcionamiento del sistema gastrointestinal. Según el mecanismo envuelto la diarrea puede ser *secretoria, osmótica, inflamatoria*, por *motilidad*, por *sobrecrecimiento de bacterias* y por *malabsorción*. La diarrea secretoria se debe a que las células de la pared intestinal producen fluido en exceso, usualmente provocado por una toxina. Esta toxina puede venir de una bacteria. La diarrea *osmótica* se debe a la absorción pobre de ciertas substancias en el contenido intestinal las que retienen agua en el intestino lo que aumenta el volumen de las heces. En la diarrea *inflamatoria* hay destrucción de las células de la pared intestinal lo que libera proteínas, sangre, moco y líquidos en el lumen del intestino por lo cual se hallan células rojas y células blancas en la excreta. Esta diarrea puede ser causada por la colitis ulcerosa, por enteritis regional (enfermedad de Crohn) y por la tuberculosis. Estos 3 tipos de diarrea pueden coexistir. La diarrea por un *desorden de motilidad* puede ser causada por un aumento de motilidad del intestino delgado y por la aceleración en el vaciamiento del colon disminuyendo el tiempo para reabsorber líquidos. Normalmente las heces se mantienen por cierto tiempo en el intestino grueso reabsordiéndose agua para lograr su consistencia normal. Si el tiempo se prolonga las heces son duras y secas, si se acelera hay diarrea. Las diarreas por *sobrecrecimiento de bacterias* ocurre cuando las bacterias intestinales normales se reproducen exageradamente o cuando crecen bacterias que normalmente no habitan en el intestino. La diarrea por *malabsorción* ocurre cuando el paciente desarrolla un problema en que no puede absorber bien las grasas y otros alimentos. Esto ocurre con el esprue tropical, esprue no tropical, y con la insuficiencia pancreática. Esta última se debe a la falta de las enzimas digestivas producidas por el páncreas, necesarias para la digestión y absorción de alimentos.

Las causas más comunes de *diarreas agudas* son infecciones *virales* tales como el *agente Norwalk* y el *rotavirus*. Las bacterias y los parásitos las causan también. La transmisión ocurre mediante la ruta fecaloral al ingerir agua o alimentos contaminados con material fecal. Dentro de las diarreas *agudas* una de las más molestas es la *diarrea del viajero* que le puede dañar las vacaciones a cualquier persona. La llaman la "Venganza de Montezuma" y "la Turista". Usualmente se debe a alimentos o agua que contiene bacterias, virus o parásitos. Los síntomas incluyen evacuaciones líquidas frecuentes, dolor abdominal, náusea, vómitos y fiebre. Estos duran de 3 a 4 días. Lo más importante es evitarla. Al viajar a un país extraño es preferible prevenirla, y es aconsejable consumir comidas calientes hervidas, alimentos secos (panes), frutas que usted mismo puede mondar, bebidas carbonatadas en su envase original y agua embotellada. Se deben evitar alimentos húmedos a temperatura ambiente, carnes o pescados sin cocinar, vegetales frescos, agua del grifo y el consumo de bloques de hielo. Además, no consuma alimentos vendidos en la calle, asegúrese que el plato y los utensilios estén limpios antes de usarlos y si tiene que consumir agua local hiérvala por 10 minutos. No se recomienda el uso de antibióticos para prevenirla. Si desarrolla *diarrea del viajero*, tome mucho líquido, sales y minerales para reponer las pérdidas. Jugos de fruta natural como de naranja y manzana ayudan a reponer el potasio perdido. Los caldos y las sodas son beneficiosos. Los bananos son una buena fuente de potasio. Medicamentos útiles para llevar en el viaje son el hidrocloruro de loperamida y el subsalicilato de bismuto. Usualmente se usa paregórico o codeína y medicinas como loperamida o el difenoxilato para controlar los dolores abdominales y la diarrea. Si los síntomas duran más de 4 días vea un médico. Si hay fiebre elevada, si la diarrea contiene sangre o es particularmente mal oliente, no se debe esperar para llamar al médico.

Las *diarreas crónicas* más comunes son debidas al *síndrome del intestino irritable*, a la *intolerancia a la lactosa* y a la *infección indolente*.

En el *intestino irritable* ocurre el malestar abdominal recurrente, la diarrea alterna con el estreñimiento y es agravado por el estrés, la ansiedad y disturbios emocionales. Las mujeres lo sufren a veces más que los hombres.

La *intolerancia a la lactosa* ocurre en el 75% de los Afroamericanos y frecuentemente en los Asiáticos-americanos debido a una deficiencia adquirida de lactasa. Lactasa es una enzima que convierte la lactosa (la azúcar de la leche y los productos lácteos) a glucosa y galactosa para que la absorba el intestino. En ausencia de lactasa, la lactosa de la leche en el intestino delgado no se descompone, absorbe un exceso de agua, y provoca inflamación abdominal y diarrea.

La *infección indolente* puede deberse a la persistencia de una infección por un parásito o por una bacteria. Infecciones por *Giardia lamblia* (un parásito) o *Clostridium difficile* (una bacteria), son frecuentes. La diarrea de *Giardia* es mal oliente y hay grasa en la excreta. La causada por *C. difficile* puede ocurrir en una persona que está tomando antibióticos lo que puede requerir usar otro antibiótico como vancomicina o metronidazole.

Cuando se encuentra sangre en la diarrea se debe principalmente a infecciones bacterianas como *Campylobacter*, *Shigella*, *Salmonella* y *Escherichia coli*. Se puede deber a la colitis ulcerativa o a sangría en el sistema gastrointestinal. Entre las diarreas crónicas existen condiciones menos frecuentes en enfermedades de larga duración y recurrentes como son la colitis ulcerosa y la enfermedad de Crohn. En estas dos condiciones la diarrea es un síntoma entre muchos otros que incluyen pérdida de peso, sangre en la excreta, dolor abdominal y fiebre. En Puerto Rico puede ocurrir el esprue tropical con un cuadro de malabsorción con excretas voluminosas, mal olientes, pálidas, acompañado de pérdida de peso y de anemia. Responde a antibióticos. El esprue no tropical se debe a intolerancia al gluten y puede curarse eliminando el gluten de la dieta.

Para diagnosticar la causa de la diarrea el historial del paciente da mucha luz, y el examen físico es bien importante (Ver tabla). Todos los pacientes deben tener un examen de excreta para consistencia, células blancas y sangre. Si es necesario se hacen cultivos de excreta para bacterias o parásitos. Pueden requerirse estudios radiográficos, especialmente en las diarreas crónicas, colonoscopía, (examen del colon usando un tubo plástico flexible con luz introducido por el recto) y la sigmoidoscopía. Las pruebas de absorción intestinal se usan si se sospecha malabsorción intestinal tipo esprue tropical o pancreatitis crónica.

CAUSAS DE LA DIARREA

- AGUDAS
  - Bacterias
  - Virus
  - Parásitos
  - Emocionales
- CRÓNICAS
  - Toxinas
  - Deficiencia lactasa
  - Colitis ulcerosa
  - Enteritis regional
  - Intestino irritable
  - Sobrecrecimiento bacterias
  - Esprue tropical
  - Pancreatitis crónicas

ESTREÑIMIENTO

El Nuevo Día
27 de diciembre de 1999

El estreñimiento es una condición en la cual los movimientos de los intestinos son infrecuentes y dolorosos y producen heces duras con dificultad para evacuar. Usualmente representa un cambio en los hábitos intestinales del afectado. Algunas personas creen que el estreñimiento existe si no realizan deposiciones diarias. No es necesario evacuar todos los días. Por lo general, la regularidad de las deposiciones en personas saludables fluctúa desde 3 veces a la semana hasta una o más veces al día, ya que la frecuencia de las deposiciones varía considerablemente. Se considera estreñimiento si ocurre un cambio importante en el hábito intestinal, como por ejemplo evacuaciones escasas separadas por más de una semana.

Después de la digestión los desperdicios en el intestino llegan al colon (intestino grueso) por medio de contracciones musculares intestinales. En el colon se remueve agua y se forman las heces para ser eliminadas. Alteraciones en la velocidad con la que los desperdicios pasan por el colon o en la cantidad de agua que se reabsorbe en el colon puede afectar la función normal del intestino y producirse heces duras difíciles para expulsar. La relación de la función del colon con el estreñimiento se debe primordialmente a alteraciones en la motilidad ya sea aumentada (espasmos) o disminuida (hipotonía).

El estreñimiento suele estar ligado a factores como la dieta, el ejercicio físico y el estrés. La falta de fibra y salvado en la dieta produce heces duras y más difíciles para expulsar. El ejercicio físico mantiene el tono muscular y facilita la función intestinal normal. En algunas personas el estreñimiento es un efecto secundario a ciertas medicinas como algunas de las usadas para tratar Parkinsonismo, depresión, hipertensión y otras enfermedades. Algunos antiarrítmicos, o piaceos, antiácidos, bloqueadores de calcio y laxantes lo pueden causar. Factores psicológicos, incluyendo la depresión, pueden producir estreñimiento agudo y crónico.

Procesos obstructivos en el intestino pueden causar estreñimiento. Las obstrucciones pueden originarse en pólipos o tumores en el colon o recto. El hipotiroidismo (deficiencia en la función de la glándula tiroide) causa estreñimiento alternando con diarrea. Lesiones y enfermedades del sistema nervioso que afectan la motilidad intestinal pueden provocar estreñimiento.

Hay una condición rara llamada inercia colónica caracterizada por estreñimiento. En ésta se disminuyen las contracciones del intestino grueso o hay insensibilidad del recto a la presencia de las heces lo cual causa estreñimiento crónico. Ocurre primordialmente en personas debilitadas o de edad avanzada encamadas o en mujeres jóvenes. Al tacto rectal el médico encuentra el recto lleno de heces aunque la persona no registra el deseo de evacuar. Esta condición puede requerir el uso de supositorios o enemas.

Para diagnosticar estreñimiento, la información ofrecida por el paciente es muy importante. Se debe obtener información sobre si las deposiciones son menos frecuentes que lo usual ¿Con qué frecuencia se llevan a cabo las evacuaciones? ¿Es esta frecuencia diferente a la de meses atrás? ¿Son más pequeñas las heces? ¿son más duras? ¿Tiene más dificultad en expulsarlas? ¿Le da la impresión que retiene heces en el recto? Por lo general se considera estreñimiento si ha habido un cambio significativo en el hábito intestinal, como por ejemplo evacuaciones escasas separadas por más de una semana.

Cuando junto al estreñimiento la persona nota sangre en las heces, padece de fiebre, dolor abdominal severo o estreñimiento que alterna con diarrea, debe recurrir a su médico a la mayor brevedad posible. Si ocurre un cambio súbito en los hábitos intestinales en personas mayores de 40 años de edad, se debe acudir al médico inmediatamente.

Además del historial médico, el examen físico completo por el médico, incluyendo un tacto rectal, es esencial. A base de esto, le ordenará los estudios diagnósticos apropiados, que podrían incluir, según sea el caso, proctosigmoidoscopía, sigmoidoscopía (examen del sigmoide del colon por medio de un tubo flexible), estudio radiológico con enema de bario (rayos X luego de introducir por el recto bario, un material radiopaco parecido a tiza) o colonoscopía (examen del intestino grueso introduciendo por el recto un tubo flexible con luz y unos aparatos de visión especiales para examinarlo). A las personas de más de 40 años de edad, en las que se sospecha tumor del colon, frecuentemente se les hacen sigmoidoscopía, enema de bario y colonoscopía.

Si se identifica la presencia del estreñimiento, hay ciertas medidas que son muy útiles. Se deben tomar por lo menos 8 vasos de agua y otros líquidos por día. Se indica aumentar el contenido de fibra en la dieta ingiriendo más frutas frescas, nueces, vegetales, pan integral, cereales integrales, hojuelas de avena crudas, y legumbres secas. Entre los alimentos valiosos por su contenido de fibra están los salvados, el trigo desmenuzado, ciruelas, dátiles y el aguacate. Consumir ensaladas con habichuelas verdes, brécol zanahorias y lechuga es útil. La fibra de los alimentos absorbe líquido en el tracto intestinal y produce heces blandas y de más volumen que se desplazan con facilidad a lo largo del intestino. Se debe, además, incorporar ejercicios físicos por lo menos de 30 a 45 minutos diarios. Si la persona tiene un estilo de vida sedentario debe comenzar el ejercicio físico progresivamente. Cuando ocurre la inactividad física súbita, como el descanso en cama debido a enfermedad, frecuentemente se produce el estreñimiento.

Se debe escoger una hora determinada todos los días para tratar de mover el intestino. Un buen momento es alrededor de una hora después del desayuno para tener el beneficio del reflejo gastrocólico. Este reflejo consiste en que, al comer los alimentos que entran al estómago vacío, aumentan la frecuencia y la intensidad de las contracciones normales del intestino permitiendo expulsar las heces de las comidas del día anterior que reposan en el área rectal. Nunca retrase el ir al baño tan pronto sienta la urgencia de evacuar y tómese en el baño el tiempo adecuado sin apuro. Evite el uso de enemas ya que su empleo no resuelve el problema del estreñimiento.

No es aconsejable el uso diario de laxantes para corregir el estreñimiento. El sobreúso de laxantes puede interferir con la absorción de vitaminas y nutrientes, puede eliminar más agua, sodio y potasio, debilita más los músculos del intestino, lo cual favorece el estreñimiento. Eso, no sólo no corrige el problema, sino que, además, desarrolla dependencia, agravando la situación y, paradójicamente, en algunos casos, generando estreñimiento.

De ser necesario el uso de laxantes, debe buscarse orientación con el médico para seleccionar el indicado para cada condición y para evitar el sobreúso y la dependencia.

ESTREÑIMIENTO POR MEDICINAS

- Analgésicos
- Antiácidos
  - Aluminio
  - Calcio
- Antidepresivos
- antihistamínicos
- Bloqueadores de Calcio (Hipertensión)
- Diuréticos
- Opiáceos
- Calcio suplemento
- Hierro suplemento
- Sedantes
- Para la tos
- Antiarrítmicos

LA TROMBOSIS CORONARIA

El Nuevo Día
17 de mayo de 1998

Las enfermedades cardiovasculares constituyen la causa número uno de muerte en los países más avanzados del mundo incluyendo a Puerto Rico. Dentro de las enfermedades cardiovasculares, la más frecuente entre las causas de muerte es la enfermedad de las arterias coronarias conocida como aterosclerosis coronaria o enfermedad isquémica del corazón que incluye la trombosis coronaria.

Todos los ciudadanos deben tener una visión clara sobre esta entidad para poder protejerse o protejer a los suyos de esta enfermedad tan frecuente y tan comprometedora para el ser humano. Este capítulo aspira a compartir con los lectores parte de la información básica que cada ciudadano debe conocer sobre este tema.

Sabemos que el centro de nuestra circulación sanguínea lo constituye el corazón que es un órgano formado de músculo (miocardio) que recibe la sangre del cuerpo y la bombea a los pulmones para su oxigenación. Después de pasar por este órgano, el corazón recibe la sangre en su lado izquierdo y la expulsa oxigenada por un vaso sanguíneo (la aorta) para distribuir la sangre con sustancias nutritivas y oxígeno a los diferentes tejidos del cuerpo. Todos los tejidos del cuerpo para sobrevivir tienen que recibir nutrientes y oxígeno. Igual le sucede al corazón que, aunque su cavidad está llena de sangre, ésta no entra directamente al músculo del corazón. Para esto, en el origen de la aorta, salen 2 arterias conocidas como las arterias coronarias las cuales se ramifican y suplen la sangre a este músculo. A través de los años los vasos sanguíneos cambian. Debido a sedimentaciones en sus paredes vasculares éstas se endurecen y su diámetro se reduce, causando una disminución del flujo de sangre. Estas sedimentaciones (arteriosclerosis) son principalmente de colesterol y células y eventualmente se cal-cifican. Cuando un vaso coronario está parcialmente obstruido, usual-mente un 70% o más, pueden ocurrir síntomas en el afectado que consisten principalmente en dolor opresivo en el centro o lado iz-quierdo del pecho, frecuentemente asociado al ejercicio o esfuerzo, de minutos de duración, y que desaparece con el descanso. Esto se cono-ce por angina de pecho. Cuando la angina ocurre con el descanso o con el esfuerzo mínimo se conoce por angina inestable.

En las áreas afectadas, y frecuentemente calcificadas, de las arterias coronarias puede haber pequeñas rupturas en las que se agregan pla-quetas, lo que predispone a la formación de coágulos conocidos mé-dicamente como un trombo. El crecimiento del trombo puede produ-cir la oclusión total del vaso. (Ver Figura 1). De obstruirse completa-mente algún sector de las coronarias, el área del músculo cardíaco que recibía sangre oxigenada de esa rama coronaria no recibe oxígeno y se muere esa porción de corazón y es sustituida por una cicatriz. Al efec-to por el que esa porción del corazón sufrió la muerte de tejido, se le conoce como infarto del miocardio o como trombosis coronaria. Fre-cuentemente se le llama ataque al corazón.

El infarto del miocardio ocurre principalmente en el varón des-pués de los 45 años de edad con una frecuencia de 4 a 5 veces mayor que en la de la mujer. Después de los 55 años de edad aumenta el de-sarrollo y la incidencia de la enfermedad coronaria en la mujer. A los 70 años de edad la enfermedad es tan frecuente en la mujer como en el hombre. La enfermedad se manifiesta en personas de menos de 25 años de edad solamente como una rareza y, cuando ocurre de los 25 a los 45 años de edad, suele ser en pacientes con el colesterol sanguíneo elevado, con hipertensión, diabéticos y fumadores. El uso de la cocaí-na puede causar el infarto del miocardio y la muerte súbita en perso-nas jóvenes.

La señal de alarma más importante durante la trombosis corona-ria es el dolor en el pecho que dura de varios minutos hasta horas con intensidad variable desde una molestia leve hasta tan fuerte como la sensación de que el pecho se está abriendo. Puede haber una sensación de estrechez en el tórax y de ahogos. El dolor puede ser punzante. La migración del dolor, cuando ocurre, es típica y se irradia de la parte iz-quierda del tórax hasta el brazo izquierdo, a la quijada o a la parte superior del abdomen. Frecuentemente se padece una fuerte angustia que puede llegar hasta la sensación de morir. Con frecuencia ocurren nauseas, vómitos y sudoración fuerte y fría.

Si existe la sospecha de un ataque agudo de trombosis coronaria, es esencial obtener asistencia médica inmediata para la supervivencia del paciente. A menudo los familiares o el propio paciente vacilan demasiado antes de buscar ayuda médica, pero es de vital importancia el transportar al enfermo inmediatamente a una sala de emergencia o a un hospital para el tratamiento indicado y evitarle consecuencias permanentes al afectado, incluso para evitarle la muerte.

Los síntomas descritos son los típicos, pero hay también casos en los que el paciente no percibe las señales de alarma y sufre un infarto sin dolor.

El desarrollo de una trombosis coronaria es favorecida por una serie de circunstancias que en el lenguaje médico se llaman factores de riesgo. Estos son: aumento de grasas en la sangre, la presión sanguínea alta, el fumar cigarrillos, la diabetes, el exceso de peso, la falta de ejercicio físico y el factor hereditario.

La sustancia grasa relacionada con la enfermedad coronaria es el colesterol, cuya complejidad amerita, de por sí, un escrito para ofrecerle la información relevante al lector. Vale la pena, sin embargo, enfatizar que todo adulto debe conocer su nivel de colesterol sanguíneo. El aumento del colesterol en uno por ciento aumenta la probabilidad de sufrir un ataque al corazón en un dos por ciento.

La presión sanguínea elevada aumenta la probabilidad de desarrollar esta enfermedad por un factor de cinco. Se considera que la presión es alta cuando hay un valor igual o mayor de 140/90 mm Hg.

Las personas que tienen sobrepeso corren más riesgo de desarrollar la enfermedad, y aquellas que no hacen ejercicio físico con regularidad asumen más riesgo que las personas activas. La presencia de la diabetes duplica la probabilidad de desarrollar la trombosis coronaria.

El riesgo de fallecer por muerte cardiaca repentina se triplica en los fumadores de cigarrillos. Este riesgo desaparece al año de descontinuar el hábito de fumar.

Con el aumento en edad aumenta el riesgo de sufrir un infarto del miocardio; no obstante, las personas mayores no corren automáticamente ese riesgo; pero sí están expuestas si concurren otros de los factores de riesgo mencionados.

Los hombres conllevan un riesgo 5 veces mayor que el de la mujer en las edades de 40 a 55 años. No obstante, después de la menopausia en la mujer su incidencia se equipara a la del hombre.

Hay una predisposición familiar hacia la enfermedad coronaria, y si los padres, tíos o hermanos desarrollan un padecimiento coronario antes de los 55 años de edad, el riesgo del paciente aumenta entre dos y cinco veces.

La estructura de la personalidad puede favorecer la enfermedad coronaria. Personas agresivas, impacientes, faltas de tiempo, con mentalidad competitiva, conocidas como personalidad del Tipo A, están en mayor riesgo de la enfermedad.

El ser humano está sujeto a múltiples presiones en la vida moderna que pueden causar que ignore hábitos y costumbres que protejan y favorezcan su salud.

Debe ser un reto para cada ciudadano el poder llevar a cabo una vida sana y feliz. Debe estar consciente y poder seguir medidas preventivas, que, tomadas a tiempo, puedan evitar el desarrollo de la trombosis coronaria. Los factores de riesgo tienen un efecto aditivo, por eso cuanto más se controlan y eliminan, mejor. Es conveniente, comenzar con alguno de estos y gradualmente atenderlos todos. Todo adulto debe conocer su presión sanguínea y, cómo ésta puede estar elevada por años sin causar síntomas, debe obtener la información en su visita médica o en las clínicas de hipertensión que frecuentemente auspician diferentes entidades en diferentes pueblos de la isla como un servicio a la ciudadanía. En Puerto Rico las celebran el Departamento de Salud, la Asociación Médica de Puerto Rico y la Asociación Puertorriqueña del Corazón. La hipertensión será el tema de otra columna, pero debo recalcar que si la tensión está elevada debe tratarse en forma consecuente con medicamentos y otras medidas.

Se debe mantener una alimentación equilibrada, pobre en grasas, consumir menos sal y moderar el consumo de alcohol.

Es aconsejable efectuar el ejercicio físico, que puede ser tan sencillo como caminar o pasear, trabajar en el jardín o en un huerto. Las personas mayores que no están acostumbradas al ejercicio no deben practicar deportes sin antes consultar a su médico, pues un esfuerzo no acostumbrado puede desencadenar un infarto en pacientes con enfermedad coronaria ya presente pero silenciosa.

Toda persona que ha tenido un infarto del miocardio que sea fumador debe interrumpir el hábito para evitarse recurrencias o recaídas. Lo aconsejable para el individuo sano que fuma es que descontinúe el hábito para fines preventivos, no solo de la trombosis coronaria sino también del cáncer y de las enfermedades pulmonares crónicas.

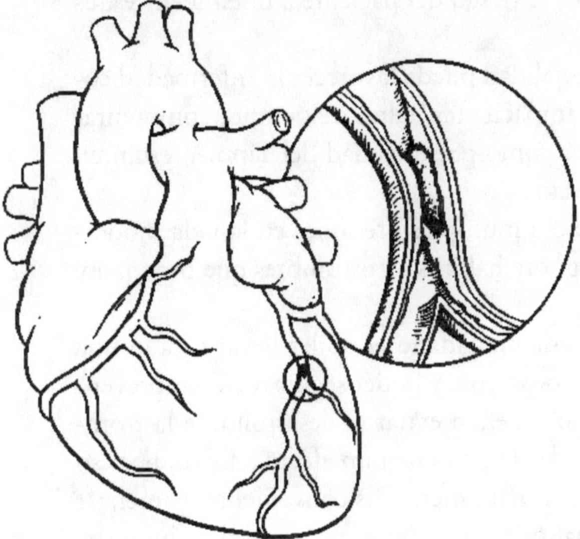

Es importante disminuir el estrés ya sea personal o en el ámbito profesional. Vale la pena intentar aprender a ser sosegado y poder hacer lo que es importante y necesario y distinguirlo de lo irrelevante que causa ansiedad para poder manejar estas situaciones sin estrés.

LA HIPERTENSIÓN ARTERIAL

El Nuevo Día
24 de mayo de 1998

La hipertensión arterial es la enfermedad cardiovascular de mayor prevalencia en el mundo y uno de los problemas de salud pública más importantes. En los Estados Unidos se estima que alrededor de 50 millones de habitantes sufren de hipertensión, un 25% de la población. La frecuencia de la hipertensión aumenta con la edad y más del 50% de las personas sobre 65 años de edad la tienen.

El corazón le suple sangre con oxígeno y nutrientes a los tejidos del cuerpo distribuyéndola por vasos sanguíneos llamados arterias. Para circular la sangre, el corazón late, lo que corresponde a contraerse. La contracción del ventrículo izquierdo expulsa la sangre a las arterias, acto conocido como sístole y su relajación como diástole. Con la eyección de sangre se genera una onda de presión que se transmite a las arterias.

La tensión arterial se determina en la arteria del brazo mediante el uso de un instrumento conocido como el esfignomanómetro (ver ilustración). Se mide en milímetros de mercurio registrando 2 componentes, el más alto conocido como presión sistólica, y el más bajo como presión diastólica. La hipertensión arterial se considera presente cuando las cifras de la presión arterial son iguales o superiores a 140/90 mm Hg.

En la toma de la presión el paciente debe estar relajado, tranquilo, con buena temperatura, sentado en una posición cómoda, con la vejiga vacía y sin haber fumado durante los 30 minutos previos. El diagnóstico de la hipertensión no debe hacerse con una sola lectura de la presión. Se deben realizar una o dos lecturas adicionales y registrar el valor promedio. La detección de la presión elevada en la visita inicial requiere su confirmación en visitas subsiguientes. En la presencia de la hipertensión que requiera tratamiento es de ayuda la toma de la presión en el hogar por el mismo paciente o por un familiar entrenado para hacerlo.

En el 95% de los casos de hipertensión arterial se desconoce su causa, y se le conoce como hipertensión esencial o primaria. Ésta persiste por toda la vida.

En un 5% de los casos hay una causa identificada y se denomina hipertensión secundaria. Ésta se puede deber a un defecto congénito conocido por la coartación de la aorta, a tumores de la glándula adrenal, a tumores de la pituitaria y a enfermedades de las arterias de un riñón. Estos pacientes ofrecen unos cuadros clínicos en los que el médico puede confirmar el diagnóstico con pruebas especiales. La mayoría de los casos de hipertensión secundaria pueden ser intervenidos curando así su enfermedad. La hipertensión puede ocurrir en mujeres que toman contraceptivos orales. De ocurrir, es aconsejable el descontinuar su uso.

El problema principal es la hipertensión esencial que afecta a millones de habitantes en el mundo. Afortunadamente es fácil de identificar y disponemos de múltiples medicamentos para controlarla. Mientras más alto es el nivel de la hipertensión mayor es el riesgo de complicaciones y de muerte. Ninguna hipertensión es inocua ya que hasta con los niveles bajos de hipertensión arterial se desarrollan complicaciones a través de los años.

La hipertensión arterial sin tratamiento y sin control afecta a órganos vitales del cuerpo, a saber: el corazón, el cerebro y los riñones. El efecto de la hipertensión sobre el corazón ocurre sobre el músculo propiamente o sobre las arterias coronarias. Al expulsar la sangre en contra de la tensión arterial elevada, el músculo del ventrículo izquierdo se recrece desarrollando hipertrofia de ese ventrículo. Esta hipertrofia es útil hasta cierto nivel, pero si persiste, el corazón no puede funcionar bien y causa fallo cardíaco que si no se controla provoca la muerte. La otra forma en que la hipertensión afecta al corazón es como factor precipitante en el desarrollo de la arterosclerosis coronaria con sus manifestaciones de angina de pecho, trombosis coronaria y finalmente la muerte cardiaca.

La presión elevada es la causa número uno de la apoplejía o accidente cerebrovascular que puede ser hemorragia (arteria rota) o trombosis (coágulo) en las arterias del cerebro. Se producen manifestaciones en el sistema nervioso como problemas al hablar, confusión e inconsciencia y parálisis de extremidades.

El efecto de la hipertensión arterial sostenida sobre el riñón puede llevar a la nefrosclerosis que, en su etapa final, causa la insuficiencia renal crónica y finalmente la muerte.

La hipertensión arterial sostenida sin control puede precipitar la muerte. Cuando así ocurre, el 70% es debida a muerte cardíaca, el 15% a accidentes cerebrovasculares y un 10% a insuficiencia renal.

La hipertensión puede existir por años y a niveles altos sin ningún síntoma, y por eso se le llama la enfermedad silenciosa. Su presencia, aunque frecuentemente silenciosa, causa complicaciones, y por eso es necesario tratar a los hipertensos para bajar la presión a niveles normales. Una vez confirmada la hipertensión arterial, el paciente requerirá tratamiento por toda su vida. Bajar la presión no implica que se puedan descontinuar los medicamentos. Enfatizo que es necesario mantener el tratamiento por toda la vida. El mantener la presión controlada evita el desarrollo de las complicaciones cardíacas, cerebrales y renales.

Hay circunstancias que predisponen el desarrollo de la hipertensión arterial. Poblaciones con consumo alto de sal, los obesos y los expuestos al estrés, desarrollan más hipertensión. Afortunadamente, modificaciones en el estilo de vida tienen un efecto favorable en esta entidad. La reducción del exceso de peso disminuye la tensión arterial en un número amplio de pacientes hipertensos con sobrepeso. La actividad física aeróbica tiene varios beneficios. Una actividad moderada, como el caminar de 30 a 45 minutos, a paso rápido, tres veces a la semana, es suficiente para obtener los beneficios deseados.

La reducción del consumo de sal en la dieta puede bajar la tensión arterial. Se recomienda un consumo máximo de 2.4 gramos de sodio al día (6 gramos de sal corriente). Esto se logra evitando las dietas con alto contenido de sal tales como las carnes procesadas, galletas y entremeses altos en sal. Se debe evitar el agregar sal a los alimentos servidos en la mesa y es conveniente eliminar el uso de saleros para reducir el estímulo a su uso. La ingestión excesiva de alcohol puede elevar la presión por lo cual su consumo debe limitarse a no más de dos bebidas diarias.

Las medidas no farmacológicas de tratamiento son útiles tanto para los pacientes con hipertensión leve o más elevada. Sin embargo, los que tengan tensiones arteriales más altas necesitan medicamentos desde el principio. Afortunadamente hay una gama de medicinas antihipertensivas efectivas en el tratamiento de la hipertensión arterial. Éstas son: diuréticos, bloqueadores beta, vasodilatores, bloqueadores alfa-1, bloqueadores alfa-beta, antagonistas de calcio, inhibidores de la enzima convertidora y bloqueadores del receptor de angiotensina II. El programa de tratamiento se establece con uno o con varios de estos medicamentos simultáneamente, según que la condición así lo amerite. Usualmente se comienza con un medicamento en dosis bajas para evitar efectos secundarios. Luego, si es necesario, se aumenta la dosis, se sustituye el medicamento o se añade otro medicamento. Este proceso requiere supervisión y seguimiento del médico de cabecera. El tratamiento de la hipertensión es para reducir la morbilidad y la mortalidad asociada a una presión elevada. El resultado deseado es un nivel inferior a 140/90 mm Hg y se puede lograr en prácticamente todos los hipertensos.

Con frecuencia el paciente hipertenso, por no sentir síntomas, no cambia su estilo de vida, no toma su medicina con regularidad o no toma la cantidad necesaria de medicina para controlar la presión. Esto es un error.

Toda persona debe conocer su presión arterial. Si está elevada debe honrar los cambios en estilos de vida recomendados por su médico y tomar religiosamente los medicamentos que le ha indicado. El médico debe mantener una estrecha relación médico-paciente y darle un seguimiento que asegure que el tratamiento indicado logra el control de la hipertensión. No basta con identificar la presencia de la hipertensión, lo importante es mantenerla controlada, lo que requiere un seguimiento por vida sin interrupción. La vida y la calidad de vida del hipertenso bajo control es idéntica a la del ser humano normal y saludable.

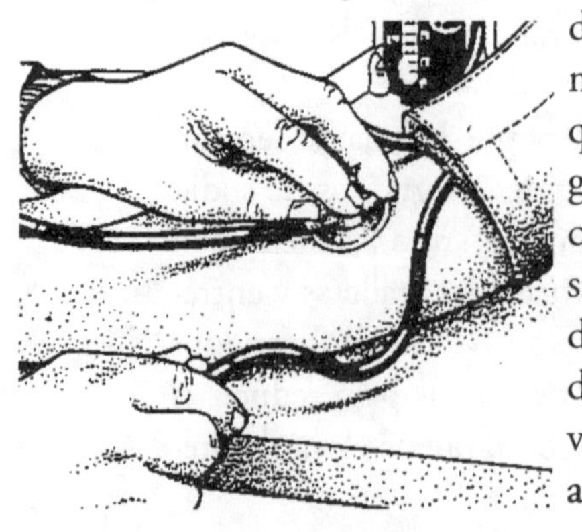

COLESTEROL Y ENFERMEDAD CORONARIA

El Nuevo Día
31 de mayo de 1998

Entre los factores de riesgo para el desarrollo de la enfermedad de las arterias coronarias se ha documentado la importancia del colesterol elevado. Esto se ha determinado en múltiples formas.

Un estudio pionero, el de los Siete Países (Grecia, Finlandia, Japón, Italia, Países Bajos, Estados Unidos y Yugoslavia), reveló una relación estrecha entre el consumo de grasa saturada, el nivel de colesterol en la sangre y la presencia de más enfermedad coronaria en los países donde se consumieron más grasas saturadas. Por esta contribución el Dr. Ángel Keys acaba de recibir, en el Congreso Mundial de Cardiología celebrado en Brasil en mayo de 1998, el premio por la investigación más importante en cardiología otorgado por la Sociedad Internacional de Cardiología.

El estudio Ni-Hon-San, (Ni de Nipon, Hon de Honolulu y San de San Francisco) en japoneses residentes en estos sitios, demostró que el colesterol más elevado en San Francisco e intermedio en Honolulu correspondía a un consumo más alto de grasas saturadas por los japoneses en San Francisco, intermedio en Honolulu y menor en el Japón.

El estudio MRFIT ("Multiple Risk Factor Interventional Trial") en 361, 662 varones de mediana edad demostró, en un seguimiento de 6 años, que la incidencia y mortalidad coronaria era más alta en los hombres con un nivel de colesterol más alto. (Ver gráfica)

La evidencia de que el colesterol sérico elevado está asociado a más enfermedad y mortalidad coronaria es irrefutable, razón por lo cual es importante conocer sobre el colesterol y las implicaciones para la salud.

Las grasas en la sangre, son el colesterol, los triglicéridos, los ácidos grasos libres y los fosfolípidos. De éstas, la relacionada con la enfermedad coronaria es el colesterol. Se obtiene en los alimentos que ingerimos, pero, además, es generado por el organismo principalmente por el hígado. Es necesario en nuestro cuerpo para formar las membranas celulares, para generar las vitaminas A, C, D, K y E, hormonas sexuales y sales biliares. Sin embargo, niveles altos del colesterol tendrán efectos nocivos en el cuerpo humano. El colesterol es insoluble en el agua y por eso, en la sangre circula unido a unas transportadoras llamadas lipoproteínas. Las lipoproteínas se clasifican de alta, intermedia, baja y de muy baja densidad (HDL, IDL, LDL, VLDL). Dos de éstas tienen relevancia en el desarrollo de la enfermedad coronaria; las lipoproteínas de baja densidad, las LDL (siglas del inglés "Low Density Lipoprotein") y las lipoproteínas de alta densidad, las HDL (del inglés "High Density Lipoprotein").

Las LDL transportan el colesterol hacia los tejidos incluyendo las arterias coronarias. Este complejo de colesterol LDL (C-LDL) penetra el endotelio (capa interior de los vasos sanguíneos) y de ser oxidado se puede depositar en la pared de las arterias coronarias facilitando el desarrollo de la enfermedad coronaria. Por eso el C-LDL elevado se considera dañino. Se le llama el colesterol "malo."

Las HDL transportan el colesterol hacia el hígado. Retiran el colesterol de la circulación y de las paredes arteriales así protegiendo de la aterosclerosis. Esto es opuesto a lo que hacen las LDL. El colesterol HDL (C-HDL) se considera beneficioso. Se le llama el colesterol "bueno."

La prueba de laboratorio más frecuente para determinar el nivel de colesterol es el colesterol total (CT). Para ésta no es necesario estar en ayunas. Dos terceras partes del valor del CT se debe al C-LDL. Los niveles altos de CT y C-LDL correlacionan con el riesgo de enfermedad coronaria. El más específico es el C-LDL. Sin embargo, el C-HDL alto, correlaciona con desarrollar menos enfermedad coronaria.

La enfermedad coronaria es de 4 a 5 veces más frecuente en el hombre de 40 a 55 años de edad que en la mujer. Años después de la menopausia la presencia de la enfermedad es similar en los dos sexos. Esto se debe a que en el hombre el C-LDL es predominante. En la **mujer en etapa reproductiva, debido al estrógeno, hay más C-HDL circulante.**

En los Estados Unidos se designó un Panel de Expertos para la Detección, Evaluación y el Tratamiento del Colesterol elevado en los Adultos que emitió un informe en el 1988 con una revisión en el 1993. Su informe, conocido como el Programa Nacional de Educación sobre Colesterol (NCEP), establece unas guías y unas categorías de riesgo cardiovascular basadas en los niveles (en mg/dl) de colesterol total y colesterol-LDL en el suero de las personas.

Nivel de Colesterol	Colesterol Total	Colesterol LDL
Deseable	<200	<130
Fronterizo	200 - 239	130 – 159
Alto	≥240	≥160

Para evaluar completamente el colesterol de un paciente, es necesario saber sus valores de CT, el C-LDL y el C-HDL. Esto requiere estar en ayunas por 12 horas al tomar la muestra.

Toda persona adulta debe conocer su colesterol. El colesterol debe mantenerse en niveles deseables. Las medidas tomadas para reducir el colesterol en personas sanas con el colesterol elevado y el evitar que desarrolle enfermedad coronaria se conoce como prevención primaria. Múltiples estudios en poblaciones con colesterol elevado, y sin enfermedad coronaria presente, indican que la reducción en los niveles de colesterol (LDL en particular) de un 20% disminuye hasta el 30% la ocurrencia subsiguiente de episodios coronarios agudos, además reduce la mortalidad coronaria en un 33% y en un 22% la mortalidad total.

Las medidas para reducir el colesterol a una persona que ya sufre de enfermedad coronaria para evitar otra trombosis coronaria o muerte coronaria se conoce como prevención secundaria. Estudios en personas con enfermedad de las arterias coronarias confirman que la reducción del nivel de colesterol disminuye la recurrencia de un ataque al corazón o la muerte por enfermedad coronaria.

Hay 2 formas para disminuir el colesterol en la sangre. Una es modificar la dieta reduciendo principalmente la ingestión de grasas saturadas y de colesterol. El otro mecanismo es el uso de medicamentos para reducir el colesterol.

El tratamiento a instituirse depende del nivel de colesterol y de la presencia de otros factores de riesgo coronario tales como la hipertensión, el tabaquismo, edad de más de 45 años en el hombre ó 55 años en la mujer, la diabetes, historial familiar de enfermedad coronaria prematura, y niveles bajos de C-HDL. Si coexisten factores de riesgo, deben ser simultáneamente atendidos.

En presencia de enfermedad coronaria, el colesterol LDL debe ser inferior a 100mg/dl. En personas de alto riesgo, pero sin enfermedad coronaria se recomienda mantener el C-LDL por debajo de 130mg/dl.

La primera medida para reducir el colesterol es la intervención dietética. El "American Heart Association" (AHA) recomienda una dieta basada en reducir la ingesta de grasas saturadas, colesterol y calorías totales programada en 2 pasos. En el primero, el consumo de grasas no debe exceder el 30% de las calorías totales, los ácidos grasos no deben sobrepasar el 10% de las calorías totales y la ingesta de colesterol debe ser menor de 300 mg por día. El paso 2 reduce las grasas saturadas al 7% de las calorías totales y el colesterol a menos de 200 mg por día. El tratamiento dietético se continúa aunque se tomen fármacos para reducir el colesterol.

Estudios, estadísticamente válidos, corroboran el valor del uso de fármacos para reducir el colesterol, tanto en personas sanas con el colesterol elevado como en pacientes con enfermedad coronaria. Éste es

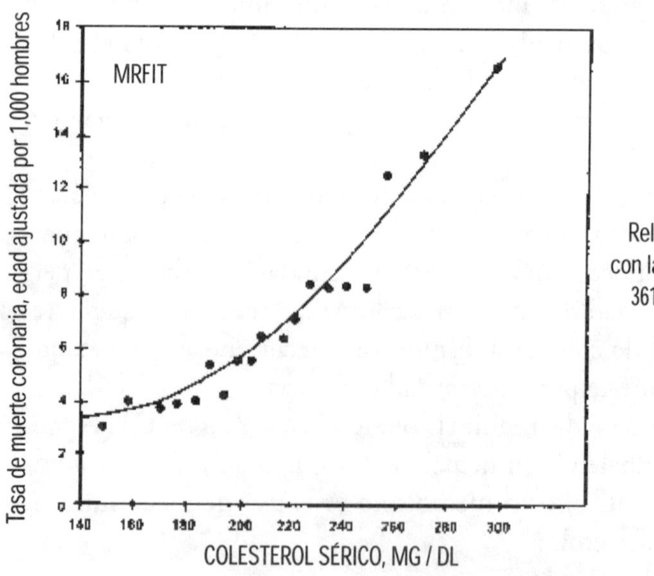

Relación del Colesterol con la muerte coronaria en 361,662 varones a seis años

uno de los adelantos más importantes en la prevención primaria y secundaria de la enfermedad coronaria. Los estudios se conocen por sus siglas en inglés y hay contribuciones de varios países.

Los estudios LRC-CPPT, Estados Unidos (1984), HELSINSKI, Finlandia (1987) y WOSCOPS, Escocia (1995) *en miles de personas sin enfermedad coronaria con el colesterol elevado* y los estudios CDP, Estados Unidos (1986), 4S, Suecia (1994) y CARE, Estados Unidos y Canadá (1996) *en miles de pacientes con enfermedad coronaria* ofrecen la base científica que justifica el uso de ácido nicotínico, secuestradores de sales biliares, fibratos y estatinas para reducir el colesterol.

Fármacos altamente eficaces con pocos efectos secundarios le permiten al médico escoger el que el paciente necesita. No se olvide que todo adulto enfermo o saludable debe conocer su colesterol. Si está alto, debe verse al médico.

CIRUGÍAS DE LAS CORONARIAS

El Nuevo Día
19 de julio de 1998

La enfermedad de las arterias coronarias es la causa de muerte más común en Puerto Rico. Las arterias coronarias se originan en la aorta y normalmente le suplen el oxígeno y los nutrientes que necesita el músculo del corazón para poder funcionar. Cuando existe la aterosclerosis coronaria, la pared interior de las arterias coronarias se ha ido engrosando por depósitos de colesterol y de células. Esto hace que el flujo de sangre sea insuficiente para las necesidades del corazón. Hace 25 años el Dr. René Favaloro (nacido y residente actual en Argentina), mientras estaba en el Cleveland Clinic, injertó una vena safena en una arteria coronaria obstruida sobrepasando el obstáculo que existía y con esto se originó la cirugía de puente aorto-coronario, la cual ha sido modificada, ampliada y mejorada en los años subsiguientes.

Existen varias modalidades de tratamiento de la enfermedad coronaria, una de las cuales es la cirugía, lo que se conoce comúnmente como puente aortocoronario o "bypass". La cirugía de puente aortocoronario es la cirugía que más se práctica en todos los Estados Unidos, incluyendo todas las cirugías que se practican. Se hacen aproximadamente 300,000 intervenciones o puentes aortocoronarios al año. En Puerto Rico se hacen alrededor de 2,000 y 2,500 operaciones de éstas al año.

Para decidir si el paciente debe ser o no sometido a cirugía de este tipo el paciente debe haber tenido una evaluación cardiovascular completa que confirme la presencia de la enfermedad coronaria. A base de la evaluación, se determina si la modalidad de tratamiento que el paciente necesita es la cirugía de "bypass". En esta evaluación, el paciente, además del historial y examen físico, puede requerir electrocardiograma, prueba de esfuerzo, ecocardiograma, cateterismo cardíaco y arteriografía coronaria.

El cateterismo cardíaco implica pasar una sonda, usualmente por el brazo, hasta el corazón para la toma de presiones y otros datos. Por esta sonda se puede inyectar, en el origen de las arterias coronarias, un tinte radiopaco. El contraste del tinte con las paredes de las arterias coronarias y sus ramificaciones permite determinar qué arterias están obstruidas, el sitio, el grado de obstrucción y la extensión de la obstrucción en ellas. A base de esta información, el cirujano cardiovascular sabrá de antemano en qué arterias y en qué sitio se necesita su intervención.

La operación consiste en hacer un puente o "bypass" para aliviarle al paciente el padecimiento de dolor de pecho o angina, provocado por la obstrucción. La mayoría de las veces la cirugía se hace utilizando una vena de la pierna, la que se conoce como la vena safena, y la arteria mamaria interna. La vena de la pierna se saca a través de varias incisiones en el muslo y en la pierna o a través de una incisión continua. Esta vena se saca junto con la arteria mamaria interna, la cual es una arteria que también se conoce como la arteria torácica interna, porque corre por dentro de la caja torácica del paciente, de cuya área se saca utilizando un electrocauterio. Cuando el puente aorto coronario se hace usando la arteria mamaria interna ésta se deja injertada en su origen, que es la subclavia izquierda; o la subclavia derecha en el caso de la mamaria derecha. El otro extremo se corta para ser unido en anastomosis con la parte de la coronaria más allá de la obstrucción a ser vencida. Para la operación se utiliza la bomba de circulación extracorpórea para sustituir la función del corazón y el pulmón. La sangre que normalmente regresa del cuerpo al lado derecho del corazón para ser expulsada por éste al pulmón para ser oxigenada y luego ser recibida por el lado izquierdo del corazón para bombearla para el cuerpo, se recibe en una bomba de circulación extracorpórea donde se oxigena y se expulsa a las arterias del cuerpo. Esto permite operar, en un corazón detenido, las arterias en que se van a hacer los puentes aortocoronarios mientras la bomba de circulación extracorpórea está funcionando. La vena safena se pega o se anastomosa con las arterias coronarias utilizando unos hilos o suturas muy finos; igualmente se hace con la arteria mamaria. La arteria mamaria interna usualmente se utiliza para hacer el puente aortocoronario de la arteria principal del corazón, la arteria descendiente anterior izquierda. Las ventajas de utilizar la arteria mamaria es que, por razones desconocidas todavía, esta arteria no desarrolla enfermedad aterosclerótica, lo que sí le sucede a las venas, y se mantiene abierta a través de los años. Las venas se tapan alrededor de un 10% de ellas por año, de tal manera que el paciente si se operara a una edad temprana podría necesitar una segunda intervención. La cirugía no cura la enfermedad aterosclerótica coronaria, sino sencillamente se hace un puente para que la sangre pueda pasar por encima de las obstrucciones, pero dichas obstrucciones y la enfermedad siguen estando presentes. Por lo tanto, la modificación de los hábitos de vida y el control de los factores de riesgo son necesarios, no solamente para prolongar la vida del paciente y evitar el progreso de la enfermedad, sino también prolongar la eficacia de la operación.

En la actualidad se están ensayando otras técnicas quirúrgicas en las que se utilizan dos arterias, la arteria mamaria izquierda, y también la arteria mamaria derecha, de tal manera que se obtiene la ventaja de una revascularización con dos puentes totalmente hechos con arterias y de esta manera prolongar la duración de la operación. Esto va a depender de la anatomía que presente cada paciente y solamente el médico puede indicar si tal intervención se puede hacer según sea el caso. Otra alternativa que se está ensayando es hacer la cirugía sin utilizar la bomba extracorpórea, sin detener el corazón, es decir, con el corazón latiendo. Estas son técnicas de nuevos desarrollos recientemente en uso en algunos centros (cirugía coronaria mínima), pero que todavía no conocemos cómo los resultados van a comparar con lo que actualmente se hace, utilizando venas y la arteria mamaria izquierda, pero deteniendo el corazón. La cirugía de puente aortocoronrio es la manera más efectiva de tratar la enfermedad aterosclerótica coronaria que necesita intervención. Existen otras intervenciones como la angioplastía que será objeto de discusión en otro escrito.

Las posibles complicaciones de la cirugía de puente aortocoronario varían, desde infecciones menores de heridas, hasta un posible infarto o daño cerebral debido a los efectos de la bomba extracorpórea. Estas complicaciones ocurren cada vez menos, debido a los avances en la cirugía y al campo de la anestesia. Para saber si se es un candidato a tratarse con cirugía debe discutirse con el médico, el cardiólogo o el internista que determinarán si esa intervención es necesaria. Muchas veces la alternativa de tratamiento médico es lo que cumple con las necesidades del paciente, pero en una gran mayoría de los pacientes la intervención quirúrgica es una alternativa prioritaria de tratamiento.

Al seguimiento de 3 a 5 años de puentes aortocoronarios hechos con venas, éstas han desarrollado lesiones ateroscleróticas. Para los diez años, solamente del 50% al 60% de las venas se encuentran patentes mientras que del 90 al 92% de las mamarias se encuentran abiertas. La operación devuelve calidad de vida al paciente, pero no cura esta condición, por lo que el manejo de los factores de riesgo es esencial para prevenir una segunda intervención u otros eventos cardiovasculares. Una vez que el paciente se ha recuperado de la cirugía, es necesario llevar una dieta adecuada, el control del colesterol, el control de otras condiciones como son la hipertensión y la diabetes y evitar los hábitos nocivos como es el fumar. Estas medidas permitirán una mayor eficacia luego de la operación.

Los ejercicios diarios se deben comenzar tan pronto el paciente sea dado de alta del hospital, y caminar regularmente por períodos que sean progresivamente más largos. Estos programas deben ser basados primariamente en el conocimiento de cuán completa fue la cirugía y la función cardiaca del paciente. Programas formales de rehabilitación pueden ser útiles y guiar a algunos pacientes en este proceso. A menos que esté contraindicado, los pacientes se deben estimular a participar en alguna actividad física regular diariamente. Los pacientes se deben estimular a que se rehabiliten y que regresen a actividades productivas, como el trabajo. Usualmente pueden regresar a trabajar tan pronto como ocho semanas después de la cirugía. A la gran mayoría de los pacientes, a menos que existan contraindicaciones, se le debe administrar aspirina tan pronto como seis horas después de la operación. El uso de aspirina debe comenzarse justo después de la operación y seguirse de por vida ya que el número de puentes que se mantienen abiertos aumenta con su uso.

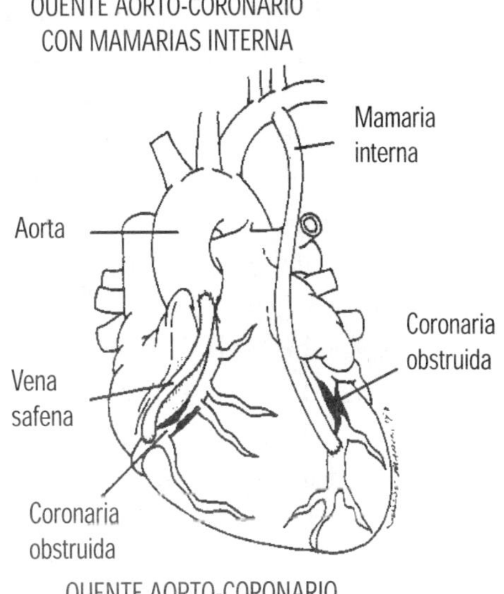

SÍNCOPE

El Nuevo Día
16 de agosto de 1998

El síncope es una pérdida de conciencia súbita, breve y transitoria asociada a una recuperación espontánea sin dejar residuos neurológicos. Es una condición frecuente, representando el 3% de las visitas a Salas de Emergencia y el 6% de las admisiones a los hospitales.

Para que el cerebro pueda funcionar normalmente necesita recibir suficiente energía (primordialmente glucosa y oxígeno). Esto depende de una circulación cerebral adecuada. El síncope ocurre cuando el cerebro no recibe momentáneamente sus fuentes de energía. Es un mecanismo de defensa que fuerza a la persona a estar en posición horizontal para facilitar el flujo de sangre al cerebro.

La circulación de la sangre por las arterias del cerebro está gobernada por la presión arterial y la resistencia ofrecida por las paredes de las arterias del cerebro al flujo de la sangre. La mayoría de los episodios de síncope se deben a una reducción del flujo de sangre por las arterias cerebrales. Esto puede deberse a una disminución del tono de la pared de las otras arterias del cuerpo (resistencia vascular sistémica) lo que reduce el flujo al cerebro, a una obstrucción en la salida de sangre del corazón, a una irregularidad en el ritmo del corazón (arritmia cardiaca), a un aumento en la resistencia de las paredes de las arterias cerebrales (resistencia cerebrovascular) o a algún proceso local y focal en el cerebro que comprometa el intercambio de nutrientes y oxígeno.

Para generar un síncope neurocardiogénico o vasodepresor es necesario que ocurra una alteración transitoria del control autonómico cardiovascular. En el tallo cerebral están localizados los núcleos del **tracto solitario y del nervio cranial X (el vago), los cuales al activarse afectan al sistema nervioso autonómico compuesto por dos divisiones,** una parasimpática y otra simpática. Esta activación estimula el sistema parasimpático e inhibe al simpático lo que por reflejos nerviosos genera episodios de tensión arterial baja (hipotensión) y pulso bajo (bradicardia). Una alteración transitoria de este mecanismo genera síncope que se llama neurocardiogénico al incluir al sistema nervioso y al cardíaco (corazón) concurrentemente.

El síncope se clasifica en 4 grupos, a saber: neural, cardiogénico, secundario a hipotensión ortostática y el neurológico. Esta clasificación se hace a base del mecanismo que lo genera y de los sistemas envueltos. El síncope neural es la causa más frecuente de síncope en los jóvenes y a veces ocurre al orinar, toser o defecar y se le llama situacional. Otro ejemplo de síncope neural es el que ocurre por un estímulo a un centro nervioso en la pared de la arteria carotidea del cuello (seno carotideo). Este síncope ocurre cuando un hombre (usualmente mayor de edad) se afeita y, sin querer se masaja dicho centro con su rasuradora. Ocurre, además, ocasionalmente, en hombres con camisas almidonadas con un cuello duro que, al mirar bruscamente hacia un lado, se estimula el seno carotideo al chocar el cuello duro con la arteria carótida precipitando el síncope. (Ver figura)

El síncope neural es también el que ocurre en síncopes de grandes alturas, durante el uso de medicinas antihipertensivas, durante el ejercicio o cuando alguien se desmaya al ver la sangre. A este grupo también pertenecen los asociados al pánico y a la ansiedad con hiperventilación. El síncope neural frecuentemente está precedido por palidez, sudor frío y visión borrosa.

El síncope cardiogénico se debe a una disminución transitoria de la cantidad de sangre expulsada por el corazón ya sea por causas mecánicas o por irregularidad en el ritmo. Entre las causas mecánicas hay dos condiciones, la estenosis aórtica (estrechez de la válvula en la salida del corazón) y la cardiomiopatía hipertrófica obstructiva (recrecimiento del músculo cardíaco en la salida del corazón). Pueden existir varios desórdenes del ritmo del corazón (arritmias) o bloqueos de conducción del latido del corazón que requieren ser identificados y tratados para su control. Una disminución en la sangre expulsada por el corazón disminuye el flujo por las arterias cerebrales (Ver figura)

Entre las causas del síncope neurogénico se incluyen la epilepsia, la isquemia cerebral transitoria y las convulsiones. Estos pacientes usualmente tienen una serie de otros síntomas y hallazgos neurológicos concurrentes que ayudan a esclarecer el diagnóstico.

Una causa frecuente de síncope, especialmente en los pacientes mayores de edad, es la hipotensión ortostática. Este síncope ocurre cuando la persona se levanta súbitamente después de estar acostada o sentada y el cambio de posición genera el síncope. En estos casos hay una disminución transitoria de la tensión arterial sistólica de 25 ó más mm/Hg. Puede deberse a múltiples causas, y su médico debe determinarlo para indicar el tratamiento apropiado. Se aconseja que las personas acostadas, especialmente los mayores de edad, no se paren de la cama bruscamente.

Cuando una persona ha sufrido un síncope debe consultar a su médico para que se determine su origen. Si el síncope es manifestación de una enfermedad neurológica, cardiaca, de la circulación cerebral u otra, se deben hacer los estudios confirmatorios para establecer el tratamiento que no sólo atenderá al síncope sino a la enfermedad que lo generó.

El paciente puede ser de gran ayuda al informar a su médico de circunstancias precipitantes tales como uso de medicinas, antecedentes familiares, si padece de alguna condición cardiaca o arritmia ya previamente reconocida, etc. Se le debe hacer un examen físico completo. Se requiere hacer un electrocardiograma y frecuentemente un rastreo electrocardiográfico de 24 horas (Holter) para ver si ocurre una arritmia intermitente. El electrocardiograma puede indicar si hay un bloqueo en el tejido conductivo del corazón, si hay enfermedad coronaria previa o si hay hipertrofia del ventrículo izquierdo. Si se sospecha una anormalidad cardiaca se debe hacer el ecocardiograma. Si el síncope es inexplicable y no se sospecha enfermedad cardiaca se hace la prueba de la mesa inclinada. En esta prueba el paciente se acuesta y luego se altera su posición y se pone a un ángulo de 60° por 45 minutos. Si la prueba es positiva, se confirma síncope vasovagal entre el 66 y el 80% de los casos.

En personas con antecedentes convulsivos se hace el electroencefalograma. La resonancia magnética nuclear y la tomografía axial computarizada se usan en casos que exhiben hallazgos anormales en el sistema neurológico que apuntan a una posible lesión en el cerebro. En algunos pacientes con síncope asociado a enfermedad cardiaca, el cardiólogo determinará si éstos pueden requerir estudios electrofisiológicos con sondas intra-arteriales introducidas hasta el corazón para evaluar el sistema de conducción.

En algunos episodios de síncope no se puede establecer su origen y no se repiten. No hay forma de saber de antemano cuándo esto ocurrirá. La medida más sensata para una persona que ha tenido síncope es visitar su médico para que éste trate de establecer la causa, ordenar las pruebas diagnósticas e indicar el tratamiento requerido.

El síncope puede significar algo inocuo como el desmayo al ver sangre, algo fácil de controlar como descontinuar o disminuir la dosis de una medicina antihipertensiva que ha generado hipotensión, algo fácil de diagnosticar como la hiperirritabilidad del seno carotideo, o puede ser un síntoma de un problema más serio que requiere identificar la causa para tratarla y prevenir las complicaciones o evoluciones peligrosas de una enfermedad de cuidado. Un episodio de síncope requiere evaluación médica, más de un episodio requiere urgencia **en dicha evaluación.**

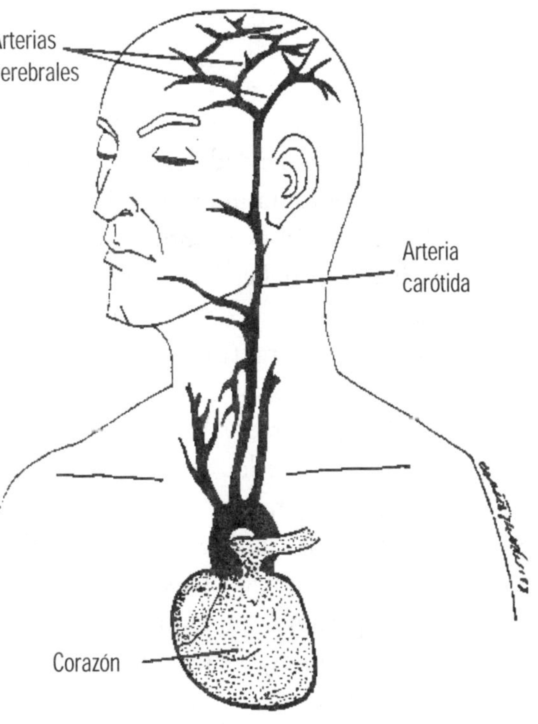

FALLO CARDÍACO

El Nuevo Día
30 de agosto de 1998

El fallo cardíaco (insuficiencia cardíaca) ocurre cuando el corazón pierde su capacidad para bombear suficiente sangre para que ésta le lleve nutrientes (alimento) y oxígeno a las células del cuerpo. La pérdida de esta acción de bombeo puede obedecer a múltiples problemas o enfermedades del corazón, como son la trombosis coronaria, la enfermedad hipertensiva del corazón, enfermedad de las válvulas del corazón, miocarditis viral (inflamación del músculo del corazón por un virus) y enfermedad congénita del corazón, entre otras.

En los Estados Unidos hay 4 millones de habitantes con fallo cardíaco, y todos los años se diagnostican 400,000 casos nuevos. Es la causa más común de hospitalización en personas mayores de 65 años de edad y la causa de muerte más importante. El fallo cardíaco constituye la evolución más seria de las enfermedades del corazón. El 66% de los pacientes en fallo fallecen en 5 años. Esta cifra de mortalidad es peor que lo que ocurre en algunos pacientes con cáncer. Por esta razón es importante tratar temprano y eficientemente a los pacientes con enfermedades cardíacas para evitar que desarrollen fallo cardíaco.

Normalmente el corazón bombea sangre mediante la relajación y la contracción de sus cámaras (cavidades rodeadas por músculo cardíaco).Si se relajan las cámaras (atrios y ventrículos) la sangre entra al corazón. Si se contraen se expulsa la sangre fuera del corazón. Durante el fallo cardíaco, las cámaras no se relajan ni se contraen bien, y se mueve menos sangre por las cámaras y se queda más sangre sin salir del corazón.

El fallo cardíaco usualmente se desarrolla lentamente, a veces tomando años, según el corazón enfermo va perdiendo su capacidad para expulsar la sangre. Según se avanza en edad normalmente se pierde algo en la capacidad de expulsión por el corazón, pero en el fallo cardíaco ésto es mucho más acentuado.

La severidad del fallo cardíaco determina el impacto que tendrá en el paciente y en su sobrevivencia. Se clasifica como tipo 1, el fallo menos severo y como tipo IV, el más avanzado. Los tipos II y III son intermedios. El paciente con fallo tipo 1 tiene muy poca limitación en su actividad física, el clasificado como tipo IV tiene síntomas aun sin moverse y descansando en cama.

Todas las formas de fallo cardíaco, incluyendo las más leves, constituyen un problema serio de salud que requiere tratamiento y supervisión médica intensa y continua.

El término fallo cardíaco congestivo se usa con frecuencia para referirse a todos los fallos cardíacos. La realidad es que la congestión (acumulación de líquidos) es una de las manifestaciones del fallo cardíaco, pero no necesariamente ocurre en todos los casos. En términos generales, ocurren 2 tipos de insuficiencia cardíaca, a saber: el fallo cardíaco sistólico y el fallo cardíaco diastólico.

El fallo cardíaco sistólico ocurre cuando la capacidad del corazón para contraerse se reduce. El corazón no puede bombear suficiente sangre para suplir las necesidades del cuerpo. La sangre que regresa de los pulmones no puede entrar bien al corazón y se empoza en los pulmones donde se filtra líquido de la sangre en los vasos sanguíneos pulmonares a los alvéolos (pequeños sacos para intercambio de oxígeno) causando congestión (edema). El paciente se siente corto de aire, puede toser, tiene respiración acelerada y dificultosa y frecuentemente necesita estar sentado pues al acostarse se acentúa su problema de respiración.

El fallo cardíaco diastólico ocurre cuando el corazón tiene problemas en relajarse. No se puede llenar bien de sangre porque el músculo cardíaco se ha vuelto rígido perdiendo su capacidad de distenderse. Esto lleva a que el líquido que normalmente regresa del cuerpo al corazón se acumule especialmente en los pies, los tobillos y en las piernas, en parte facilitado por el efecto de la gravedad. El paciente desarrolla nocturia (orina frecuente de noche) ya que al acostarse se reabsorbe parte del líquido, llega a los riñones y se elimina como orina.

El fallo cardíaco produce un sinnúmero de síntomas. Ninguno de ellos es específico, pero la presencia de varios concurrentemente apuntan al diagnóstico. El más conocido es la disnea (corto de aire). La dificultad al respirar se nota primero durante el ejercicio, pero, según avanza la enfermedad, se agrava, se tolera menos actividad física y puede ocurrir aun descansando. A veces, el paciente dormido se despierta corto de aire y necesita sentarse para recobrar su aliento. Además, el paciente siente fatiga o cansancio con menos actividad física ya que los músculos no reciben los nutrientes y el oxígeno que necesitan. Al ocurrir la acumulación de líquido (edema) se hinchan las partes dependientes del cuerpo, incluyendo el abdomen. El paciente nota aumento en peso o que tiene que aflojar más la correa. Puede ocurrir tos la cual puede estar acompañada de un esputo sanguinolento.

El corazón, según avanza la enfermedad responsable del fallo cardíaco, hace ajustes para lidiar con la condición. Estos ajustes suelen ser dilatación (agrandamiento) del corazón para que le entre más sangre, engrosamiento (hipertrofia) de las fibras musculares para poder contraerse con más fuerza y la producción de contracciones más frecuentes del corazón (pulso acelerado) para facilitar la circulación de la sangre. Estos ajustes ayudan por algún tiempo (a veces años) pero finalmente son insuficientes, y los hallazgos del fallo cardíaco aparecen.

El médico puede reconocer el fallo a base del historial del paciente y del examen físico. Reconocida la presencia del fallo, se trata de identificar la enfermedad cardíaca envuelta para tratarla. Esto puede requerir pruebas como el electrocardiograma, el ecocardiograma, la radiografía del pecho y el cateterismo cardíaco, entre otros. Se deben eliminar condiciones concurrentes que, cuando están presentes, agravan el fallo cardíaco como es la anemia (hemoglobina baja) y la tirotoxicosis (exceso de función de la glándula tiroides). Si el paciente tiene una válvula del corazón enferma como la estenosis (válvula rígida que no abre bien) o tiene insuficiencia (la válvula no cierra bien), se debe determinar si es corregible por cirugía, y así hacerlo. En aquellos casos donde la causa de la enfermedad cardíaca no es tratable, y el fallo cardíaco se debe al músculo ya deteriorado, el enfoque es tratar el fallo cardíaco. Se deben tomar medidas que son de utilidad para todos irrespectivamente del tipo de enfermedad cardíaca, como dejar de fumar, perder peso si el paciente tiene sobrepeso, abstención del consumo de alcohol y cambios en la **dieta**, **como reducir la ingestión de sal y de grasas.**

El objetivo principal del tratamiento es reducir los síntomas y mejorar la calidad de vida. Los pacientes en fallo cardíaco usualmente necesitan varias medicinas al mismo tiempo para obtener el beneficio máximo. Entre los medicamentos se incluyen los diuréticos que mobilizan líquido fuera del cuerpo atendiendo la retención de líquido y la hipertensión. La digoxina aumenta la fuerza de contracción del corazón. La hidralazina dilata los vasos sanguineos facilitando el flujo de sangre por las arterias. Los nitratos abren los vasos sanguíneos y ayudan a disminuir los síntomas. Las drogas más modernas y efectivas son los inhibidores de la enzima convertidora de la angiotensina (IECA) que disminuyen una substancia en los vasos sanguíneos, y el corazón no tiene que trabajar tanto para expulsar la sangre. Estudios con miles de pacientes confirman la efectividad de los IECA. Estas medicinas mejoran los síntomas y la calidad de la vida y además prolongan la sobrevivencia del paciente.

De acuerdo con las normas de la Asociación Americana del Corazón, todo paciente con fallo cardíaco, con síntomas, y todos con fallo incipiente, con función del ventrículo izquierdo reducida, deben recibir uno de los IECA en su tratamiento. Recientemente se ha demostrado que el uso adicional de beta bloqueadores, como el carvedilol, se acompañó de mejoría en síntomas clínicos y de una mayor supervivencia. En los casos extremos de fallo severo sin mejoría, a pesar del uso de los medicamentos indicados, el último recurso es el transplante de corazón. El transplante está accesible sólo a una fracción de los pacientes por la escasez de donantes y por su costo.

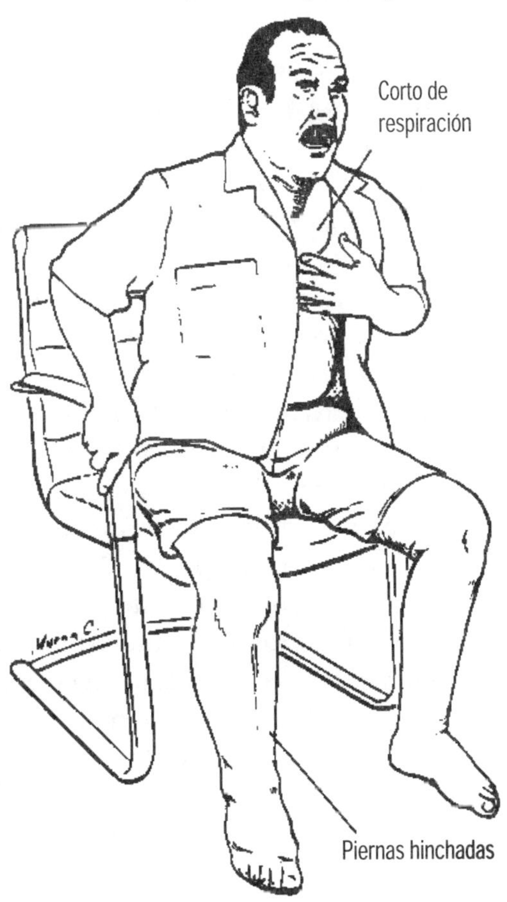

ARRITMIAS CARDÍACAS

El Nuevo Día
11 de octubre de 1998

Bajo condiciones normales el corazón late de 60 a 100 veces por minuto. Durante un día el corazón bombea el equivalente 2000 galones de sangre llevando oxígeno y nutrientes a las células del cuerpo.

La sangre regresa del cuerpo sin oxígeno al atrio derecho del corazón y pasa al ventrículo derecho que la expulsa a los pulmones donde se oxigena. De ahí regresa al atrio izquierdo y pasa al ventrículo izquierdo que la expulsa para el cuerpo. Esto requiere que las cámaras del corazón reciban un estímulo eléctrico en la secuencia apropiada para generar las contracciones de estas cámaras. El estímulo eléctrico del latido normal se origina en un grupo de células especializadas, conocido por el nodo sinoatrial, localizado en la pared del atrio derecho. El impulso eléctrico pasa del nodo sinoatrial (1) a las paredes de los atrios derecho (2) e izquierdo (2) causando su contracción y de ahí al nodo atrioventricular (3) localizado entre los atrios y los ventrículos, luego al Haz de His (4) y de éste a las ramas nerviosas derecha (5) e izquierda (5) de los respectivos ventrículos provocando que éstos se contraigan (sistole ventricular). Ver secuencia numérica en la figura.

Los latidos por minuto están regulados por el sistema nervioso que acelera o desacelera el ritmo estimulando el nodo sinoatrial. Ciertas hormonas, como la adrenalina, la noradrenalina y la hormona tiroidea aceleran el pulso. Falta de hormona tiroidea reduce la frecuencia del pulso.

El ritmo normal de los latidos del corazón es regular. Pueden ocurrir desórdenes que afecten la regularidad del ritmo o su frecuencia, de manera que los latidos ocurran más rápidos (taquicardia) o más lentos (bradicardia) que lo normal. Estos desórdenes del ritmo se conocen por *arritmias cardíacas.*

Normalmente el ritmo es más rápido en la infancia y más lento a la edad madura. Irrespectivamente de la edad, se acelera bajo estrés o durante el ejercicio donde puede alcanzar hasta 180 latidos por minuto. Un ritmo regular acelerado, cuyo impulso eléctrico se origina en el nodo sinoatrial y sigue los conductos nerviosos normales, se conoce por *taquicardia sinusal.* Esta es usualmente inocua. La causa principal de los latidos rápidos es la ansiedad y el ejercicio. Ocurren con el consumo excesivo de cafeína, de alcohol o de ciertos medicamentos.

Los latidos con origen y secuencia eléctrica normal y ritmo regular, pero lento, se conocen por *bradicardia sinusal.* Es frecuente en atletas acondicionados (corredores de maratón) en los que el corazón late más despacio para expulsar un volumen mayor de sangre por cada latido.

Un pulso lento, menor de 50, debido a una interrupción en la transmisión del impulso eléctrico de los atrios a los ventrículos se conoce como un *bloqueo del corazón.* Puede ocurrir sin razón aparente, pero ocurre en enfermedad de las coronarias, enfermedad congénita del corazón o por el uso excesivo del fármaco digitalis. Si la bradicardia causa desmayos o mareos, una alternativa es implantar bajo la piel, en el tórax, un marcapaso artificial para controlar el ritmo cardíaco. Éste es un dispositivo pequeño que funciona con baterías y produce estímulos eléctricos para hacer que el corazón bombee rítmicamente. Un ritmo cardíaco inferior a 30 latidos por minuto usualmente requiere tratamiento de urgencia para evitar la pérdida de conocimiento y convulsiones por suministro insuficiente de oxígeno al cerebro.

Algunas personas pueden percibir los latidos normales del corazón, especialmente al recostarse sobre el lado izquierdo. El sentir las palpitaciones no necesariamente implica anormalidad, pero pacientes con desórdenes de ritmo pueden frecuentemente percibir su arritmia si ésta es acelerada o si es irregular.

Las connotaciones de una arritmia dependen en gran medida de los latidos por minuto, de si es regular o irregular y del sitio donde se origina. Las arritmias más peligrosas son las que se generan en los ventrículos. El diagnóstico del tipo de arritmia se establece por el historial clínico y por el examen físico, primordialmente con el electrocardiograma. Algunos casos requieren la monitorización electrocardiográfica con un aparato portátil por 24 horas, conocido por el estudio de Holter. Este método ayuda a identificar arritmias que solo ocurren algunas horas al día y no aparecen en el electrocardiograma. Algunas arritmias complejas, o con riesgo de precipitar la muerte, requieren estudios electrofisiológicos (catéter en el corazón) para determinar la arritmia presente.

Hay 3 tipos principales de arritmias atriales (origen en los atrios). El *prematuro atrial* es un latido que se origina antes de tiempo en el atrio. Ocurre en personas saludables y en su mayoría no causa síntomas.

La *taquicardia atrial paroxística* presenta de 160 a 200 latidos regulares por minuto. Tiende a comenzar y a pararse súbitamente y dura de minutos a horas. El médico puede controlarla con masaje de la arteria carótida del cuello o con el uso de medicamentos.

La *fibrilación atrial* es un ritmo muy acelerado que se origina en el atrio con 350 a 600 latidos atriales por minuto. Los ventrículos laten en forma irregular hasta 170 - 200 latidos por minuto. Las contracciones de los atrios son tan rápidas que vibran en vez de contraerse y son incapaces de bombear eficazmente la sangre a los ventrículos. La fibrilación atrial suele ocurrir en la trombosis coronaria, la enfermedad reumática del corazón y en defectos congénitos del corazón. Esta arritmia se trata con medicamentos o mediante una descarga eléctrica conocida por cardioversión usando una máquina conocida por desfibrilador.

Hay 2 arritmias de importancia que se originan en el ventrículo. El *prematuro ventricular* es un latido que se origina en el ventrículo antes de tiempo. Estos prematuros pueden ser inocuos, pero si son muchos, y de varios focos a la vez, pueden precipitar una taquicardia ventricular.

La taquicardia ventricular es una arritmia grave que empieza en los ventrículos a un ritmo de 100 a 200 latidos por minuto y puede desembocar en *fibrilación ventricular* en la que el ventrículo vibra más bien que contraerse y ocasiona la muerte si no se restituye el ritmo normal en pocos minutos. Esta es una emergencia en la que el tratamiento inmediato es esencial para salvar al paciente.

Las arritmias cardíacas deben ser manejadas por un cardiólogo.

Aunque algunas son sencillas otras son muy complejas. El tratamiento depende de la causa y del tipo de arritmia. La mayoría de los pacientes con arritmias sin síntomas no necesitan tratamiento. Se debe evitar consumir cafeína, fumar cigarrillos y beber alcohol. Hay una multiplicidad de medicinas disponibles para que el cardiólogo trate la diversidad de las arritmias, ya sea para bajar el ritmo cardíaco o para controlar la irregularidad si está presente. El uso de estas medicinas requiere la supervisión periódica por el médico. Algunos pacientes pueden requerir cardioversión con un desfibrilador. En pacientes con taquicardia ventricular recurrente se puede usar un desfibrilador implantable que detecta el comienzo de una fibrilación y reacciona con una descarga eléctrica al músculo cardíaco. Pacientes con una frecuencia muy baja pueden requerir implantarle un marcapaso artificial permanente. Cuando la arritmia es causada por un foco anormal de tejido eléctrico en el corazón, la cura puede ser la extirpación quirúrgica de ese tejido o su destrucción mediante el uso de la ablación cardíaca (aplicación de energía de radiofrecuencia por medio de un catéter intracardíaco).

Las arritmias cardíacas constituyen una de las formas más comunes de desórdenes cardíacos. Unas no conllevan un riesgo, pero otras pueden ser muy peligrosas, hasta mortales, requiriendo la atención médica adecuada para instituir el tratamiento que le corresponde. Todo paciente con arritmias debe ser evaluado por un cardiólogo con ese propósito.

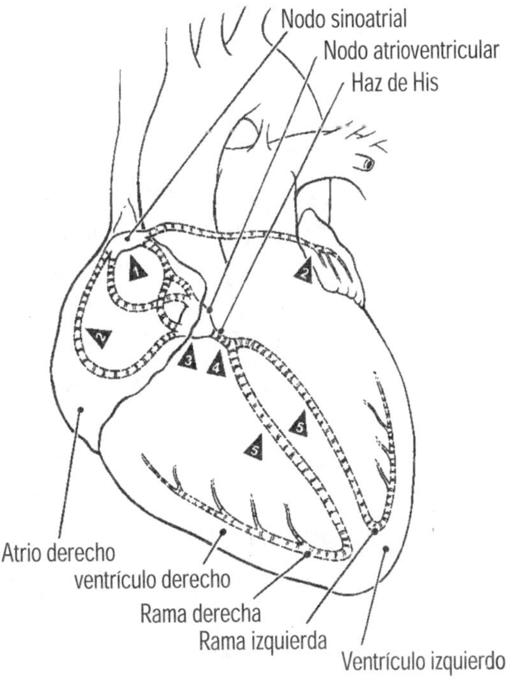

ENFERMEDADES DE LAS VÁLVULAS DEL CORAZÓN

El Nuevo Día
10 de enero de 1999

Existen cuatro válvulas en el corazón con la función de dirigir la sangre circulante hacia adelante e impedir su retroceso cuando se contraen los ventrículos (cavidades del corazón que, al contraerse, expulsan la sangre hacia la arteria pulmonar y la aorta). Hay dos tipos de válvulas; unas situadas entre las cavidades del corazón y facilitan que fluya la sangre de las aurículas a los ventrículos; las otras constituyen el principio de la arteria pulmonar y el de la aorta que salen de los ventrículos derechos e izquierdo respectivamente e impiden que la sangre retroceda cuando éstos se relajan. Estas válvulas cardíacas son: *Válvula tricúspide*-conecta la aurícula derecha con el ventrículo derecho, *Válvula pulmonar*-conecta el ventrículo derecho con la arteria pulmonar, *Válvula mitral*-conecta la aurícula izquierda con el ventrículo izquierdo, *Válvula aórtica*-conecta el ventrículo izquierdo con la arteria aorta (Ver figura).

La sangre al moverse dentro del corazón no hace ruido, pero las valvas (estructuras parecidas a velas de tela para mover embarcaciones) de las válvulas cardíacas, al cerrarse, hacen un ruido seco que se conoce como los ruidos o tonos cardíacos. Si usted aplica el oído sobre la pared anterior del pecho de una persona puede oírlos. El médico, cuando aplica el estetoscopio para auscultar el corazón, oye y estudia si estos tonos son normales o si se han alterado sus características. Así puede determinar si las válvulas están enfermas. Si las valvas de las válvulas se engrosan o funden y se disminuye el orificio a través del cual pasa la sangre, ocurre la *estenosis valvula*r. Cuando parte de la válvula se destruye o se dilata, causa un cierre defectuoso de ésta que permite que la sangre regurgite en el corazón, lo que se conoce como *insufi-*

ciencia o regurgitación valvular (escape de sangre en dirección contraria).

Cuando ocurre la estenosis o la insuficiencia valvular, la sangre, al pasar por estos orificios más estrechos o que no cierran bien, lo hace generando turbulencia y remolinos, lo cual produce unos sonidos diferentes que el médico identifica como soplos al auscultar al paciente. Estos soplos son llamados soplos orgánicos y son el resultado de una malformación cardíaca. Además, pueden existir soplos funcionales e inocentes. Los soplos funcionales son producidos por alguna causa localizada fuera del corazón y son de poca relevancia. Por ejemplo, una persona con anemia (hemoglobina baja) puede tener un soplo funcional que desaparece al corregir la anemia. Un soplo es inocente cuando no se encuentra anormalidad o ninguna causa que lo produzca. Es frecuente en niños pequeños y suele desaparecer hacia los diez años de edad.

Existen cuatro procesos que pueden generar las estenosis o las insuficiencias valvulares. Estos son las *enfermedades congénitas del corazón*, la *fiebre reumática*, las *enfermedades degenerativas* y la *endocarditis infecciosa*.

Las enfermedades congénitas producen deformidades de las válvulas desde la vida fetal. Hay 2 lesiones congénitas valvulares con importancia clínica. Una es el llamado *prolapso de la válvula mitral* que está presente en el 3 al 5% de la población adulta con predominio femenino 2:1. La gran mayoría de las personas con esta condición están asintomáticos. Algunos desarrollan ansiedad, palpitaciones, y poca resistencia a la actividad física. Si las palpitaciones son frecuentes y molestosas pueden necesitar una dosis baja de bloqueador beta. En un número reducido de casos la válvula se debilita tanto que requiere ser reemplazada. Solamente de un 10 a 16% de los portadores de esta condición necesitarán cirugía cardíaca. Otra condición valvular congénita es la *válvula aórtica bicúspide* (válvula que tiene 2 valvas en vez de las 3 usuales) que ocurre en el l2% de la población. La mayoría de los portadores de esta válvula viven una vida normal, pero en un grupo de ellos después de los 35 años de edad, esta válvula se calcifica y causa una obstrucción conocida por *estenosis aórtica* cuyo tratamiento puede ser quirúrgico si la obstrucción así lo amerita.

La *fiebre reumática* (usualmente en la niñez y como consecuencia de infección por bacterias estreptocócicas en la garganta) puede afectar las válvulas mitral y aórtica (estenosis y/o insuficiencia). La incidencia de esta condición se ha reducido en Puerto Rico, ya que los padres llevan sus hijos a recibir tratamiento temprano con antibióticos para las infecciones de la garganta. Las lesiones *degenerativas* aparecen en personas ancianas debido a desgaste y a calcificación de las válvulas. La más conocida es la *estenosis aórtica del anciano*. Además ocurre la *insuficiencia de la válvula mitral*.

La *endocarditis infecciosa* (infección de la cara interna del corazón) afecta las válvulas y la causan bacterias y otros microorganismos. Los microorganismos pueden atacar válvulas previamente afectadas por lesiones congénitas o adquiridas (fiebre reumática) o pueden ser introducidas en el torrente sanguíneo en adictos endovenosos. Algunos microorganismos son altamente virulentos y conllevan una mortalidad alta. Se trata con antibióticos endovenosos.

Pacientes con enfermedad de las válvulas cardíacas, pueden estar sin síntomas por muchos años si existe poca alteración en el flujo y retorno de la sangre. En casos, con obstrucciones significativas o con regurgitación marcada, el afectado puede evolucionar a la insuficiencia cardíaca. En la insuficiencia cardíaca el corazón ya no bombea la sangre de un modo adecuado a las necesidades del cuerpo. El paciente puede notar cansancio con esfuerzo que antes toleraba, puede haber respiración fatigosa, sensación de ahogo al acostarse que requiere sentarse en la cama, tos seca y finalmente hinchazón de tobillos y piernas.

Para establecer el diagnóstico, el médico obtendrá un historial completo, un examen físico, una radiografía del tórax para el tamaño y configuración del corazón. El ecocardiograma, por medio de ultrasonido, permite ver el interior del corazón; observar las válvulas funcionando y el músculo cardíaco contrayéndose; y medir las dimensiones de las cámaras del corazón; y conocer cómo está la fuerza contráctil de éste. Algunos casos pueden requerir el cateterismo cardíaco y la angiografía (inyección de tintes en el corazón).

El tratamiento de cada caso depende de la válvula envuelta y la severidad de la estenosis o insuficiencia y la repercusión que ha tenido sobre el músculo del corazón. Algunos pacientes necesitarán medicamentos que deben ser recetados y supervisados por su cardiólogo. Pacientes con lesiones valvulares requieren el uso de antibióticos profilácticamente cuando son expuestos a extracciones dentales para prevenir el desarrollo de la endocarditis infecciosa en las válvulas comprometidas.

Otros pacientes pueden requerir cirugía reparativa de la válvula o cirugía de reemplazo de ésta. Se aconseja la cirugía a personas con síntomas importantes que impiden una calidad de vida razonable para la edad o a pacientes poco sintomáticos cuya vida peligra a corto plazo por la naturaleza de la lesión. Para sustituir las válvulas se usan prótesis mecánicas o biológicas.

Las prótesis mecánicas más recientes están hechas de un cilindro de carbón pirolítico donde pivotan discos del mismo material. Es un material tan duro como el diamante y puede presentar desgaste después de 80 años de funcionamiento. Pacientes con prótesis mecánicas precisan tomar anticoagulantes orales diariamente para evitar el desarrollo o la obstrucción por coágulos.

Hay 3 variedades de prótesis biológicas: injerto de la válvula aorta de un cerdo; las construidas con la membrana que cubre el corazón (pericardio de vaca); y los injertos de válvula aórtica de cadáver humano (homoinjerto). Las últimas se usan menos por la dificultad en obtenerlas. Las prótesis biológicas tienen una duración limitada de doce a quince años.

Portadores de prótesis cardíacas deben seguir bajo la vigilancia de un cardiólogo para controlar la anticoagulación, mantener los medicamentos requeridos y seguir la evolución de la prótesis y del **corazón.**

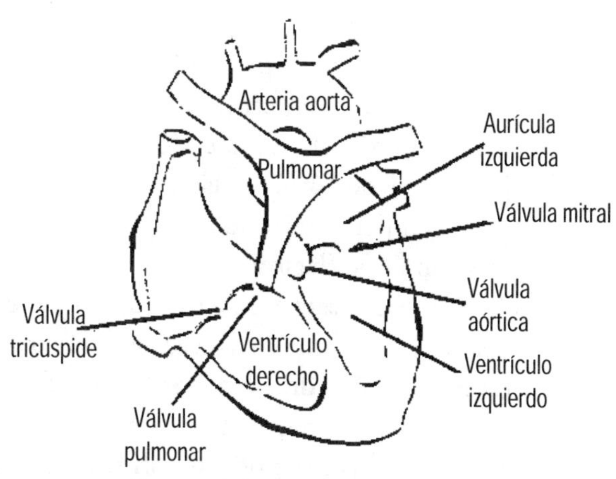

Esquema de las válvulas del corazón

PROTEJA SU CORAZÓN

El Nuevo Día
16 de febrero de 1999

El 14 de febrero es el día de los enamorados. Los enamorados asocian sus sentimientos con su corazón. Expresiones comunes son "Te quiero de todo corazón", "Dame tu corazón". "El verte me acelera el corazón". Cuando el 14 de febrero es domingo, se habla del domingo del corazón. Como ayer fue domingo del corazón, la columna de hoy incluye medidas para proteger el corazón y evitar las enfermedades cardíacas que son la causa de muerte número 1 en nuestro país.

Hay una multiplicidad de situaciones que favorecen el desarrollo y precipitan las enfermedades del corazón que se conocen como factores de riesgo. El reconocerlos a tiempo, evitarlos y atacarlos es la mejor forma de impedir las enfermedades del corazón. Otras medidas protegen del desarrollo de las enfermedades cardíacas y deben fomentarse en la población.

La *herencia* es un factor que no depende de nosotros. Personas cuyos padres o familiares cercanos tuvieron enfermedad coronaria antes de los 55 años de edad o sufrieron de hipertensión, tienen un riesgo de 2 a 5 veces mayor de desarrollarlas, por lo que deben tener evaluaciones médicas periódicas con fines preventivos.

La *dieta* consumida es muy importante. Múltiples estudios han demostrado la presencia de más enfermedad coronaria en las poblaciones donde se consumen más grasas saturadas. La *dieta* no debe sobrepasar las calorías necesarias para mantener el peso ideal. Se deben reducir las grasas saturadas como las yemas de huevo y la mantequilla y además las harinas, dulces y alcohol. Consuma leche y quesos bajos en **grasa, pescado, pollo o pavo sin pellejo, carnes magras, frutas, legum-**

bres, vegetales, granos, arroz y pastas. Se debe reducir la sal al cocinar especialmente si ya existe la hipertensión o la insuficiencia cardíaca. Elimine el salero de la mesa. Hornee, ase o hierva en vez de freír.

La *edad* es un factor determinante. La enfermedad coronaria tiende a ocurrir en varones de mediana edad en adelante y en la mujer después de los 55 años. Como el proceso de aterosclerosis comienza en la niñez y toma años en desarrollarse, deben comenzarse temprano los hábitos de salud para prevenir la enfermedad.

La *inactividad física* es un factor de riesgo para el desarrollo de la enfermedad coronaria. Un estudio de 10,000 varones de 45 a 64 años de edad, rurales y urbanos, en Puerto Rico, seguidos durante quince años, reveló la inactividad física entre los tres factores de riesgo más poderosos para el desarrollo de la enfermedad coronaria. Toda persona debe hacer ejercicio por 30 minutos, o más, la mayor parte de los días de la semana y, si es posible, todos los días. ¡Caminar 10 minutos 3 veces al día o 15 minutos 2 veces al día es tan beneficioso! Caminar a paso rápido, pasear, trabajar en el jardín, correr bicicleta, nadar y trotar son útiles. Al subir de 2 a 4 pisos es preferible usar las escaleras a usar el ascensor. Las personas, usualmente sedentarias que deciden hacer ejercicio, deben consultar a su médico antes de comenzarlo. Se empieza en forma limitada y se aumenta gradualmente.

La *hipertensión arterial* aumenta el tamaño del corazón al tener que expulsar la sangre contra una presión elevada. Aumenta de 5 a 20 veces el riesgo de desarrollar enfermedad coronaria y 6 veces el de accidente cerebrovascular. Toda persona debe conocer su presión arterial. Si está elevada es vital ver al médico y seguir el tratamiento rigurosamente. Se debe reducir el consumo de sal a un máximo de 2.4 gramos de sodio al día (6 gramos de sal corriente). Si el paciente necesita medicinas para bajar la tensión arterial debe tomarlas por vida.

Los hipertensos pueden estar en tratamiento, pero hay muchos que no están controlados. Lo importante no es sólo tratar la hipertensión sino mantener la presión en un nivel inferior a 140/90.

La *hipercolesterolemia* (colesterol sérico elevado) está asociado a más enfermedad y mortalidad coronaria. El aumento del colesterol en uno por ciento aumenta la probabilidad de sufrir un ataque al corazón en un dos por ciento. Estudios en personas con colesterol elevado y sin enfermedad coronaria, indican que la reducción en los niveles de colesterol disminuye en 33% la ocurrencia de episodios y de mortalidad coronaria (prevención primaria). El reducir el colesterol en personas que ya han sufrido un ataque al corazón disminuye la oportunidad de otro ataque y de mortalidad (prevención secundaria). El nivel del colesterol total no debe ser más de 200 mg por mililitro. Todo adulto debe conocer su colesterol. Si usted es mayor de 20 años, mídase el nivel de colesterol por lo menos cada 5 años. Si está elevado debe ver a su médico. La primera medida para bajar un colesterol es la intervención dietética reduciendo la ingestión de grasas saturadas, colesterol y calorías totales; la segunda es el uso de fármacos.

El *fumar cigarrillos* es uno de los factores más nocivos para desarrollar enfermedad coronaria. El fumar aumenta el riesgo de un accidente cerebrovascular 4 veces y 3 veces la muerte cardíaca repentina. Este riesgo desaparece al año de descontinuar el hábito de fumar. La revista de la Asociación Médica Americana (JAMA) del 6 de enero de 1999 sugiere que los médicos favorezcan recomendar una de las 5 farmacoterapias para dejar de fumar, a saber: nicotina por parcho, por chiclets, por aerosol nasal o por inhalador y el bupropion. Lo aconsejable para el fumador es que descontinúe el hábito para fines preventivos de la trombosis coronaria, del cáncer y de las enfermedades pulmonares crónicas.

La *diabetes mellitus* duplica el riesgo de desarrollar trombosis coronaria. Un estudio de 9 años demostró que en los diabéticos con niveles de glucosa alrededor de 120 mg por decilitro y hemoglobinas glucosiladas de 7.1 por ciento, se disminuye el daño a los vasos sanguíneos, al riñón y a la retina del ojo. Todo diabético debe mantener un nivel normal de glucosa en la sangre para prevenir el desarrollo de enfermedades cardiovasculares.

El *alcohol* tiene sus efectos sobre el sistema circulatorio. El consumir de 1 a 2 tragos al día está asociado a menos enfermedad coronaria. Un trago de alcohol es igual a 12 onzas de cerveza, 5 onzas de vino y 1 1/2 onzas de licor. Sin embargo, el uso de cantidades más altas puede elevar la presión arterial, causar cirrosis del hígado y daño al corazón conocido como la cardiomiopatía alcohólica.

El *estrés* y la estructura de la personalidad pueden favorecer el desarrollo de la enfermedad coronaria. El estrés activa la liberación de catecolaminas que afecta la frecuencia cardíaca, la tensión arterial y el ritmo cardíaco. Personas agresivas e impacientes, los que se muestran faltos de tiempo, con mentalidad competitiva, los llamados Tipo A corren mayor riesgo de enfermedad, y suelen presentar mayor número de anginas de pecho. Es de valor el aprender a ser sosegado y a evitar las situaciones que generan ansiedad para poder manejar las situaciones sin estrés.

La *menopausia* es el período en que los ovarios de la mujer dejan de producir estrógeno. La pérdida de la hormona femenina aumenta la incidencia de enfermedad coronaria hasta convertirse en la principal causa de muerte en esta edad. Aumenta el colesterol malo (colesterol LDL) y disminuye el colesterol bueno (colesterol HDL). El estudio de 48,470 enfermeras demostró que el reemplazo de estrógeno redujo en 50% la incidencia de enfermedad coronaria y de mortalidad a causa de ella.

La *obesidad* aumenta el riesgo de desarrollar aterosclerosis coronaria, hipertensión arterial, los desórdenes del colesterol y los accidentes cerebrovasculares. Es importante el bajar de peso, lo que requiere hacer ejercicio regularmente, seguir una dieta baja en calorías y grasas y tener la decisión real de perder peso. La pérdida de peso baja la tensión arterial en el hipertenso obeso, baja el nivel de colesterol en el hipercolesterolémico y baja el nivel de glucosa sanguínea en el diabético.

La *hiperhomocisteinemia* (nivel elevado de homocisteína en la sangre) se ha identificado como un factor de riesgo para el desarrollo de enfermedad aterosclerótica prematura. Es una enfermedad transmitida como un rasgo autosómico recesivo que ocurre en alrededor del 20 al 30% de los enfermos coronarios. Responde al ácido fólico y a las vitaminas B_6 y B_{12}.

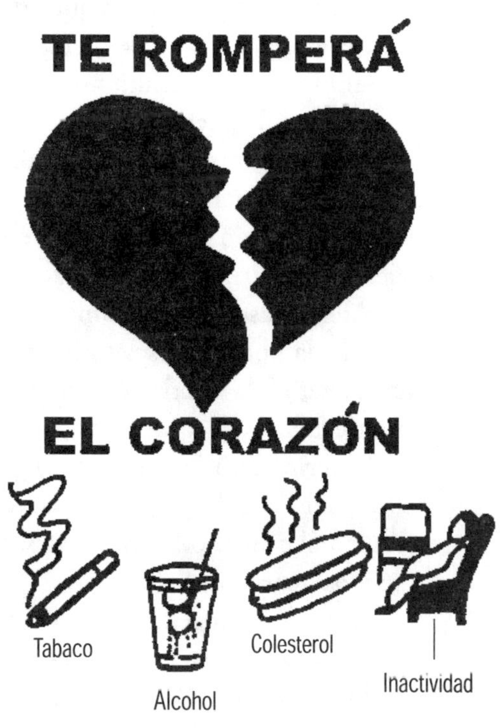

TERMINOLOGÍA EN LA ENFERMEDAD CORONARIA

El Nuevo Día
28 de febrero de 1999

La enfermedad coronaria es la causa número 1 de muerte en Puerto Rico y la causa más frecuente de hospitalización por enfermedades cardiovasculares. Prácticamente en toda familia hay alguien con esta enfermedad y es importante conocer y entender esta condición.

En el manejo del paciente con enfermedad coronaria, los pacientes y sus familiares tendrán que oír términos de cardiología, algunos de los cuales desconocen. Se incluye aquí una serie de esos términos, con su definición, para facilitar el diálogo entre el paciente y su médico.

Angina de pecho - dolor, opresión o malestar en el centro del pecho de pocos minutos de duración, que puede extenderse a los brazos o el cuello, generado por falta de aporte de sangre y oxígeno a las células del corazón por coronarias estrechas por aterosclerosis coronaria. Tiende a ocurrir con el esfuerzo y a desaparecer con el descanso.

Angioplastía - procedimiento mediante el cual se dilata una zona estrechada por arteriosclerosis en una arteria coronaria introduciendo un catéter en la arteria con un globo que se infla y, al hacerlo, elimina la estrechez.

Arteriosclerosis - enfermedad causada por el depósito de substancias, como el colesterol y el calcio, en la pared de una arteria que estrechan el calibre o luz del vaso sanguíneo reduciendo el flujo de sangre y oxígeno por dicho vaso.

By-pass - procedimiento quirúrgico que consiste en conectar la aorta con una arteria coronaria enferma, para salvar la estrechez insertando un puente creado por una vena de una pierna (safena) o una arteria del pecho (mamaria interna) para sobrepasar la obstrucción de la arteria coronaria. También se llama *puente aorto-coronario*.

Cateterismo cardíaco - técnica para introducir unos finos tubos de plástico llamados catéteres a través de la piel en el torrente circulatorio en el brazo o una pierna y avanzarlo hasta el corazón bajo control radiológico para medir las presiones e inyectar material de contraste para estudiar el movimiento del corazón.

Circulación extracorpórea - procedimiento mediante el cual la sangre que regresa al corazón se circula a una máquina fuera del cuerpo donde se oxigena y se devuelve, ya oxigenada, a las arterias para circular por el cuerpo. Permite parar transitoriamente el corazón y llevar a cabo la cirugía.

Colesterol - una molécula grasa que circula en la sangre y forma parte de células, hormonas y tejidos. Si su nivel en la sangre es elevado (hipercolesterolemia) afecta la pared de las arterias coronarias donde se deposita causando aterosclerosis coronaria. El colesterol unido a lipoproteína de baja densidad (Colesterol LDL) se deposita en las arterias y se conoce por el colesterol malo. El colesterol unido a lipoproteína de alta densidad (Colesterol HDL) constituye el colesterol bueno y no se deposita en las coronarias. El nivel normal de colesterol total es 200mg por decilitro.

Coronariografía estudio diagnóstico en el cual, mediante la introducción de un catéter flexible, se inyecta una substancia radiopaca en las coronarias y se graban en una película que permite la visualización de obstrucciones o anormalidades en las arterias coronarias

Ecocardiograma - una prueba no invasiva en la que se utiliza el ultrasonido para obtener una imagen del corazón y se analizan los ecos reflejados. Se puede estudiar el tamaño, la forma y funcionamiento del corazón. Se observan las válvulas funcionando y el músculo cardíaco contrayéndose, y permite conocer la fuerza contráctil de éste. En ocasiones se hace el estudio durante el esfuerzo (ecocardiograma de esfuerzo) o con una sonda exploratoria en el esófago (ecocardiograma transesofágico). El Doppler en ecocardiografía permite evaluar la dirección y velocidad del flujo sanguíneo por las válvulas, y puede ser observado a color.

Electrocardiograma - el dibujo obtenido al registrarse la corriente eléctrica producida por cada latido del corazón. Ayuda a reconocer varias anormalidades incluyendo infarto del miocardio, alteraciones en ritmo (arritmias) y el engrosamiento excesivo del músculo cardíaco **(hipertrofia)** causado por hipertensión.

Ergometría o Pruebas de Esfuerzo - prueba en la que se registra un electrocardiograma y la tensión arterial mientras se realiza un ejercicio físico controlado que aumenta el trabajo del corazón y la necesidad de aporte de sangre. En la presencia de enfermedad coronaria se pueden registrar cambios en el electrocardiograma durante el esfuerzo. Durante la prueba el paciente hace ejercicios pedaleando en una bicicleta estática o andando sobre una cinta sin fin (plataforma rodante).

Factores de riesgo - Circunstancias que favorecen el desarrollo de la enfermedad coronaria y aceleran su progresión si ya existe. Ejemplos: hipertensión, fumar cigarrillos, diabetes, hipercolesterolemia.

Hipertensión arterial - normalmente la sangre tiene cierta presión dentro de las arterias que es necesaria para poder llegar a los órganos del cuerpo. Para medirla se usa un esfignomanómetro y se registran 2 cifras; la presión sistólica o máxima y la más baja que es la diastólica. Niveles de 140/90 o más son altos y se conoce por hipertensión arterial. La presión sistólica se escribe sobre la diastólica.

Holter - procedimiento diagnóstico que consiste en el registro continuo de un electrocardiograma de 24 a 48 horas de duración en una grabadora portátil que se analiza para determinar la presencia de arritmias (anomalías del ritmo cardíaco) y si se produce isquemia (alteración por falta de oxígeno). La grabadora se lleva colocada en la cintura y va conectada a unos cables (electrodos) pegados en el pecho (Ver figura).

Infarto del miocardio - obstrucción de una arteria coronaria por un coágulo de sangre que se forma sobre una placa de aterosclerosis que impide el paso de la sangre. Precipita la muerte del pedazo de corazón irrigado por la arteria obstruida porque la obstrucción le impide recibir oxígeno.

Isótopos radiactivos - la inyección de un isótopo, usualmente talio o tecnecio, que tiene tendencia a fijarse en el corazón y emite una radiación débil para obtener una imagen de la circulación y sirve para estudiar la forma y contracciones del ventrículo y la circulación coronaria.

Isquemia – condición producida por disminución del suplido de oxígeno a las células del corazón por una reducción en la luz de una arteria coronaria causada por placas ateroscleróticas que obstruyen parcialmente, o por la constricción de una arteria.

Lipoproteínas – substancias que circulan en la sangre que transportan el colesterol el cual es insoluble en agua. Se clasifican como de alta, intermedia, baja y de muy baja densidad (HDL, IDL, LDL, VLDL, respectivamente, por sus siglas del inglés).

Radiografía de Tórax - imagen radiográfica de los órganos que se encuentran en el interior del pecho, primordialmente el corazón y los pulmones. Ofrece datos sobre la configuración y el tamaño del corazón.

Stent - un dispositivo expandible a modo de malla metálica colocado dentro de una arteria coronaria enferma que sostiene las paredes de la arteria permitiendo que permanezca abierta.

Trombolisis - Acto de administrar fármacos para disolver un coágulo que ha obstruido una arteria coronaria.

Trombosis coronaria - La obstrucción de una arteria coronaria por un coágulo de sangre que se forma sobre una placa de aterosclerosis. Precipita muerte del pedazo de corazón irrigado por la arteria obstruida. También llamada **infarto del miocardio** y ataque al corazón.

Unidad Coronaria – área especial del hospital que también se denomina Cuidado Intensivo donde ingresan los enfermos que requieren un control minucioso por personal médico y de enfermería especializado con equipo de monitorización (vigilancia) de las funciones cardiovasculares.

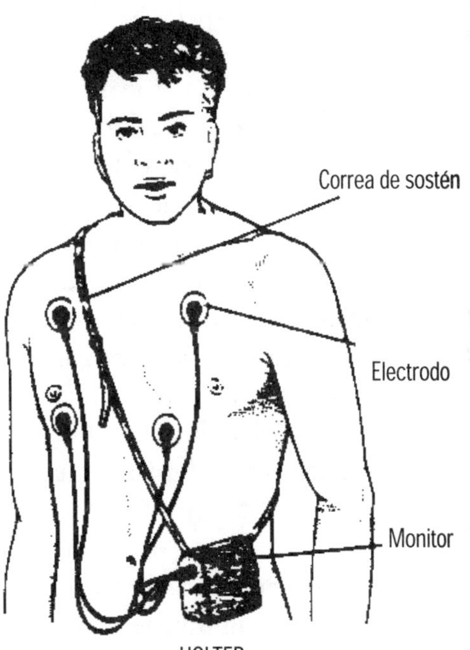

ANGIOPLASTÍA CORONARIA

El Nuevo Día
19 de abril de 1999

La causa más frecuente de muerte en nuestros hombres y mujeres es la enfermedad de las arterias coronarias. Esta enfermedad básicamente es el resultado del desarrollo de estrecheces (estenosis) en las arterias coronarias causadas por aterosclerosis (depósitos de colesterol, calcio y células) en segmentos del interior de las arterias afectadas. Al reducir la luz de las arterias se obstaculiza e impide el paso de la sangre oxigenada al músculo del corazón. Esto puede causar angina de pecho y trombosis coronaria (infarto del miocardio).

Para el tratamiento de la enfermedad coronaria, además de medicamentos, hay dos alternativas principales: la revascularización quirúrgica, *el puente aorto coronario (by-pass coronario)* y la *angioplastía transluminal percutánea coronaria*. En el año 1996 se llevaron a cabo en los Estados Unidos 598,000 cirugías de *by-pass* y 666,000 angioplastías. Ambos procedimientos fueron 2 veces más frecuentes en los hombres que en las mujeres.

El *by-pass* es el procedimiento quirúrgico que consiste en conectar la aorta con una arteria coronaria enferma para salvar la estrechez insertando un puente creado por una vena de una pierna (safena) o una arteria del pecho (mamaria interna) para sobrepasar la obstrucción de la arteria afectada. Esto requiere el uso de anestesia general, abrir el pecho y el uso de la circulación extracorpórea.

La angioplastía transluminal percutánea es otra solución mecánica no quirúrgica que se realiza sin anestesia general. La angioplastía convencional consiste en introducir un catéter largo y flexible con balón en la arteria femoral a través de un pinchazo en la ingle y llevarlo al corazón hasta las arterias coronarias guiándose por fluoroscopía, una técnica especial de Rayos X que produce imágenes en un monitor de televisión. Al llegar al sitio de la estrechez se infla el balón que comprime los depósitos de grasa y ensancha la arteria, eliminando la estrechez y facilitando la circulación de la sangre por las arterias. Se puede inflar y desinflar el globo varias veces. Esta técnica se usa cuando la obstrucción de la arteria está en un sitio accesible y localizada en un sector o en unos pocos.

Antes de realizar el *by-pass* coronario o la angioplastía es necesario hacer una caterización cardíaca y arteriografía coronaria para poder identificar las obstrucciones de las arterias coronarias inyectando un tinte líquido que es visible con Rayos X. En un 25% de los pacientes, la arteria coronaria vuelve a estrecharse alrededor de 6 meses después de la angioplastía. Este proceso se conoce por restenosis, lo cual puede requerir repetir el tratamiento de angioplastía o llevar a cabo un by-pass. De 1 al 3% de los pacientes sometidos a angioplastía requieren cirugía de *by-pass* en ese momento si falla la angioplastía.

Charles Stent (1845-1901) inventó el molde dental que demuestra que la sujeción artificial de tejidos inestables mejora su cicatrización. Bajo este principio los *stents* son mallas metálicas que se introducen en las arterias coronarias estrechas después de dilatarlas y actúan apuntalando la pared arterial. Esto evita la oclusión aguda de la arteria, normaliza su interior y reduce el riesgo de la restenosis. Hoy día se aplica el *stent* en la mayoría de las angioplastías. Se sabe que si el *stent* se implanta correctamente no existe apenas riesgo de que la sangre se coagule. Los pacientes son dados de alta entre las 24 y las 48 horas después del procedimiento. Cuando se implanta en centros con mucha experiencia se permite un tratamiento seguro y eficaz, y se ha demostrado que reduce el riesgo de que se reproduzca la enfermedad en la zona tratada.

Tanto la cirugía de puente aorto-coronario como la angioplastía y el uso de los *stents* no curan la aterosclerosis coronaria sino que atiende el aspecto mecánico de la obstrucción. Los resultados de estos procedimientos dependen del sexo, edad, la presencia o ausencia de enfermedades concurrentes como la diabetes, y de la severidad, localización y extensión de las lesiones obstructivas de las coronarias. La decisión sobre el tratamiento debe individualizarse. Las ventajas y **desventajas** de cada uno de estos dos procedimientos deben ser aclarados y explicados en detalle al paciente por el cardiólogo de cabecera.

Además del aumento de flujo de sangre se utilizan medicamentos para controlar las molestias o síntomas del paciente. Es muy importante el tratar de controlar la evolución y el progreso de la enfermedad aterosclerótica para poder aumentar la supervivencia del paciente, lo que requiere cambios en los hábitos de vida y el controlar los factores de riesgo.

Pacientes sometidos a angioplastías o *by-pass* coronario deben llevar una dieta adecuada con reducción en el consumo de grasas saturadas, mantener el control del nivel de colesterol (colesterol LDL, menor de 100 mg-dl), controlar otras condiciones como son la hipertensión arterial (nivel inferior a 140/90 mmHg), y la diabetes, y evitar los hábitos nocivos como es el fumar. A menos que esté contraindicado, los pacientes se deben estimular a participar en alguna actividad física regular de 30 a 45 minutos de duración diariamente.

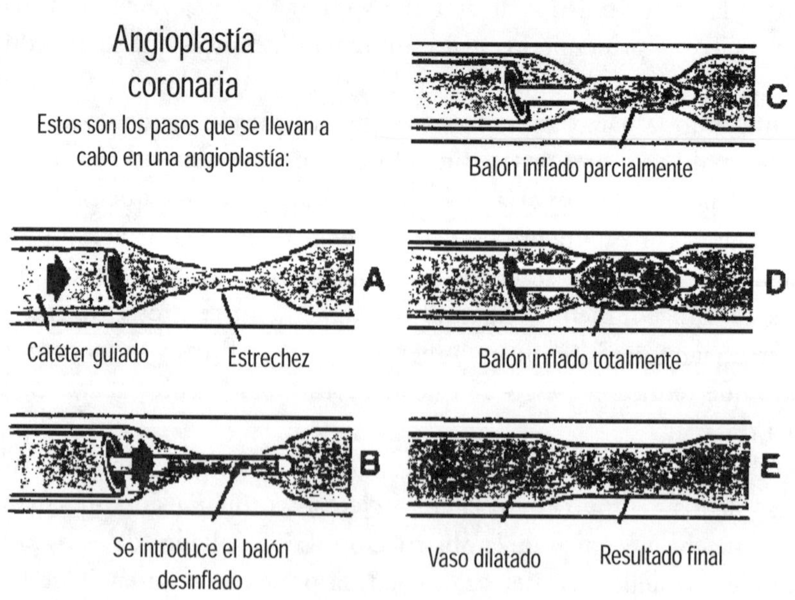

ELECTROFISIOLOGÍA CARDIOVASCULAR

El Nuevo Día
28 de junio de 1998

A pesar de los avances de la medicina, la enfermedad cardiovascular continúa siendo la causa de muerte número uno en Puerto Rico y en el mundo occidental.

El caudal de conocimientos adquirido en las últimas décadas para combatir esta enfermedad, ha requerido el que se hagan secciones para profundizar en diferentes problemas dentro de la disciplina de cardiología moderna. Esto ha permitido que algunos cardiólogos concentren sus esfuerzos en áreas específicas dentro del vasto campo de las enfermedades cardiovasculares. De ahí el concepto de las subespecialidades dentro de la cardiología. Este conocimiento nos enseña que el corazón contiene 4 cavidades; 2 altas, llamadas aurículas y 2 inferiores, los ventrículos. La contracción secuencial de las cámaras derechas e izquierdas es responsable de los latidos del corazón para la expulsión de la sangre. Esto requiere que las cámaras reciban un estímulo eléctrico en la secuencia apropiada. El estímulo eléctrico del latido normal se origina en el nodo sinotrial, un grupo de células especializadas en la pared de la aurícula derecha. Normalmente el impulso eléctrico pasa del nodo sinoatrial a las paredes de las aurículas causando su contracción y de ahí al nodo atrio ventricular (localizado entre las aurículas y los ventrículos), al Haz de His, y de éste a las ramas nerviosas derecha e izquierda de los ventrículos, provocando su contracción. El sistema nervioso acelera o desacelera el ritmo de los latidos estimulando el nodo sinusal. Desórdenes de la frecuencia o regularidad del ritmo se conocen por *arritmias cardíacas*. La base de estas arritmias radica en disturbios en la conducción eléctrica en el corazón.

Una de las subespecialidades, dentro de la cardiología moderna, es la Electrofisiología Cardiovascular. Esta rama de la cardiología concentra su esfuerzo en atender los problemas cardiovasculares que están relacionados con problemas "eléctricos" del corazón y los vasos sanguíneos. La investigación científica en este campo ha demostrado que la actividad del corazón está íntimamente ligada a la actividad eléctrica del sistema nervioso central ya sea en salud o en enfermedad.

La Electrofisiología Cardiovascular se enfoca hacia cinco subgrupos de pacientes cardiovasculares, a saber:

1) Sobrevivientes de muerte súbita cardíaca y la prevención de ésta.
2) Personas con pérdida de conocimiento de causa desconocida.
3) Personas con desórdenes eléctricos de conducción en el corazón
4) Personas con arritmias ventriculares (de la parte de "abajo" del corazón)
5) Personas con arritmias supraventriculares (de la parte de "arriba") del corazón.

Muchas son las herramientas disponibles para el subespecialista en esta área, para el diagnóstico y tratamiento de estas condiciones. Quizás la más importante que se debe mencionar es el estudio electrofisiológico invasivo (mejor conocido como EPS por sus siglas en inglés). Durante este procedimiento el paciente es llevado a una Sala de Cateterismo en donde es preparado en forma estéril. Con la ayuda de sedantes y anestésicos locales, se colocan catéteres eléctricos a través de un pinchazo en la ingle y en el cuello, y se llevan hasta el corazón. Estos se enchufan a una computadora que permite crear un mapa eléctrico del interior del corazón. El electrodo registra los impulsos eléctricos en diferentes regiones del corazón y mide cómo el corazón conduce impulsos de un área a otra.

El electrodo además puede llevar un estímulo eléctrico pequeño que puede precipitar un episodio del ritmo cardíaco que causó síntomas. Este estudio y su observación permite determinar la causa de la arritmia para poder tratarla. Se le puede administrar un medicamento al paciente para saber si es efectivo o no. El corazón es estimulado eléctricamente en unas cadencias preestablecidas en base o bajo manipulación farmacológica (luego de administrar medicinas) del sistema eléctrico del corazón. Esto le permite al subespecialista el conocer la integridad del sistema cardíaco eléctrico de ese paciente. No sólo permite clarificar el sitio de origen sino el tipo de la arritmia cardíaca envuelta (ver ilustración). Se pueden inducir los disturbios eléctricos (arritmias) previamente identificados. Esta información permite establecer con objetividad la eficacia del tratamiento a ser escogido para ese paciente.

En los últimos años han ocurrido dos avances muy notables en el campo de la Electrofisiología Cardiovascular. El primero consiste en poder destruir circuitos anormales que causan arritmias cardíacas sin la necesidad de cirugía de corazón abierto. Esto se hace con un procedimiento a control remoto con radiofrecuencia que se llama Ablación por Catéter. Esto ha revolucionado la terapia de muchas arritmias cardíacas, que antes sólo podían ser controladas con el uso de medicinas; y ahora son "curadas" al eliminar el disturbio eléctrico que la generaba. El estudio electrofisiológico indica dónde hacer la ablación.

El segundo adelanto es el desarrollo de dispositivos implantables que sirven para proteger a pacientes en riesgo de muerte súbita cardíaca. Se sabe que la ocurrencia de la muerte súbita inesperada se debe en la mayoría de los casos, a desórdenes del ritmo, principalmente taquicardias ventriculares. Estos dispositivos son desfibriladores automáticos que detectan el comienzo de una arritmia y reaccionan emitiendo una descarga eléctrica al corazón. Llevan a cabo varias funciones como marcapasos para controlar pulsos lentos del corazón; marcapasos para controlar pulsos rápidos del corazón; aplicación de shocks eléctricos para controlar ritmos potencialmente mortales de fibrilación ventricular (defibrilación); y además, pueden romper ritmos organizados de la arritmia conocida como taquicardia ventricular (cardio-

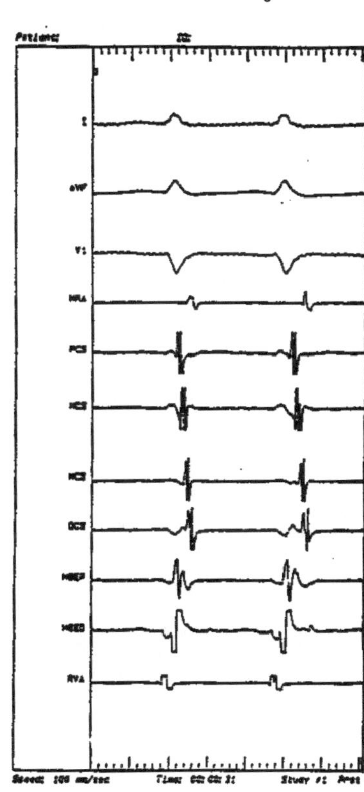

Estudio Electrofisiológico

Mapa creado en un EPS en paciente con taquicardia. Muestra una arritmia supraventricular

versión). Todo candidato a implantación de un desfibrilador automático requiere un estudio electrofisiológico previo.

A pesar de los adelantos extraordinarios ocurridos en el diagnóstico y tratamiento de las arritmias cardíacas, falta mucho por aprender en este excitante campo de la medicina. El logro de la meta de disminuir o erradicar las muertes o incapacidad por las enfermedades cardiovasculares eléctricas del corazón dependerá en gran parte de la investigación científica y de los programas académicos para los médicos. **El futuro es sin duda retante; la labor por realizar es extensa...**

TRASPLANTE CARDÍACO

El Nuevo Día
12 de julio de 1998

A pesar de los extraordinarios adelantos médicos que salvan o prolongan la vida de pacientes con enfermedad cardíaca todavía la insuficiencia cardíaca es la causa número 1 de muerte, debido a la incapacidad del corazón en fallo cardíaco para bombear suficiente sangre para llevar oxígeno y nutrientes a los tejidos del cuerpo.

La insuficiencia cardíaca se categoriza de grado I a IV siendo los grado I pacientes sin síntomas y grado IV los que tienen síntomas como la hinchazón y la falta de aire aun en el descanso en cama. La mortalidad de los enfermos grado IV es más alta que en la mayoría de los distintos tipos de cáncer, ya que menos del 50% sobreviven un año. Los pacientes que están dentro de este grupo son los candidatos para el trasplante cardíaco.

La preocupación de la ciencia médica por el trasplante cardíaco tiene ya casi un siglo. Su desarrollo ha sido el producto de la investigación de muchos años con un cúmulo de aportaciones científicas que han causado el desarrollo de nueva tecnología, adelantos en la inmunología y en la farmacoterapia. Es la suma de todas estas contribuciones lo que ha permitido que el día 27 de junio de 1999 se llevara a cabo el primer trasplante de corazón, en humanos, en Puerto Rico, noticia de gran alegría para muchos puertorriqueños.

Antecedentes históricos

En 1905 el Dr. Alex Carrel hizo el primer trasplante del corazón de un perro a los vasos sanguíneos del cuello de otro perro que se mantuvo latiendo por 2 horas. Carrel diseñó técnicas quirúrgicas innovadoras para unir vasos sanguíneos (anastomosis) y produjo múltiples trabajos experimentales en trasplantes de órganos que le valieron el premio Nóbel en 1912. Después, el interés por el trasplante permaneció dormido por 20 años.

En 1933 el Dr. Frank Mann modificó la técnica para trasplante en perros para una sobrevivencia de hasta 4 días. Diseñó el remover el aire del corazón trasplantado, para evitar embolia de aire, y cómo evitar la trombosis (coagulación de la sangre) con el uso de la heparina. Reconoció que la falla del corazón trasplantado se debía a un factor biológico que hoy día reconocemos como rechazo.

En 1944 Medawar desarrolla el concepto del rechazo en trasplantes de piel, en el conejo, y acuñó el término.

En 1954 el Dr. Gibbons desarrolla la máquina de circulación extracorpórea mediante la cual la sangre, que normalmente regresa al lado derecho del corazón para ser expulsada por éste al pulmón para ser oxigenada, se pasa, mediante unos tubos, a una bomba de circulación extracorpórea donde se oxigena y se expulsa a las arterias del cuerpo. Esto permite operar el corazón por varias horas. Sin circulación extracorpórea no puede haber trasplante.

Es interesante recordar que, ya para esa época, en el laboratorio de cirugía experimental de la Escuela de Medicina de la Universidad de Puerto Rico, creado por el Dr. Francisco Raffucci, se trabajaba en el trasplante cardíaco y de hígado. En los años de 1955 a 1957 los doctores Gumersindo Blanco, Alberto Adams y David Rodríguez Pérez, cirujanos cardiovasculares, hicieron trasplantes de corazón y pulmón en perros que sobrevivieron 4 1/2 horas (el período más largo informado), y fue publicado en *Archives of Surgery* en 1958.

En el año 1960 ya el Dr. Norman Shumway y el Dr. Lower, en la Universidad de Stanford, habían desarrollado la técnica quirúrgica de implantar el corazón de un perro en el tórax en sustitución del corazón de otro perro usando circulación extracorpórea más hipotermia para preservar el corazón del donante. Los animales sobrevivieron de 6 a 21 días y fallecieron de rechazo. Esta es, prácticamente, la técnica que se usa hoy día para el trasplante humano y el Dr. Shumway no la usó entonces en humanos porque sabía que el problema de rechazo no había sido superado.

El Dr. Christian Barnard visitó a un discípulo de Shumway en Virginia y aprendió ahí la técnica de los trasplantes cardíacos en perros. Al regresar a su país, Sudáfrica, el 3 de diciembre de 1967, realizó el primer trasplante humano, en el Hospital Groote Schuur, en el paciente Louis Waskansky, de 54 años de edad, quien falleció 14 días más tarde de una complicación infecciosa pulmonar. El doctor Barnard se convirtió en una figura internacional visitando y dictando charlas en muchos países del mundo, incluyendo a Puerto Rico en 1968. Desafortunadamente, él hizo la operación sin estar resuelto el problema del rechazo. En 1968 hubo 102 trasplantes de corazón en el mundo, pero sobrevino la decepción y el desuso, ya que sólo un 15% de los operados de 1967 a 1971 sobrevivieron sólo 1 año debido al rechazo. Sólo pocos centros, como la Universidad de Stanford, continuaron estudiando el problema experimentalmente.

En 1977 se desarrollaron las técnicas para preparar, preservar y transportar corazones de donantes a grandes distancias.

En 1982 se desarrolló la técnica de obtener una biopsia del músculo del corazón usando un catéter que se introduce por la vena yugular hasta el ventrículo derecho donde se obtiene tejido para examen microscópico y evaluación del rechazo de tejido.

Es en diciembre de 1980 cuando se comienza el uso de la ciclosporina (agente inmunosupresor) en el programa de Standford para combatir el rechazo, lo cual convierte al trasplante cardíaco de una técnica considerada hasta entonces como experimental en una actividad terapéutica aceptada al obtenerse una sobrevivencia de 80% al año. Según el registro ISHLT (International Society of Heart and Lung Transplantation) se habían efectuado en el mundo hasta diciembre de 1996 unas 40,000 operaciones de trasplante del corazón y 2,100 de corazón y ambos pulmones. La tabla 1 demuestra la secuencia de eventos ocurridos para llegar al nivel en el cual se encuentra hoy el trasplante cardíaco.

Organización del programa de trasplante

Existen, a nivel nacional, unas normas para llevar a cabo trasplantes que garantizan la presencia de la competencia profesional y la infraestructura necesaria para llevar a cabo un programa de trasplantes.

Esto requiere un esfuerzo multidisciplinario con una capacidad para estar disponibles las 24 horas del día todos los días del año.

En Puerto Rico el primer trasplante cardíaco se llevó a cabo en el Centro Cardiovascular de Puerto Rico y del Caribe (CCPRC), Centro que está funcionando desde agosto de 1992. Este Centro es una corporación pública autónoma que trabaja muy estrechamente con la Escuela de Medicina de la Universidad de Puerto Rico. Aunque la operación del Centro es independiente de la Escuela de Medicina, la facultad de ésta contribuye en la prestación de servicios y consulta en todas las disciplinas médicas en el Centro junto a cardiólogos de la comunidad.

La planificación del programa de trasplante cardíaco en el CCPRC comenzó desde 1996 bajo el impulso del Dr. Iván González-Cancel, Jefe del Departamento de Cirugía del Centro. Desde que regresó a Puerto Rico, en 1993, ha invertido un gran esfuerzo en tratar de desarrollar el programa de trasplantes cardiovasculares. El mayor obstáculo era económico, especialmente cómo subsidiar las medicinas postransplantes que pueden costar alrededor de $1,200 a $1,500 mensuales. El doctor González-Cancel es egresado de la Escuela de Medicina de la Universidad de Puerto Rico, con entrenamiento en cirugía en el Hospital Universitario, en cirugía cardiovascular en la Universidad de Alberta, en Canadá, y en trasplante cardíaco en la Universidad de Pittsburgh, uno de los centros más famosos en el mundo en esta área. Un comité institucional trabajó intensamente por alrededor de 1 año en la planificación. Junto a él estuvo el Dr. Héctor Banchs Pieretti, cardiólogo de adultos, que se entrenó en Medicina Interna y en Cardiología de Adultos en la Escuela de Medicina de la UPR en el Hospital Universitario. Es Catedrático Asociado de la Escuela y cardiólogo intervencional en el Centro. Obtuvo una experiencia en trasplantes en Pittsburg.

Para que una institución sea elegible al reconocimiento del programa, además de los diferentes cardiólogos (cirujanos cardiovasculares, cardiólogos de adultos y niños), la institución tiene que tener la colaboración de profesionales de radiología, enfermedades infecciosas, medicina pulmonar, patología, inmunología, anestesiología, medicina física y rehabilitación. Gran parte de estos recursos son provistos por la facultad de la Escuela de Medicina de la UPR. El personal de enfermería tiene que ser adiestrado. En el CCPRC participan las señoras Velda González, Elvia Padilla y Valeria Castaldo, entrenadas en Pittsburg, Tampa y Gainesville. Además, se requiere el esfuerzo del laboratorio, dietas, trabajo social, finanzas, farmacia y el respaldo de la Administración, entre otros. Este es un esfuerzo multidisciplinario y multiinstitucional (CCPRC y la Escuela de Medicina de la UPR).

El 23 de enero de 1998 el Dr. Germán Malaret, Director Médico del CCPRC, sometió a UNOS (United Network for Organ Sharing) la solicitud para establecer un centro de trasplante cardíaco en el Centro. UNOS es la organización, a nivel de los Estados Unidos, que regula y determina los programas que cualifican para el trasplante cardíaco. En noviembre de 1998 UNOS extendió su acreditación al programa de trasplantes, lo cual se anunció al país en diciembre de 1998. Se estimó que se podría comenzar el programa a fines de abril de 1999, para lo cual se trabajó intensamente, incluyendo la búsqueda del donante para el primer caso.

La colaboración profesional

Durante el proceso de efectuar el primer trasplante participó un equipo médico multidisciplinario. Bajo el liderato del Dr. González-Cancel, los doctores Rolando Colón, Cid Quintana, cirujanos cardiovasculares, llevaron a cabo la remoción del corazón del donante y se unieron al Dr. González-Cancel en la implantación. Junto al Dr. Banch estuvo el Dr. Héctor Delgado-Osorio, quien llevó a cabo la ecocardiografía transesofágica durante la operación. La anestesia fue ofrecida por el Dr. Francisco Guerrero. El seguimiento para prevención, control y tratamiento del rechazo, que ocurre tras la operación, estuvo a cargo del Dr. Banch y del Dr. José A. Castillo-Lugo quien tuvo entrenamiento en esta área en Dallas, Texas. Satisface saber que los doctores González-Cancel, Rolando Colón, Cid Quintana, Héctor Delgado-Osorio, Francisco Guerrero y José A. Castillo son egresados de la Escuela de Medicina de la UPR, y el Dr. Banch del Programa de Cardiología de la Escuela. Es el esfuerzo coordinado de un grupo interdisciplinario el que permite hacer este tipo de cirugía.

Los candidatos a trasplante

Hay unos criterios para ser elegible para recibir un trasplante cardíaco. Lo más importante es un paciente con insuficiencia cardíaca en los grados más avanzados de ésta, es decir, grado III o IV, a pesar de recibir terapia médica óptima, si no responde a ella. Debe ocurrir en un paciente que no tiene otras condiciones médicas que limitarían su vida o causarían complicaciones. Usualmente se escogen pacientes hasta de 55 años de edad La tabla II resume los criterios de elegibilidad para el trasplante. En la tabla III se resumen las contraindicaciones para el trasplante a pesar de existir la insuficiencia cardíaca.

El donante

El corazón a ser trasplantado debe provenir de un paciente que tiene muerte cerebral. Usualmente ocurre esto en personas que han sufrido un accidente en las que el cerebro, en una forma irreversible, no lleva a cabo sus funciones clínicas, pero el corazón continúa latiendo, sostenido por medidas de resucitación artificial. Antes de proceder a obtener el corazón, tiene que haber habido una confirmación, fuera de dudas, de la presencia de la muerte cerebral. El manejo efectivo del donante conlleva un esfuerzo multidisciplinario que envuelve, además, al personal de la agencia de recuperación de órganos (Organ Procurement Organization – OPO), que en Puerto Rico es LifeLink

Un factor importante es el peso corporal del paciente donante que no debe ser menor del 80% del recipiente para que el tamaño del corazón sea adecuado. Se exige compatibilidad en los grupos ABO de la sangre. Hay estudios adicionales, como la determinación del HLA y de anticuerpos reactivos preformados, que se toman en consideración.

Los requisitos fundamentales del donante se enumeran en la tabla IV.

El rechazo

Al ocurrir el trasplante, el corazón trasplantado provoca en todos los casos una reacción de rechazo generada por los mecanismos inmunológicos del recipiente que reconoce la presencia de un corazón extraño. Esto provoca cambios celulares en el corazón trasplantado cuya severidad y extensión se evalúa con biopsias repetidas endomiocárdicas (en la parte de adentro del corazón) para guiar la terapia del rechazo. Existe una gradación de los cambios endomiocárdicos del rechazo establecido por la Sociedad Internacional para Trasplante Cardíaco y del Pulmón que fluctúa desde 0 hasta 4, de acuerdo con los hallazgos histológicos en la biopsia. Es importante atender al rechazo, pues, de no hacerse, este fenómeno provoca la muerte del paciente.

El rechazo se trata mediante el uso de medicinas inmunosupresoras. Éstas son de 3 categorías: antimetabólitos, antiproliferativas y anticuerpos, cuyos mecanismos de acción son diferentes y se complementan entre sí. El rechazo se trata mediante la administración de 3 medicamentos principales, los cuales se ofrecen simultáneamente, la ciclosporina, el micofenolato de mofetil y la corticoesteroides.

Cuando en el rechazo ocurren episodios agudos, recaídas o complicaciones, el especialista en trasplantes puede utilizar otros medicamentos, como anticuerpos antilinfocíticos, ya sean mono o policlonales, otras medicinas, como azatioprine, metotrexate, y otros. El paciente debe tomar estos medicamentos de por vida para sobrevivir.

La donación de órganos

Para que un programa de trasplante cardíaco pueda producir un volumen significativo de pacientes favorecidos por este tratamiento es necesario que exista un programa efectivo de donación de órganos y una comunidad cristiana altamente motivada para donar sus órganos.

El proceso de donación y trasplante de órganos está estrictamente reglamentado por leyes federales y locales. LifeLink de Puerto Rico es la organización, sin fines de lucro, certificada por el Gobierno federal, con el endoso del Departamento de Salud y de la Junta de Disposición de Cuerpos, Órganos y Tejidos Humanos de Puerto Rico (creada por la Ley Núm. 11 del 15 de abril de 1974, Ley de Donaciones Anatómicas), para la recuperación de órganos en la isla.

La ley 153 del 20 de agosto de 1996 dispone "para establecer la obligación del Departamento de Transportación y Obras Públicas y la Junta de Disposición de Cuerpos, Órganos y Tejidos Humanos de implantar un programa estimulando y permitiendo a las personas mayores de dieciocho (18) años de edad a hacer donación anatómicas voluntariamente en caso de muerte como parte del procedimiento de expedición y renovación de licencia de conducir vehículos de motor y asignar fondos". Dispone además que "se aumenta en un dólar los derechos a pagar por concepto de expedición y renovación de licencia de conducir a fin de implantar lo dispuesto en esta Ley". Existe un mecanismo con el que se puede crear una campaña constante, educativa y de orientación a la ciudadanía, sobre la donación de órganos, y la situación amerita acción.

La mejor forma de expresar un deseo de ser un donante es completar la tarjeta de donación y llevarla en la cartera. Se debe compartir la decisión con la familia. Es importante saber que el cuerpo no se desfigura o se mutila como resultado de la donación, y que los familiares del donante no incurren en gastos adicionales. El personal de LifeLink orienta y asiste a los posibles donantes y familiares. Las personas interesadas en obtener más información sobre donación deben llamar a Life Link a los teléfonos 277-0900 y 1 800-558-0977. La donación de órganos es un regalo muy especial de personas generosas preocupadas por los necesitados. Una forma de hacer que la vida trascienda consiste en tomar la decisión de donar.

Tabla I

Evolución histórica del trasplante

1905	-	Carrel	-	Anastomosis vascular
1933	-	Mann	-	Remoción de aire
				Uso anticoagulantes
1944	-	Medawar	-	Concepto de rechazo
1954	-	Gibbons	-	Circulación
				extracorpórea
1960	-	Shumway	-	Técnica del trasplante
1967	-	Barnard	-	Trasplante en humanos
1977	-	Preservación de órganos		
1980	-	Uso de ciclosporina		
1982	-	Biopsia endomiocárdica		

Tabla II
Criterios de elegibilidad

- Fallo cardíaco no responde
- Angina inestable intratable
- Arritmias refractarias
- Fallo grado III – IV en terapia
- Edad < 55 años
- Ausencia enfermedad hepática
- Ausencia enfermedad sistémica
- Ausencia de infección
- Ausencia hipertensión pulmonar
- No hepatitis B o HIV
- Ausencia enfermedad pulmonar
- Ausencia enfermedad renal

Tabla III
Contraindicaciones al trasplante

- Infección o úlcera activa
- Diabetes mellitus severa
- Función pulmonar limitada
- Disfunción renal o hepática
- Presión pulmonar > 60 mmHg
- Gradiente pulmonar > 15 mmHg
- Inhabilidad a compromiso consecuente
- No entender el tratamiento
- Inestabilidad psiquiátrica
- Abuso de alcohol o drogas

Tabla IV
Requisitos de donantes

- Ausencia infección
- Hepatitis B y C
- HIV
- Edad < 50 años
- No diabetes en insulina
- Corazón normal
- Ecocardiograma
- Ausencia malignidad

Venas Varicosas

El Nuevo Día
19 de julio de 1999

Se denominan várices las dilataciones de las venas. Las venas son los vasos sanguíneos que regresan la sangre de los tejidos del cuerpo hacia el corazón. Generalmente cuando se habla de venas varicosas se alude a las venas en las extremidades inferiores, aunque las várices pueden ocurrir en venas en diferentes partes del cuerpo. Cuando estas dilataciones ocurren en las venas hemorroidales se llaman hemorroides.

Las arterias conducen la sangre con oxígeno y nutrientes desde el corazón a todas partes del cuerpo incluyendo las extremidades inferiores. Las venas de las piernas, a su vez, llevan la sangre de las extremidades inferiores hacia el corazón para que ésta pueda reoxigenarse. Este flujo de sangre tiene que ocurrir en contra de la fuerza de la gravedad. Para poder hacerlo hay una serie de válvulas en las venas que garantizan que la sangre en las venas circule sólo en dirección al corazón.

En las piernas hay tres tipos diferentes de venas, todas con válvulas que son capaces de interrumpir la columna de sangre. Unas venas son las *profundas* que están situadas en los músculos de la pierna y llevan la sangre hacia el tronco del cuerpo. Otras son las *superficiales* que están situadas bajo la piel y llevan la sangre de la piel hacia las venas profundas. Las terceras son las *perforantes* cuyas válvulas evitan que la sangre pase de las venas profundas a las superficiales. La vena principal superficial es la safena interna o mayor que se origina en la red venosa del pie y asciende por la cara interna de la pierna, de la rodilla y del muslo para acabar en la vena femoral en la ingle. La otra vena superficial es la safena externa o menor que también viene de la red venosa del pie y recorre la cara posterior de la pierna y termina en la vena poplitea en el hueso detrás de la rodilla.

Las venas profundas de las extremidades inferiores terminan en la vena poplitea y en la vena femoral.

Hay venas comunicantes entre las superficiales y las profundas, y normalmente la sangre fluye de las primeras a las segundas. Si las válvulas fallan, la sangre se estanca en las venas superficiales, provocando que se estiren, se tornen tortuosas, se dilaten y levanten la piel. Como las safenas externas e internas son muy superficiales, la dilatación de éstas son fácilmente detectables y se llaman venas varicosas. Éstas se muestran como cordoncillos tortuosos, fácilmente reducibles al presionar con el dedo y usualmente indoloros y azulados. Cuando la vena afectada es la safena interna las tumefacciones se localizan en la cara interna de la pierna, la rodilla y el muslo. Si es la safena externa los cordoncillos aparecen en la cara de atrás de la pierna.

Factores que facilitan el desarrollo de venas varicosas son la obesidad, la hipertensión arterial, el embarazo y el uso de medias con ligas. La vejez es una condición agravante y favorece la aparición de las venas varicosas. Se estima que hay una predisposición hereditaria. El pasar mucho tiempo de pie aunque no causa las várices, las empeora si ya están presentes.

Al principio las venas varicosas se constituyen en un problema principalmente estético especialmente para las damas. Finalmente, si se agravan, se convierten en un problema clínico por el que el paciente comienza por experimentar una sensación de peso y hormigueo, que mejora con el descanso de las piernas, que luego puede desarrollar, debido a la estasis venosa, pigmentación y alteración de la piel, úlceras, hemorragias pequeñas por rotura de las venas así como inflamación de la vena varicosa conocida por flebitis.

Las tres complicaciones más severas de las venas varicosas son la tromboflebitis, la rotura de un nódulo varicoso y la úlcera varicosa. Estas complicaciones aunque usualmente no ponen en peligro la vida del paciente, pueden exigirle el descanso en cama por períodos de tiempo que a veces son prolongados.

La tromboflebitis varicosa produce enrojecimiento y calor de la piel a lo largo de la vena varicosa y se puede tocar la vena como un cordón rígido que puede ser doloroso a la palpación. El paciente acusa dolor y puede tener fiebre.

Un traumatismo leve puede causar la rotura de una dilatación varicosa con una hemorragia subcutánea conocida por hematoma.

La úlcera varicosa tiende a ocurrir en el tercio inferior de la pierna. Estas úlceras pueden requerir, además de reposo, el uso de sustancias cicatrizantes asociadas a pomadas y antibióticos para prevenir y controlar infecciones. Casos que no cicatrizan pueden requerir trasplantes de piel.

Cuando el paciente sólo tiene dilataciones varicosas limitadas éstas pueden tratarse y se puede prevenir su extensión con el uso de medias elásticas. Cuando las venas varicosas son visibles y no son limitadas, pero son de pequeñas dimensiones, y con válvulas funcionando bien, el problema puede ser resuelto inyectando en las varices una sustancia irritante (escleroterapia) que causa una flebitis química y causa el cierre de la vena inyectada. Algunos médicos sugieren que el paciente debe usar medias elásticas en el período inmediato después de la inyección, otros no lo hacen.

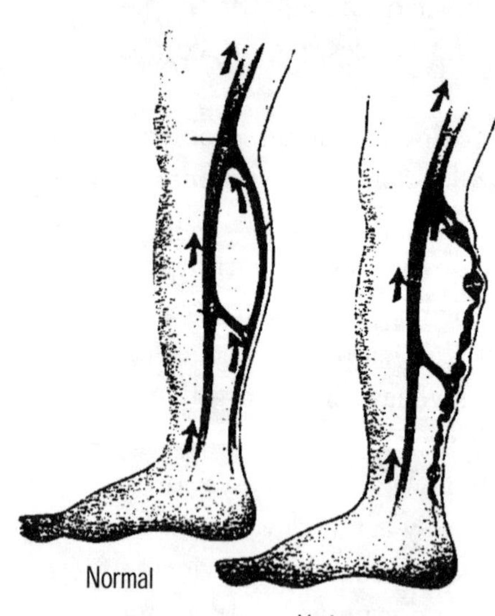

Cuando existen cambios marcados en la vena superficial y las válvulas de las venas son defectuosas, el único tratamiento es el quirúrgico. Éste consiste en la extracción de la safena que se hace en una forma muy ingeniosa. La evaluación de las venas varicosas y la decisión del tratamiento más adecuado en cada paciente debe estar a cargo de un especialista (cirujano periferovascular) que sabrá valorar las condiciones de la circulación venosa superficial y profunda y, a la luz de esto, decidir el tratamiento.

En algunos casos de venas varicosas bien pequeñas se usa el rayo Laser, pero su uso no está generalizado.

MANEJAR BIEN LA HIPERTENSIÓN ARTERIAL

El Nuevo Día
25 de octubre de 1999

Cuando se coteja la tensión arterial (TA) se registran 2 valores. El más alto ocurre cuando el corazón se contrae, conocido por sístole, y el más bajo ocurre cuando el corazón se dilata entre sus latidos, conocido por diástole. La TA se escribe como la presión sistólica seguida por la presión diastólica expresados en milímetros de mercurio (mmHg). Un ejemplo es la TA óptima: 120/80 mmHg.

La hipertensión arterial (H.A.) por lo general es asintomática y su presencia aumenta el riesgo de desarrollar un ataque al corazón (enfermedad coronaria), derrame cerebral, fallo cardíaco y daño al riñón. Sin tratamiento, el 70% de los hipertensos morirán de enfermedad coronaria, el 15% de derrame cerebral y el 10% de fallo renal. Afortunadamente, debido a múltiples fármacos y a la educación de los médicos y del público sobre HA, en los últimos 20 años la mortalidad por enfermedad coronaria y derrame cerebral ha disminuido considerablemente. A pesar de esto, en los Estados Unidos hay 50 millones de habitantes con HA. De éstos, sólo el 75% lo saben. De los que lo saben sólo el 75% está en tratamiento. De los tratados sólo el 50% están controlados, es decir sólo una de cada 4 personas con hipertensión tiene la enfermedad controlada a niveles normales. No sabemos cómo es en Puerto Rico, pero no hay razón para presumir que sea mejor que esto. Esta es una situación de salud alarmante que requiere primacía en su atención.

Todo adulto debe conocer su TA, y, si está elevada, debe buscar tratamiento médico (Ver tabla). Todo médico que atiende pacientes con HA debe asegurarse de que los medicamentos sean efectivos y de que el paciente se mantenga en una presión de 120/80 mmHg. No es sólo recetar los hipotensores, es asegurarse de que se obtiene el efecto de éstos para que la presión esté normal. No es bajar la presión a un paciente con 180/110 mmHg a 150/96 mmHg; es bajársela a 120/80 mmHg o, por lo menos, hasta 140/90.

La HA, en un 95% de las veces, es la llamada hipertensión esencial. Esto significa que su causa se desconoce, que no se debe a la presencia de otra condición que eleva la presión. Prescindiendo del hecho de desconocer su causa, lo que hace daño es la presión elevada, y el bajar la presión a niveles normales evita los daños o problemas que la hipertensión genera. En un 5% de las veces, la presión elevada es de tipo secundario, debida a otras condiciones como ser de origen endocrino, tumoral, renal etc. En estos casos, el médico ordena pruebas especiales para establercer el diagnóstico y tratar la condición presente.

En los pacientes con HA su riesgo de enfermedad cardiovascular no se determina sólo por el nivel de elevación de la HA (mientras más alta la presión más alto el riesgo) sino que se considera la presencia de otras enfermedades, como la diabetes, el colesterol sanguíneo elevado, historial familiar de enfermedades cardiovasculares, el tabaquismo o la enfermedad coronaria.

Para manejar adecuadamente la HA y prevenir su empeoramiento hay ciertas medidas no farmacológicas que deben ser seguidas por todas las personas. Se deben evitar los alimentos salados y reducir el consumo de sal a no más de 6 gramos de cloruro de sodio al día. Una buena decisión es eliminar los saleros en todas las casas. Esto es conveniente tanto para el hipertenso como para las personas con la presión arterial normal. Es importante evitar el sobrepeso. Personas con sobrepeso y con HA deben reducir su peso corporal, ya que se ha demostrado que la reducción en peso reduce la TA. El reducir peso, además, facilita el efecto hipotensor de las medicinas antihipertensivas.

El consumo de 2 tragos de alcohol al día no tiene efectos adversos para la tensión arterial y tiene un efecto protector para la enfermedad coronaria. Sin embargo, el ingerir 3 ó más copas de bebida alcohólica al día está asociado con un aumento de la TA lo cual agrava la enfermedad. Los hipertensos deben abstenerse del consumo de alcohol.

El sedentarismo agrava la HA, mientras que la actividad física tiene un efecto positivo sobre ella. Toda persona, a menos que haya contraindicaciones, sea hipertenso o no, debe hacer de 30 a 45 minutos de ejercicio todos los días. Se favorece el caminar o nadar sobre el correr o trotar. Ejercicios isométricos como el levantamiento de pesas deben evitarse. Hipertensos con problemas cardíacos u otras condiciones de salud deben consultar su médico antes de comenzar ejercicios.

El fumar cigarrillos es un factor de riesgo conocido para la enfermedad coronaria y el cáncer del pulmón. La TA sube después de fumar cada cigarrillo. Se debe aconsejar al hipertenso a descontinuar el tabaquismo.

Hoy día existe una diversidad de medicamentos para bajar la presión arterial. Al comenzar su uso se toma en consideración la severidad de la hipertensión, la presencia o ausencia de daño a órganos que se afectan con la hipertensión y la presencia de otros factores de riesgo y otras enfermedades.

La prescripción de un fármaco antihipertensivo la efectúa el médico orientado por las Normas de Clasificación, Diagnóstico y Tratamiento promulgadas por el Joint National Committee on Hypertension de los Estados Unidos. Las seis clases principales de medicinas son los *diuréticos, bloqueadores-beta, antagonistas de calcio, inhibidores de la enzima convertidores de Angiotensina II (IECA), bloqueadores alfa-adrenérgicos y antagonistas de Angiotensina II.* Los *diuréticos* disminuyen el volumen sanguíneo al eliminar sal y agua, los *beta-bloqueadores* causan un bloqueo competitivo con la nor-epinefrina; el *antagonista de calcio* bloquea el pasaje de calcio en las fibras musculares lisas de los vasos reduciendo la resistencia vascular; los *IECA* inhiben el efecto vasoconstrictor de la angiotensina y favorecen la vasodilatación y los *antagonistas a los receptores de angiotensina II* dilatan los vasos.

Usualmente se comienza con un medicamento, en dosis baja para evitar al paciente efectos secundarios. Si responde bien se mantiene esa dosis. Si mejora, pero no baja lo deseado, se sube la dosis; y, si responde, se mantiene ese nivel. Si no se obtiene el

TENSIÓN ARTERIAL		
Categoría	Sistólica (mmHg)	Diastólica (mmHg)
Óptima	<120	< 80
Normal	<130	< 85
Normal-alta	130-139	85-89
Hipertensión		
Estado 1	140-159	90-99
Estado 2	160-179	100-109
Estado 3	≥180	≥ 110
Sistólica aislada	≥140	< 90

resultado deseado con una medicina, ésta se sustituye por otra. Si la medicina es útil, pero insuficiente, se le añade una segunda medicina. Si no responde totalmente, puede ser necesario añadir una tercera o cuarta medicina. Se prefiere usar el mínimo de píldoras diarias con las cuales se controla la presión. Una vez que un paciente recibe hipotensores para rebajar su presión arterial, los requerirá por toda la vida, y debe tomarlos diariamente sin falta.

LA ASPIRINA Y LA ENFERMEDAD CARDIOVASCULAR

El Nuevo Día
1 de noviembre de 1999

El sistema cardiovascular compuesto por el corazón y los vasos sanguíneos permite que la sangre circule a todas las células del cuerpo para suplirle oxígeno para su funcionamiento y, a la vez, le remueve el bióxido de carbono, para eliminarlo por los pulmones, y los residuos del metabolismo, para eliminarlos por los riñones en la orina.

Un coágulo (trombo) en una arteria coronaria del corazón (trombosis coronaria) o en una arteria cerebral (accidente cerebrovascular) son la primera y tercera causas de muerte. Entre las medidas terapéuticas usadas para combatir estas enfermedades están las medicinas que interfieren con la formación de coágulos. Entre éstas está la aspirina. En la iniciación de un coágulo ocurre la adhesión de plaquetas que se activan y liberan ácido araquidónico que se convierte a tromboxano A por acción de la enzima cicloxigenasa de las plaquetas. La aspirina inactiva la cicloxigenasa evitando la producción de tromboxano A para la formación del coágulo interviniendo con la coagulación de la sangre. Por este efecto antiplaquetario es por lo que se usa la aspirina en la enfermedad cardiovascular.

Desde 1965 se han llevado a cabo mechos estudios multicéntricos para determinar el efecto de la aspirina en el infarto al miocardio incluyendo el *Aspirin Myocardial Infarction Study (AMIS)*, en el cual participó la Escuela de Medicina de la Universidad de Puerto Rico. En 1988 el Grupo de Colaboración en Estudios Plaquetarios *(Antiplatelet Trialists Collaboration)* revisó la experiencia acumulada con más de 29,000 pacientes con historial de haber sufrido un infarto del miocardio (trombosis coronaria) y se demostró una reducción de un 32% en el desarrollo de otro infarto en los que tomaron aspirina y una reducción de 15% en la mortalidad total.

En 1994 el mismo grupo revisó la experiencia en 53,000 pacientes con enfermedad coronaria incluyendo 22,000 acompañadas de condiciones agravantes como fibrilación atrial, cirugía de las válvulas cardíacas y cirugía de by-pass y se obtuvo una reducción en eventos vasculares siguentes de 32%, confirmando de nuevo su utilidad.

En 1988, en el estudio *(ISIS-2 (Second International Study of Infart Survival)* con 17,187 pacientes con infarto agudo del miocardio, se demostró que con 162 mg de aspirina ingeridos dentro de las 24 horas del inicio del infarto y luego por 30 días, se reducía la oportunidad de un accidente cerebrovascular subsiguiente en 46%, junto a una reducción en muerte cardiovascular de 23%.

Desde 1980 la Administración Federal de Medicinas y Alimentos (FDA, siglas en inglés) ha autorizado el uso de aspirina para pacientes con infarto del miocardio previo, con angina inestable y para hombres con ataques isquémicos transitorios. En 1997 esto se extendió a mujeres con ataques isquémicos transitorios y personas con coágulo cerebral y angina estable.

Un estudio en 10,018 pacientes Medicare de más de 65 años de edad admitidos al hospital por infarto agudo del miocardio reveló que la aspirina redujo en un 22% las muertes dentro de 30 días.

La aspirina ha sido evaluada en cuatro estudios de prevención primaria, es decir estudios para determinar si se puede evitar el desarrollo de enfermedad cardiovascular en poblaciones sanas. En el US *Physicians Health Study*, 22,071 médicos recibieron 325 mg de aspirina, lo que redujo en 44% el riesgo de un primer infarto agudo del miocardio. Se hizo el *Bristish Male Physician Study* en 5,139 médicos.

En el análisis de los dos estudios la información se consideró inconclusa para protección de personas normales para derrame cerebral y muerte cardiovascular subsiguiente.

Otro estudio, el *Hypertension Optimal Treatment (HOT) Randomized Trial*, de 1998, con 18,790 pacientes hipertensos de 26 países, demostró que la aspirina disminuyó el desarrollo del número total de infartos del miocardio, pero no hubo efectos sobre la incidencia de accidentes cerebrovasculares, pero el desarrollo de sangrados mayores no **fatales fue más frecuente.** Ahora, en septiembre de 1999, se publicó el seguimiento de 14 años del *Nurses Health Study* de 79,319 mujeres saludables realizado por la facultad de Medicina de Harvard y se determinó que en las que tomaban de 1 a 6 aspirinas a la semana el riesgo de sufrir cualquier accidente cerebrovascular era menor, pero las que tomaban más de 15 aspirinas a la semana tenían un riesgo mayor para desarrollar un accidente cerebrovascular hemorrágico.

A la luz de los múltiples estudios sobre el uso de aspirina en grupos numerosos de pacientes por investigadores responsables, se ha acumulado una experiencia, a base de la cual, se han establecido las condiciones para el uso de la aspirina en relación con las enfermedades cardiovasculares. El uso de la aspirina está indicado en: 1) El infarto agudo del miocardio usando una dosis inicial de 162 mg que se debe continuar diariamente no menos de 30 días. 2) Todos los pacientes con enfermedad coronaria, como infarto previo del miocardio, angina pectoris estable o inestable, pacientes que tuvieron angioplastía o cirugía de *by-pass* y los pacientes de enfermedades cerebrovasculares, como accidentes cerebrovasculares e isquémicos agudos transitorios, deben recibir de 75 a 325 mg de aspirina por día por tiempo ilimitado. 3) Pacientes en insuficiencia cardíaca con enfermedad coronaria, cerebrovascular o periferovascular deben recibir aspirina diariamente. 4) El uso de aspirina para prevenir enfermedades cardiovasculares en personas sanas no está totalmente justificado. Sin embargo, su uso en personas sanas pero con factores de riesgo, como tensión arterial elevada, nivel de colesterol en la sangre elevado, fumar persistente, la decisión se puede individualizar, y algunas autoridades recomiendan el uso de 80mg de aspirina diariamente. Hace falta más datos para poder decidir, de manera concluyente, la conducta a seguir sobre la indicación del uso de aspirina en personas en estados normales de salud.

Complace conocer la existencia de fármacos, como la aspirina de probada eficacia, fácil suministro y bajo costo, que tenga efectos preventivos para dos de las condiciones más temidas por la humanidad, los ataques coronarios y los derrames cerebrales.

INDICACIONES PARA USAR ASPIRINA

- Infarto agudo del miocardio (trombosis coronaria)
- Angina péctoris estable
- Angina péctoris inestable
- Angioplastía previa
- Cirugía de Bypass- previa
- Insuficiencia cardíaca
    - •Enfermedad coronaria
    - •Enfermedad cerebrovascular
    - • Enfermedad periferovascular
    - • Fibrilación atrial
- Presencia de múltiples factores de riesgo (?)

ALIMENTACIÓN PARA EL MILENIO

El Nuevo Día
14 de marzo de 1999

Pasada la despedida del año 1998, comenzamos a ver escritos y mensajes en la prensa y demás medios de comunicación sobre aquellas cosas que los puertorriqueños anhelaban tener en el año nuevo. Complace saber que muchas personas mencionaron la palabra salud entre algunas otras cosas. Cuando analizamos por qué se desea la salud, la respuesta parece obvia: el vocablo implica bienestar físico, mental y social y no sólo la ausencia de enfermedad.

Ahora bien, ¿qué se necesita para lograr algo como esto? La respuesta no parece sencilla. Sin embargo, el Cirujano General de los Estados Unidos en su informe sobre las metas para la salud para el año 2000, nos sugiere algo muy interesante. Nos indica: dejar de fumar y mejorar los hábitos alimentarios son las dos acciones más importantes que deberán tomar los individuos que deseen entrar al nuevo milenio con una mejor salud. Si usted es una de las personas que no fuman y no beben alcohol excesivamente, la selección de alimentos podría influir en su salud más que ninguna otra acción que usted decida tomar, indica el informe más adelante.

El planteamiento hecho en el informe del Cirujano General es el resultado de múltiples estudios que sugieren la relación directa y convincente de los hábitos alimentarios y el cigarrillo con las principales causas de muerte y enfermedad. Por ejemplo, cinco de las diez primeras causas de muerte en nuestro país se relacionan con la alimentación. Ya en los años sesenta los estudios comenzaban a indicar una relación entre el consumo excesivo de ciertos componentes dietarios, como la grasa, especialmente la saturada, el colesterol y el sodio, con el riesgo de padecer de algunas condiciones crónicas como ataques al corazón, hipertensión y otras enfermedades del corazón. Se demostró que las personas que consumen comidas altas en colesterol y grasas animales tienen niveles de colesterol en sangre más altos que lo normal (hipercolesterolemia). La hipercolesterolemia aumenta el riesgo de un ataque al corazón. Hoy se sabe, fuera de dudas, que muchas condiciones crónicas están relacionadas con los hábitos alimentarios, la vida sedentaria y el uso del cigarrillo.

Buenos hábitos alimentarios conllevan una selección de alimentos en la proporción adecuada de cada uno de ellos para que la dieta (conjunto de alimentos que comemos) sea completa y equilibrada. Ésta debe cubrir las necesidades energéticas del cuerpo y evitar el sobrepeso. La dieta equilibrada contiene de 45 a 65 por ciento de las calorías de hidratos de carbono, de 15 a 20 por ciento de proteínas y de 30 a 35 por ciento de grasas, fraccionada en desayuno, merienda, almuerzo y cena. Debe ser agradable al paladar y apetecible en apariencia. De las grasas ingeridas no más del 10% de las calorías deben ser de grasas saturadas. Hay múltiples tablas sencillas que explican la composición de los alimentos.

Las nuevas Guías Alimentarias para el año 2000 recomiendan la reducción en el consumo de grasa, azúcar, sodio y alcohol y el aumento en la ingestión de una variedad de alimentos, especialmente de alimentos altos en fibra como frutas, vegetales y granos. Enfatizan las guías alimentarias la atención al control del peso, equilibrando lo que se come con la actividad física llevada a cabo. Como ven, son guías claras que hablan de evitar excesos, de moderación y de equilibrio.

¿Cuántas de estas guías está dispuesto a seguir el lector para su salud? Veamos qué podríamos hacer un día como mañana. Primeramente, comenzar el día tomando un desayuno o una merienda para proveerle al cuerpo de energía necesaria para comenzar a funcionar. Se recomienda que este desayuno o merienda contenga hidratos de carbono complejos, altos en contenido de fibra y proteínas bajas en grasa. Un buen ejemplo de esto puede ser: un emparedado de pan alto en fibra con jamón y queso bajos en grasa; si toma café con leche, que sea con leche baja en grasa, y, finalmente, una fruta. Al escoger las frutas prefiera aquellas altas en fibra como lo son la guayaba, la pera, la papaya, las ciruelas pasas, la manzana con su cáscara y la china, entre algunas otras.

El desayuno debe incluir una porción de pan o cereal, una de proteína y una de fruta o jugo. Si el jugo no es fresco, debe preferirse el pasteurizado; y se debe también verificar, en la etiqueta, que no tenga azúcar o endulzador añadido. Si se identifica como bebida de frutas, o fruit punch, evite usarlo.

En el almuerzo y en la cena seleccione alimentos asados en vez de fritos y consuma cantidades moderadas de arroz, pastas, granos o viandas acompañados de ensalada. Porciones pequeñas son un pedazo de carne del tamaño de la palma de la mano, un cucharón de arroz, un cucharón de habichuelas, un pedazo de vianda con un tamaño de 2 pulgadas por 2 pulgadas. Escoja una variedad de alimentos para tener una dieta equilibrada. Tome agua como bebida principal. Consuma de 6 a 8 vasos de 8 oz de agua cada día. Elimine el salero de la mesa. No está mal consumir una hamburguesa, preferiblemente de carne magra, cocinada a la parrilla, siempre y cuando la combine con una ensalada y no con papas fritas. Un vaso de leche o jugo puede ser la bebida para acompañarla.

Si consume carnes, escoja los cortes de carne con poca grasa y siempre quite la grasa que se puede ver. Elimine la grasa que suelta la carne al cocinarse. Coma pescado, pollo, aves y ternera con más frecuencia de la que usted come carne de res, de cerdo o de cordero. Es saludable también el limitar la cantidad que come de camarones, de langosta y de vísceras de animales que se come.

Consuma frutas como merienda acompañadas de 1 oz de queso bajo en grasa. Las meriendas de este tipo ayudan a contrarrestar el hambre para la próxima comida. De esta forma consumimos porciones más pequeñas en las comidas principales.

Un plan de alimentación saludable requiere, además de seleccionar los alimentos adecuados, el preparar esos alimentos de manera saludable. Evita freír los alimentos. Es preferible asar, hornear o hervir. Al asar al horno o en parrilla hágalo sobre una rejilla para que se escurra la grasa. Use el microondas, no necesita añadir grasas y puede drenar la grasa de los alimentos poniéndolos entre dos toallas de papel al cocinarlos. Uno de los peores males del hombre del siglo 20 es que pretende trabajar sin suficiente energía y, cuando, finalmente, tiene la oportunidad de alimentarse lo hace en grandes cantidades y sin control, lo que frecuentemente le causa obesidad. Honre su programación **diaria para alimentarse.**

Para cuidar su peso, además de los alimentos bajos en grasa y de seguir los principios vertidos sobre una dieta completa y equilibrada con menos calorías, manténgase activo y coma porciones pequeñas. Puede mantenerse activo al caminar, bailar, practicar deportes y usar las escaleras. Si tiene sobrepeso y trata de perder peso, hágalo poco a poco, de media libra a una libra por semana.

En el supermercado tome algún tiempo para revisar las etiquetas de los alimentos. Por mandato federal las etiquetas tienen que incluir información sobre el contenido nutricional. Seleccione alimentos con menos de 5 gramos de grasa por porción, con 25 gramos o menos de colesterol y con menos de 300 miligramos de sodio por porción. Cuando haga este ejercicio de lectura de etiquetas se dará cuenta de varias cosas, entre las cuales, que en los alimentos procesados hay más grasa, sodio y colesterol de lo que usted se imaginaba, pero que la industria de alimentos está haciendo un gran esfuerzo en producir mejores alternativas. Patrocine aquellas industrias que están haciendo ese esfuerzo.

Finalmente, saque tiempo, 30 minutos, 4 ó 5 veces por semana, desde ahora, para hacer algún tipo de ejercicio. No espere al primer infarto cardíaco para comenzar a caminar. No espere a que le diagnostiquen la diabetes para comenzar a reducir su consumo de azúcares. Consuma los alimentos que provean las calorías para sus necesidades energéticas, usando principalmente aquellos que previenen la ocurrencia de enfermedades ligadas a la nutrición y evitando desarrollar sobrepeso.

Hoy, más que nunca, sabemos que la nutrición tiene una gran influencia en su salud. Definitivamente hay que alimentarse mejor para lograr una de las cosas que más bienestar produce... estar y sentirse saludable. *Aliméntate bien y tu cuerpo te lo agradecerá.*

COMIDAS PARA CORAZóN SANO	
COME MÁS	COME MENOS
Frutas, verduras, Panes, cereales.	Huevos, salsas, comida frita.
Pescado, pavo y pollo sin pellejo.	Carnes grasosas, salchichas, chorizos.
Leche descremada o baja en grasa queso bajo en grasa, margarina.	Leche entera, crema, queso, mantequilla
Aceite de oliva, girasol y maíz.	Manteca, tocino, aceite de coco.
Frutas naturales como postres.	Postres como flan, helado.

LA IMPORTANCIA DE LAS VITAMINAS B

El Nuevo Día
22 de noviembre de 1999

Las vitaminas son micronutrientes que, en cantidades correctas, son requeridas para promover reacciones bioquímicas esenciales para el crecimiento normal, digestión, claridad mental y resistencia a las infecciones del ser humano. Ayudan al cuerpo a usar los hidratos de carbono, las grasas y las proteínas.

Las vitaminas constituyen una parte esencial de una dieta saludable. Si una persona consume una dieta adecuada de alimentos variados es muy poco probable que desarrolle una deficiencia en vitaminas. Los que siguen dietas restringidas, como vegetarianos rígidos, pueden desarrollar deficiencias en algunas vitaminas. De igual modo, aquellos que consumen dosis excesivas de vitaminas pueden desarrollar sus efectos dañinos.

Existe una totalidad de 13 vitaminas. Cuatro son solubles en grasa, a saber: A, D, E y K y las otras 9 son solubles en agua (las vitaminas B y C). Las 8 vitaminas B son tiamina (B_1), riboflavina (B_2), niacina, piridoxina (B_6), ácido pantoténico, biotina, ácido fólico (folato) y vitamina B_{12} (cobalamina). El exceso de vitaminas solubles en agua se elimina en la orina y el exceso de las solubles en grasa se acumula en la grasa corporal y podría ser tóxico.

Las vitaminas B se conocen hace muchos años. Deficiencia de *vitamina B_1 (tiamina)* causa Beriberi que genera insuficiencia cardíaca y anormalidades en la función del sistema nervioso.

La deficiencia de *vitamina B_2 (riboflavina)* puede causar hendiduras y descamación en los labios y en los ángulos de la boca y lesiones en la piel. La deficiencia de *niacina* causa pelagra, entidad por la que se inflama la lengua, causa lesiones en la piel y causa disfunción del intestino y del cerebro. La deficiencia de *biotina* causa inflamación de la piel y de los labios. La deficiencia de *ácido pantoténico* causa déficit neurológico y ardor o quemazón en las piernas.

La mayoría de las funciones de las otras tres vitaminas B, la vitamina B_6, la vitamina B_{12} y el ácido fólico se conocen hacen muchos años por sus efectos en el cuerpo y por los resultados de sus deficiencias o excesos. En los últimos años, a estas 3 vitaminas B, se les han descubierto otras funciones, y, debido a su importancia, se han tomado medidas recientes que requieren su adición en la fortificación de alimentos.

Tanto la *vitamina B_6, B_{12}* y el *ácido fólico* se consumen en alimentos como el hígado, carnes de órganos, legumbres y levadura seca. La *Vitamina B_{12}*, además se obtiene en los huevos y productos lácteos y el *ácido fólico* en los vegetales verdes y las frutas.

Desde el año 1998 la Administración de Medicinas y Alimentos (FDA por sus siglas en inglés), requiere que el pan blanco y otros productos de granos refinados y las pastas sean fortificados con *ácido fólico*. También la Academia Nacional de Ciencias ha recomendado que toda persona de más de 50 años de edad debe tomar *vitamina B_{12}* suplementaria porque su deficiencia causa problemas neurológicos serios y el 20 % de las personas de esa edad desarrollan la deficiencia.

Desde hace años se sabe que es importante que las mujeres embarazadas tengan un consumo adecuado de *ácido fólico* para evitar que el niño nazca con defectos en el cordón espinal. Desde 1960 se informó que un desorden genético caracterizado por valores elevados del aminoácido homocisteína en la sangre está asociado a la presencia de una muerte temprana por un ataque al corazón o derrame cerebral. Veinte estudios recientes confirman que personas con niveles elevados de homocisteína sufren de un aumento en riesgo de 50% mayor para desarrollar enfermedad coronaria y de 80% para derrame cerebral. Múltiples estudios recientes han demostrado que estos niveles de homocisteína se controlan con el consumo de *ácido fólico* y, en menos grado, con el consumo de las *vitaminas B_6 y B_{12}*. La reducción del nivel de homocisteína reduce, a su vez, el desarrollo de enfermedad coronaria. Tanto para prevenir defectos congénitos como para reducir el nivel de homocisteína la ingestión de 400 microgramos por día es suficiente. En un estudio de 80,000 mujeres, seguido por 14 años, las que consumieron más *ácido fólico* y *vitamina B₆* tuvieron la mitad del riesgo de enfermedad coronaria que las que no los consumieron.

El cuerpo necesita vitaminas B para producir los neurotransmisores en el cerebro que mantienen la viveza mental y el ánimo. Los pacientes con niveles bajos de *vitamina B_{12}* en la sangre tienen un riesgo mayor de anemia y de problemas neurológicos, que incluyen sensación de hormigueo y aturdimiento, pobre equilibrio, pérdida de memoria y desorientación. Los que tienen niveles bajos de ácido fólico corren un riesgo mayor de depresión y de deterioro mental. El corregir las deficiencias de *vitamina B$_{12}$* y *ácido fólico* restaura la función neurológica y disminuye la depresión.

Como a veces el consumo de ácido fólico puede obscurecer una deficiencia de *Vitamina B_{12}* se sugiere que las mujeres embarazadas que consuman un suplemento de 400 a 800 de *ácido fólico* diario deben consumir, además, de 3 a 6 microgramos de *vitamina B_{12}*.

Es conocido que del 10 al 30% de las personas de más de 50 años de edad están en riesgo de tener una deficiencia en *vitamina B_{12}*, ya que no producen suficiente ácido en el estómago que es necesario para absorber la *vitamina B_{12}* presente en los alimentos. Puede causar anemia perniciosa. Se recomienda que las personas de más de 50 años de edad consuman alimentos fortificados con *vitamina B_{12}* o que ingieran un suplemento con una dosis baja de *vitamina B_{12}*. Esto aplica también a los vegetarianos estrictos, y al paciente que consume suplementos de ácido fólico.

La evidencia acumulada recientemente demuestra la importancia del ácido fólico y de las *Vitaminas B_6* y *B_{12}* para proteger de defectos congénitos, problemas neurológicos, enfermedad cardiovascular, depresión y deterioro mental. Es necesario asegurarse de ingerir las cantidades necesarias de estas tres Vitaminas B, principalmente por medio de los alimentos consumidos en una dieta equilibrada.

En Puerto Rico ocurre el Esprue Tropical en el que el paciente demuestra malabsorción, diarrea, heces voluminosas, anemia y pérdida de peso. La anemia de estos casos se mejora con el ácido fólico y la Vitamina B12.

EL ALCOHOL Y SU SALUD

El Nuevo Día
20 de diciembre de 1999

El consumo de bebidas alcohólicas tiene algunos efectos beneficiosos en el ser humano y otros que son extremadamente dañinos para la salud y por las consecuencias que precipitan. Un lector bien informado sobre las implicaciones del uso del alcohol puede ser prudente en su uso y evitar los aspectos negativos. Cuando se toman bebidas alcohólicas, del 80 al 90% de la cantidad ingerida se absorbe en alrededor de 30 minutos. El 20% se absorbe en el estómago y el resto en el intestino. La presencia de alimentos en el estómago retrasa la absorción, y puede tomar hasta 2 horas absorberlo todo.

Se sabe que poblaciones que consumen de uno a dos tragos al día desarrollan menos enfermedad coronaria que aquellas que no usan alcohol. El alcohol ayuda a subir los niveles del colesterol HDL (colesterol bueno) y ayuda a prevenir el desarrollo de coágulos. Un trago corresponde a 4 ó 5 onzas de vino, a 12 onzas de cerveza o a un vasito de onza y media de un licor de 80 grados prueba.

Un estudio llevado a cabo por la Sociedad Americana del Cáncer con 500,000 personas reveló que el consumo de un trago diario reduce la muerte prematura. El uso de cantidades bajas de alcohol también se ha relacionado con menos obstrucciones en las arterias de las piernas. Un estudio reciente en 22,000 varones demostró que un sólo trago a la semana reduce el riesgo de experimentar un derrame cerebral isquémico.

A pesar de algunos aspectos positivos, cantidades pequeñas de alcohol causan efectos negativos para la salud, como desaceleración de la actividad cerebral, alteración de la agilidad mental, dificultad en la coordinación y en el tiempo de reacción. El consumir alcohol puede interferir con el sueño y afectar la actividad sexual. Sube la tensión arterial y puede generar hervederas. Además, el alcohol puede interaccionar con otras medicinas generando situaciones que podrían ser peligrosas. Usualmente ocurre cuando se consume junto a píldoras para dormir, antihistamínicos, tranquilizantes y medicinas para el dolor. El uso regular del alcohol en cantidades altas aumenta el riesgo de infiltración grasa en el hígado y de cirrosis hepática, y provoca enfermedades renales, pulmonares, cardíacas y la osteoporosis. Causa gastritis y pancreatitis. Es muy dañino en pacientes con hipertensión arterial y agrava la obesidad. El abuso del alcohol puede generar además problemas emocionales. Si la mujer embarazada ingiere alcohol también lo hace el feto y le causa problemas.

El alcohol es básicamente un depresor del sistema nervioso central. Los centros inhibidores (relacionados al juicio) se deprimen primero, lo cual genera euforia, menos tensión, lo que, a su vez, disminuye la prudencia y el control de la persona, por lo cual se pueden correr riesgos que aumentan las probabilidades de tener un accidente y, además, se pierde la habilidad para evitarlos. La intoxicación con alcohol se caracteriza por liberarse de las restricciones sociales y de las inhibiciones. Se puede desarrollar un sentido de ser "superman", confusión mental y un pensar lento, con un comportamiento impulsivo y con la incapacidad para llevar a cabo tareas sencillas con la velocidad y precisión usual y acostumbrada.

El problema más grande de la ingestión del alcohol son los accidentes al conducir vehículos de motor bajo su efecto, ya que el tomar bebidas alcohólicas, aun en cantidades pequeñas, reduce la capacidad del conductor para actuar con prudencia. Su buen juicio se afecta aunque su *nivel de alcohol en la sangre* (NAS) sea bajo. El conductor no tiene que estar borracho para ser peligroso, pues el alcohol afecta su agilidad mental, sus reflejos, la visión, la capacidad para coordinar sus reacciones y su habilidad para actuar con rapidez en situaciones que lo requieran. Se estima que más del 50% de los accidentes automovilísticos fatales están relacionados con consumo de alcohol.

Tres onzas de licor a 80E prueba causa un NAS de 0.05 g/dl, 6 onzas generan un NAS de 0.10 g/dl y 9 onzas causan un NAS de 0.15 g/dl. Una onza de licor a 80E prueba, corresponde a 4 onzas de vino y a 10 onzas de cerveza al 4%. La experiencia acumulada con muertes en accidentes automovilísticos bajo los efectos del alcohol demuestra que conductores con niveles de NAS de 0.05 B 0.09% tienen un riesgo de accidente fatal 9 veces mayor que el no bebedor, y en aquellos con NAS de 0.15%, o más, su riesgo es de 300 a 600 veces mayor. Debe estar claro que el riesgo de sufrir un accidente automovilístico aumenta de acuerdo con el nivel de alcohol en la sangre.

En diferentes países del mundo se han aprobado leyes sobre límites legales de intoxicación a base de niveles de alcohol en la sangre para los conductores de vehículos. Hay países como Suecia y Polonia con niveles bajos como 0.02 g % . En Australia, Japón, Finlandia, Noruega y otros países el nivel es 0.05 g%. En Canadá, Inglaterra, Francia, Alemania y muchos otros países del mundo, el límite es 0.08 g %, mientras que en algunos estados de los Estados Unidos y en Puerto Rico, se tiene uno de los límites más altos, 0.10 g %.

Frecuentemente nuestros periódicos, la radio y la televisión nos informan de accidentes desafortunados en Puerto Rico, con múltiples pérdidas de vida de madres, niños y familiares debido a accidentes provocados por conductores bajo la influencia del alcohol. Se estima que anualmente ocurren en Puerto Rico aproximadamente 500 muertes relacionadas con el alcohol. Se sabe que un NAS de sólo 0.05% afecta en alguna forma la habilidad para conducir. La mayoría de los países del mundo han ido reduciendo sus niveles de alcohol en conductores de vehículos. Ya es tiempo de modificar nuestras leyes y bajar el nivel actual de 0.10% por lo menos a 0.08%. Se hace un llamado a nuestros legisladores para que así lo hagan.

Esta columna se publica 4 días antes de la Nochebuena y la Navidad y cerca de Año Nuevo, época de gran valor religioso y familiar en nuestra tradición. Muchas

DAÑOS DEL ALCOHOL
• Afecta el sueño
• Sube tensión arterial
• Afecta actividad sexual
• Interacciona con otras medicinas
• soporíferos
• ntihistamínicos
• tranquilizantes
• analgésicos
• anestésicos
• Infiltración grasa del hígado
• Cirrosis hepática
• Enfermedad renal
• Enfermedad pulmonar
• Enfermedad cardíaca
• Osteoporosis
• Gastritis
• Pancreatitis
• Accidentes automóviles
• Problemas emocionales
• Violencia doméstica
• Violación

personas, en esos días, consumen bebidas alcohólicas, lo que, en caso de guiar automóviles, las pone en un riesgo alto de accidentes para ellos, para otros conductores, y para los peatones. Invitamos a nuestros conciudadanos a gozar de una época navideña llena de alegría y de felicidad para todos. Si usted en esos días ingiere alcohol, hágalo en su hogar, pero, por favor, no guíe. Si ha tomado alcohol y tiene que salir utilice un taxi o que conduzca un familiar o amigo que no haya bebido. Hágase un regalo de paz y tranquilidad para usted y para su familia al darle la bienvenida al año 2000 sin accidentes automovilísticos.

DIABETES MELLITUS EN EL ADULTO

El Nuevo Día
7 de junio de 1998

Normalmente las células del cuerpo humano utilizan la glucosa (azúcar) para generar energía. Esta glucosa es elaborada de los alimentos consumidos y entra a las células bajo la influencia de una hormona conocida por la insulina. Si hay problemas en la producción de insulina o en su utilización, el nivel de glucosa en la sangre se mantiene elevada (hiperglicemia).

La diabetes mellitus es una enfermedad caracterizada por niveles elevados de glucosa en la sangre. Es una enfermedad frecuente en Puerto Rico. Quince de cada cien puertorriqueños son diabéticos.

Existen varios tipos de diabetes mellitus, siendo los principales el tipo 1 y tipo 2. La diabetes tipo 2 es la más frecuente, la que padecen nueve de cada diez diabéticos. Se estima que hacia el año 2020 habrá en el mundo cercad de 250 millones de afectados. Esta diabetes se conocía antes como diabetes de adulto o diabetes no insulino-dependiente. Ocurre en personas mayores de treinta años y, en su mayoría, con sobrepeso. La diabetes tipo 1 se conocía como diabetes juvenil o insulina-dependiente. La diferencia fundamental entre los dos tipos de diabetes es que los diabéticos tipo 1 no producen insulina y necesitan inyectársela para sobrevivir mientras que los diabéticos tipo 2, en su gran mayoría, no necesitan inyectarse insulina. Los diabéticos tipo 2 producen insulina pero en una cantidad insuficiente para sus necesidades, o no pueden utilizar adecuadamente la que producen.

En este capítulo comentaremos sobre la diabetes tipo 2. Los niveles de glucosa en la sangre dependen de tres factores: los alimentos ingeridos; la actividad física realizada y la acción de la insulina o de los medicamentos que la regulan (ver diagrama). La insulina es una hormona producida por el páncreas encargada de que la glucosa entre a las células del cuerpo y de reducir el nivel sanguíneo de azúcar. En la diabetes tipo 2 se encuentra una resistencia a las acciones de la insulina que equivale a que la insulina reduce los niveles de azúcar pero en un grado menor al que le corresponde, por lo que estos diabéticos permanecen con niveles sanguíneos de azúcar más altos.

Esta condición puede estar presente en las personas y pasar desapercibidas, como, de hecho, ocurre para muchos, ya que los diabéticos frecuentemente no tienen manifestaciones físicas visibles. La mitad de los diabéticos desconoce que tiene la condición. Pequeñas elevaciones, en la glucosa, pueden pasar sin ser reconocidas. Cuando los niveles de glucosa sobrepasan ciertos niveles, la persona sufre de síntomas tales como frecuencia urinaria, mucha sed, piel seca, hambre en exceso, soñolencia, cansancio, visión borrosa o pérdida de peso. El desconocimiento no los libra del peligro de la enfermedad, ya que estos niveles elevados de glucosa pueden llevar a que se le afecten distintos órganos internos y se altere el buen funcionamiento del cuerpo. La glucosa elevada en la sangre puede causar a largo plazo las complicaciones crónicas de la enfermedad, a saber: ceguera, impotencia, trastornos en el funcionamiento de los riñones, gangrena en las extremidades, problemas cardíacos y deficiencia en la circulación. La diabetes es la tercera causa de muerte en Puerto Rico y está íntimamente ligada a la primera, la enfermedad coronaria.

La enfermedad puede ocurrir en cualquier persona sin distinción de edad, raza o sexo. Se sabe que es más frecuente en las personas de edad avanzada, en los latinos y en los afroamericanos.

Las personas obesas, las que tienen familiares cercanos con diabetes mellitus y las mujeres que han tenido diabetes durante un embarazo o han concebido bebés que han pesado más de nueve libras al nacer, tienen un riesgo mayor de contraer esta enfermedad.

Muchas personas preguntan)Cuándo se considera que una persona es diabética? Aquella persona cuyo nivel de glucosa en la sangre en ayunas tiene valores mayores de 126 miligramos por decilitro (mg/dl) en más de una ocasión padece de diabetes. Personas, con síntomas, que no están en ayunas y que tienen niveles de glucosa sobre 200 mg/dl también son diabéticas.

Tanto los pacientes como los familiares quieren saber: ¿Cómo se pueden normalizar los niveles de glucosa en la sangre? Esta meta se puede lograr siguiendo un plan alimentario individualizado y haciendo ejercicios con regularidad. La mayoría de los diabéticos tipo 2 está obesa y tiene resistencia a la insulina. Esta resistencia se puede disminuir. La insulina funciona mejor cuando el diabético pierde peso. La resistencia a la insulina baja al perder de diez a veinte libras del sobrepeso. No es indispensable reducir el peso al ideal deseado para obtener este resultado. La actividad física y el ejercicio también contribuyen a vencer la resistencia a la insulina. Si no se logra normalizar los niveles de glucosa con este tratamiento, el médico le recetará medicamentos para lograr dicho propósito conocido por hipoglicemiantes.

La dieta utilizada en el tratamiento de la diabetes consiste en comidas regulares bien equilibradas que ayudan a controlar la cantidad de azúcar en la sangre. La dietista le recetará un plan de comida basado en sus necesidades individuales. Los alimentos ricos en azúcar se limitan porque liberan con rapidez azúcar en la sangre, lo que requiere más insulina para restablecer el equilibrio.

El ejercicio es especialmente beneficioso para el diabético. El hacer ejercicio regularmente ayuda a controlar mejor el nivel de azúcar en la sangre, a controlar el peso y, a veces, a reducir la cantidad de medicinas necesarias para controlar la diabetes. El diabético debe escoger una actividad que le sea cómoda y agradable. Caminar es una forma fácil y barata de hacer ejercicios. Puede disfrutar de la compañía de otros mientras hace su ejercicio. Éste debe durar de 20 a 30 minutos por sesión por un mínimo de tres veces por semana, pero si es posible, todos los días. No trate de hacer en un día el ejercicio que no hizo en una semana o en un mes. Eso es un error. Debe aumentar poco a poco la duración del ejercicio.

Los medicamentos o pastillas para los diabéticos reducen los niveles de azúcar por métodos distintos. Las pastillas sulfonilureas (Glynase, Glucotrol, Amaryl, Micronase y otros), en uso por años, causan un aumento en los niveles de insulina. Las pastillas aprobadas recientemente trabajan venciendo la resistencia a la insulina. Estos medicamentos hacen que el azúcar penetre a las células y así bajan los niveles de aquella en la sangre. Además, funcionan disminuyendo la producción de azúcar por el hígado. También trabajan permitiendo que el cuerpo sea más sensitivo, capaz de responder mejor a la insulina. El metformin (Glucophage) trabaja reduciendo la producción de glucosa por el hígado. La troglitazona (Rezulin) trabaja a nivel celular, aumentando el efecto de la insulina venciendo así la resistencia. La acarbosa (Precose) evita que se absorban los carbohidratos en el intestino. Reduce la elevación del azúcar después de ingerir alimentos. El repaglinide (Prandin) facilita la liberación de insulina con las comidas. Estas medicinas se pueden utilizar individualmente o en combinaciones dependiendo de los requerimientos de cada paciente.

El médico es quien debe hacer recomendaciones en cuanto al tipo y cantidad de pastillas a usar. Si su vecino es diabético y amable, pero no es médico, no permita que le recete hipoglicemiantes a base de los que él usa. Las necesidades de los pacientes suelen ser distintas. Las pastillas no son sustituto de la dieta. Si no se sigue la dieta, los medicamentos no funcionan como deben.

En un grupo menor de estos diabéticos, a pesar del seguimiento de la dieta, de honrar el programa de ejercicio y de pérdida de peso, y de usar las pastillas como se ha indicado, no se controla la diabetes. En estos casos su médico le recetará insulina como complemento o sustituto de las pastillas.

Se ha probado que las complicaciones relacionadas con la elevación de la glucosa se pueden evitar si se mantienen niveles de glucosa normal.

El nivel de azúcar en la sangre se le puede elevar a un diabético si no se toma las pastillas que le recetaron, si come demasiado, si no hace la actividad física normal, si gana peso y si desarrolla una enfermedad concurrente, como una infección.

El azúcar elevada puede causar daño a los vasos sanguíneos con un flujo pobre de sangre a los pies y daño a los nervios con pérdida de sensibilidad en aquellos. Si esto sucede, un rasguño, cortadura o llaga puede pasar inadvertida y causar problemas serios. El diabético debe revisar sus pies diariamente. Busque arañazos, grietas y uñas encarnadas. De existir cambios en color o de temperatura, acuda a su médico inmediatamente.

La diabetes mellitus es una enfermedad que, si no se controla, puede causar complicaciones, siendo la responsabilidad y el deber del diabético mantener la condición controlada. Al utilizar los nuevos medicamentos para vencer la resistencia a la insulina se puede lograr evitar las complicaciones de la enfermedad. El diabético puede vivir una vida normal, útil y productiva, libre de complicaciones. Para decidir cuál es el tratamiento más conveniente para su enfermedad, consulte con su médico.

Cualquier persona puede ser uno de los ocho de cada quince diabéticos que están sin diagnosticar. La prueba para hacer el diagnóstico es sencilla. Si usted está sobrepeso, tiene la presión de la sangre alta o ha pasado de los cuarenta años, debe hacerse la prueba. Una muestra de sangre en ayunas analizada para glucosa puede confirmar si usted es diabético. Así podrá tomar el control y evitarse complicaciones.

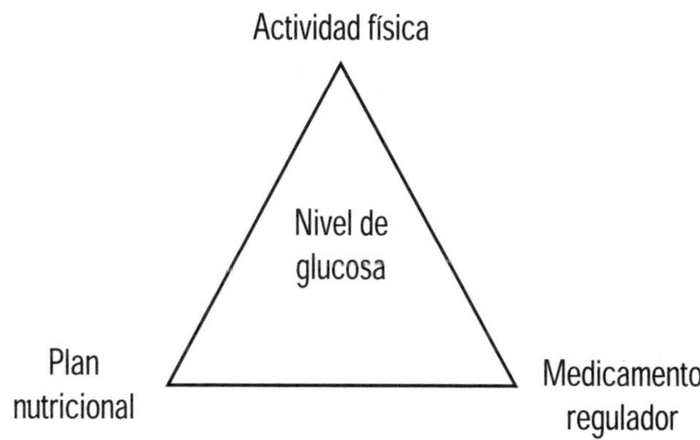

OSTEOPOROSIS EN LA MUJER

El Nuevo Día
21 de junio de 1998

A pesar de que nosotros consideramos nuestros huesos como unas estructuras firmes y duras, la realidad es que el hueso es un tejido vivo que se reabsorbe y se forma constantemente.

En los primeros 20 ó 30 años de la vida los huesos pasan por un proceso de crecimiento y consolidación hasta llegar al pico (máximo) de la masa ósea. La ingesta de calcio es importante en este período de crecimiento.

Entre los 30 y 40 años comienza, en un proceso lento, la pérdida de hueso que continúa por el resto de la vida. Más tarde, en la mujer, ocurre una tercera fase de pérdida rápida de hueso en la postmenopausia debido a la deficiencia de estrógeno, causada por la pérdida de actividad ovárica que ocurre en el climaterio. Factores que determinan el máximo de masa ósea a ser adquirida son el sexo, la raza, la herencia, la nutrición y la actividad física. El hombre tiene un pico de masa ósea mayor que la mujer y las personas de la raza negra mayor que los de la raza blanca.

La osteoporosis es una enfermedad de los huesos que causa una disminución en la masa ósea y un deterioro en su estructura, aumentando su fragilidad y los riesgos de que se quiebren, lesión conocida como fractura. En los Estados Unidos se atribuyen 1.3 millones de fracturas al año a la osteoporosis. Similar a la hipertensión arterial tiene un curso asintomático hasta etapas tardías cuando aparecen fracturas usualmente asociadas a traumatismos leves que bajo condiciones normales no las causarían. Una persona puede tener osteoporosis por años sin saberlo.

Se clasifica la osteoporosis en el grupo primario y secundario. El grupo primario incluye la osteoporosis que ocurre en la mujer en la etapa postmenopausia, y el síndrome idiopático, condición rara en la que se desconoce la causa de la osteoporosis. La osteoporosis secundaria se puede deber a otra enfermedad o a un medicamento que afecta el metabolismo mineral óseo. Entre las enfermedades podemos mencionar enfermedades endocrinas que causan una producción exagerada de sus hormonas, como hipertiroidismo, hiperparatiroidismo, e hipercortisolismo o enfermedad de Cushings. Otras enfermedades que disminuyen la masa ósea son: enfermedad renal crónica, enfermedades del hígado, cáncer, diabetes mellitus tipo 1, y otras. Entre los fármacos que afectan a los huesos se incluyen: prednisona y medicamentos análogos, anticonvulsivos, hormona tiroidea usada más allá de lo necesario, y otras.

En este artículo nos referimos a la osteoporosis más común y la mejor caracterizada, la que desarrolla la mujer en el período de la menopausia debido a la falta de estrógeno. No todas las mujeres desarrollan osteoporosis. La herencia juega un papel bien importante, ya que de un 60 a 80% de la masa ósea es genética o heredada. El riesgo de sufrir una mujer una fractura de cadera se duplica si la madre tuvo fractura de la cadera. Los factores ambientales, como la ingesta de calcio y el ejercicio, juegan un papel secundario, pero pueden tenerlo bien importante si la persona tiene la predisposición genética. De ahí la importancia de tener una ingesta adecuada de calcio elemental diariamente y de hacer ejercicio desde una edad temprana. Otros factores de riesgo que predisponen a la osteoporosis son: edad avanzada, mujer pequeña, delgada, vida sedentaria, remoción de los ovarios en la etapa reproductiva y que no ha sido tratada con hormonas, fumar y consumir bebidas alcohólicas en exceso, nutrición inadecuada y susceptibilidad a caídas en la menopausia. Si una mujer desarrollará osteoporosis, o no, dependerá del máximo de masa ósea desarrollada a una edad adulta temprana (de 30 a 35 años) y de la velocidad a la que pierde dicha masa ósea, en particular en la menopausia.

El auge que ha tenido el reconocimiento y diagnóstico de la osteoporosis se debe a que contamos al presente con la tecnología para medir la densidad ósea (densitometría ósea). El instrumento más preciso es el que provee una radiografía cuantitativa digital. Esta permite detectar en forma precoz, pérdidas mínimas de la densidad mineral del hueso. Esta tecnología está disponible en Puerto Rico. La radiación que se obtiene con este instrumento es mínima, aproximadamente una décima parte de la que se obtiene al sacarse una placa de pecho. Se aconseja se hagan las densidades de las vértebras lumbares y la cadera incluyendo el fémur proximal (hueso grande del muslo). El estudio será interpretado por el experto en la materia.

En el período perimenopáusico y en los primeros 3 años post menopausia es cuando ocurre la mayor pérdida de la masa ósea debido a la falta de estrógeno. Para su prevención se ofrece terapia hormonal. Numerosos estudios clínicos en los últimos años han corroborado la eficacia y la seguridad de la terapia de la suplementación hormonal. En el estudio PEPI (del inglés Postmenopausal Estrogen Progestin Intervention Trial) un total de 875 mujeres con edad de 45-64 años fueron asignadas a recibir placebo o cuatro formas de terapia hormonal. Estas mujeres fueron sometidas a estudios de densitometría ósea para evaluación de la osteoporosis. Se demostró que el uso de suplementos hormonales en las modalidades usadas causó un aumento significativo en la masa ósea. Para la mujer en la menopausia su médico le ofrecerá las modalidades de terapia hormonal disponible y la que considere más propicia en su caso particular. Si alguna mujer no acepta o no puede tomar estrógeno, existen otras 2 alternativas: el uso de Raloxifeno (Evista), un modulador del receptor de estrógeno disponible desde 1997, que, además, disminuye el nivel de colesterol en la sangre, sin tener efectos adversos en el endometrio de la matriz (útero) o en los senos, o el uso de Alendronato (Fosamax) que, además de evitar la reabsorción del hueso, estimula el depósito de material óseo mineralizado aumentando la densidad del hueso. Su médico le explicará los beneficios y riesgos de estas alternativas.

Si, al hacer la densidad, se demuestra que la consultante ya tiene osteoporosis, existen tres alternativas de tratamiento: terapia hormonal, alendronato y el uso de calcitonina en forma parenteral o en un atomizador nasal. La calcitonina es una hormona que aumenta la masa ósea reduciendo la reabsorción del hueso. El médico discutirá con la paciente las alternativas de tratamiento, sus beneficios y sus efectos **secundarios adversos.**

La osteoporosis no se cura, ya que, una vez que se deje el tratamiento se pierde la masa ósea adquirida. Por lo tanto, lo más importante es prevenirla. Es necesario mantener una dieta adecuada desde la infancia, un programa de ejercicio, una ingesta adecuada de calcio, no tener hábitos tóxicos, como fumar y beber bebidas alcohólicas, y mantener una calidad de vida saludable.

En vista de que uno de los sectores de más crecimiento corresponde a las mujeres mayores de 60 años de edad, y de que las expectativas de vida después de la menopausia es mayor, es fundamental reconocer la importancia de la osteoporosis. La prevención y control de la osteoporosis requieren atención especial para preservar la salud de la mujer.

LA DIABETES TIPO 1

El Nuevo Día
23 de agosto de 1998

La diabetes mellitus se describió inicialmente para la época de los egipcios hace más de 3,000 años. Los afectados comenzaban a orinar en exceso. Su orina era dulce. Luego desarrollaban mucha sed, hambre, se consumían y perdían mucho peso. Tenían dificultad para respirar y su aliento olía a frutas. Al poco tiempo morían. Estas personas tenían diabetes tipo 1. Esta enfermedad se desarrolla en el término de unos días. En la actualidad, cinco de cada cien diabéticos tienen tipo1. El resto de los diabéticos son, en su mayoría, tipo 2.

La diabetes tipo 1 es una enfermedad crónica que aparece en niños y adolescentes previamente saludables. Suele atacar antes de los 30 años de edad. Se la conocía como diabetes juvenil o insulinodependiente. El afectado puede vivir una vida normal si se le da un tratamiento adecuado. Con la ayuda de su médico y de sus familiares el paciente puede controlar su enfermedad y evitarse complicaciones a largo plazo.

Este tipo de diabetes se debe a la deficiencia de la hormona insulina. Esta hormona es producida por las células beta de los islotes de Langerhans en el páncreas y se encarga de que la glucosa entre dentro de las células. En su ausencia, la glucosa en la sangre está elevada (hiperglucemia).

La diabetes tipo 1 es el resultado de factores genéticos, ambientales y autoinmunológicos. En ella se altera el sistema inmunológico que nuestro cuerpo utiliza para combatir infecciones. Los pacientes desarrollan anticuerpos en contra del páncreas que, al destruir el 90% de las células beta, causan la deficiencia de insulina. Los anticuerpos involucrados pueden ser activados por infecciones, especialmente las virales. Estos anticuerpos pueden estar presentes en las personas antes de desarrollar la enfermedad y en parientes de diabéticos tipo 1.

Las células del cuerpo necesitan energía para funcionar. Ésta se obtiene de los alimentos ingeridos que se transforman en glucosa. Con la ayuda de la insulina, la glucosa entra a las células y se usa para producir energía. Sin insulina, la glucosa no puede ser utilizada por el cuerpo y éste no tiene energía y no puede funcionar. Sin insulina para movilizar glucosa, el cuerpo busca otras fuentes de energía y utiliza células grasas que liberan cetonas (cuerpos que acidifican la sangre). Se desarrolla una cetoacidosis diabética. En el pasado, los pacientes con deficiencia de insulina morían por cetoacidosis, por no haber tratamiento disponible. A partir de 1921 la insulina ha estado disponible y, aunque la cetoacidosis diabética ocurre, los pacientes sobreviven con este tratamiento. La insulina es un medicamento de bajo costo y de fácil acceso. Hoy día los diabéticos mueren primordialmente de enfermedad coronaria, una de las complicaciones crónicas de la diabetes.

El diabético tipo 1 está obligado a inyectarse insulina para vivir. El paciente tiene que ser educado sobre las insulinas disponibles, sus concentraciones, sobre cómo se miden las cantidades correctas, cómo inyectárselas él mismo, el horario y los sitios donde hacerlo. El cuerpo requiere la cantidad de insulina necesaria para mantener los niveles sanguíneos de glucosa dentro de los límites normales y evitar la hiperglucemia. Para un buen control es necesario inyectarse insulina varias veces al día. El paciente suele requerir insulinas de acción prolongada y de acción corta para simular lo que rutinariamente haría su páncreas de estar funcionando adecuadamente. Esto lo determinará su médico.

En el mercado hay varias clases de insulina. Las recomendadas son las de tipo humano. Éstas se elaboran con una configuración química similar a las que produce el páncreas humano y por eso se llama insulina humana. Estas no son derivadas de animales y no dan reacciones alérgicas. Las insulinas de acción prolongada (L o N) pueden mezclarse con las de acción corta (R o Lispro). La insulina Lispro es la insulina disponible que empieza a trabajar más rápidamente. Es un análogo de insulina que se puede inyectar, y el paciente puede comer inmediatamente. Otros tipos de insulina deben inyectarse de 30 a 45 antes de ingerir los alimentos.

El diabético que no controla sus niveles de glucosa adecuadamente se expone a desarrollar complicaciones. Un estudio en diabéticos tipo 1, llevado a cabo en los Estados Unidos por 9 años ("Diabetes Control and Complications Trial"), demostró que si los diabéticos mantienen sus glucosas casi normales se reducen las complicaciones crónicas de la enfermedad. Al conseguir niveles de glucosa sanguínea de alrededor de 120 mg por decilitro y hemoglobinas glucosiladas de 7.1 por ciento, se disminuyó marcadamente el desarrollo de daño a los vasos sanguíneos de la retina del ojo y/o pérdida de visión (retinopatía), daño al riñón (nefropatía) y alteración a la conducción de los nervios (neuropatía). En estos pacientes se redujo el desarrollo de ceguera en un 76% y de la enfermedad renal en un 54%.

El diabético tipo 1 debe medirse con frecuencia la glucosa sanguínea en su hogar con los metros diseñados para este propósito. Esto le permite ajustar su tratamiento adecuadamente para mantenerse controlado. El plan nutricional del paciente es de suma importancia. Debe de ser individualizado y preparado por un experto en nutrición. La actividad física del paciente es también parte integral del tratamiento. Debe de equilibrarse la dieta, el ejercicio y la insulina para mantener la hemoglobina glucosilada (Hemoglobina A1c) del diabético en 7%. La hemoglobina glucosilada es un reflejo del control por varias semanas (ver figura).

Así como el diabético debe evitar la hiperglucemia, debe además evitar la hipoglucemia (nivel bajo de azúcar en la sangre). Este bajón puede ser precipitado por una dosis alta de insulina, si no come lo que le corresponde a la hora indicada o si hace mucho ejercicio sin comer. La hipoglucemia se manifiesta con sudoración, palidez, mareo, palpitaciones, dolor de cabeza, visión borrosa, conducta inapropiada, temblores, comportamiento como si tuviera una borrachera, inconsciencia y, finalmente, coma. Ocurre cuando la glucosa sanguínea es de menos de 50 mg %. Nuestro cerebro no funciona sin glucosa. La hipoglucemia responde al ingerir dulces, jugos de frutas, agua de azúcar y un vaso de leche (tiene lactosa-una azúcar). Si el paciente está inconsciente necesitará glucosa por inyección en una vena, o una inyección de glucagón que sube la glucosa sanguínea.

El control adecuado de la diabetes tipo 1 requiere que rigurosa**mente se use la cantidad exacta de insulina a la hora indicada, que se** consuman los alimentos en la cantidad y horas correspondientes y que la actividad física sea armónica con el plan de tratamiento.

Episodios frecuentes de hiper o hipoglucemia apuntan a un control inadecuado de la enfermedad. El paciente diabético y sus familiares, junto con su médico, deben tomar las riendas en el manejo de la enfermedad. El endocrinólogo, especialista en diabetes, siempre debe ser consultado. Los endocrinólogos pediátricos son los médicos más indicados para ver jóvenes diabéticos tipo 1. Ellos pueden lograr que este paciente viva una vida productiva y libre de complicaciones.

Todo paciente con diabetes debe tener una tarjeta o brazalete que identifique que es diabético. Todo diabético debe ser educado y tener conocimiento sobre su enfermedad, las insulinas, la dieta, la glucosa elevada, la hipoglucemia y la prevención de las complicaciones.

Todo paciente que desarrolle descontrol de su diabetes o hipoglucemia debe comunicarse con su médico por si es necesario reajustar su plan de tratamiento.

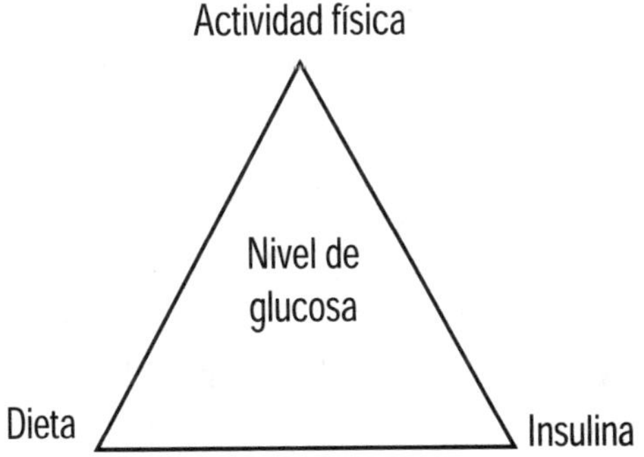

DESÓRDENES DE LA GLÁNDULA TIROIDE

El Nuevo Día
9 de agosto de 1999

La glándula tiroides está localizada bajo la piel en la base del cuello, anterior a la traquea y tiene la forma de mariposa.

El tiroides determina el metabolismo del cuerpo humano mediante la secreción de hormonas entre las cuales se destaca la tiroxina. Las hormonas tiroides ocurren en 2 formas: Tiroxina (T4), producida por el tiroides, y la forma metabólicamente activa, Triodotironina (T3) formada de la T4, principalmente en el hígado. La secreción de tiroxina por la glándula tiroides normalmente responde a instrucciones de la glándula pituitaria que segrega una hormona estimulante del tiroides (TSH) conocida por tirotropina. La tiroxina controla el ritmo de las reacciones químicas en el cuerpo humano. Mientras más tiroxina circula por la sangre, más rápido se llevan a cabo las reacciones químicas en el cuerpo humano. El tiroides, además, segrega la hormona calcitonina que afecta la cantidad de calcio en la sangre.

Siendo un órgano de secreción interna puede enfermarse, ya sea aumentando o disminuyendo su función. El exceso de secreción de la hormona tiroidea se conoce por hipertiroidismo. Por el contrario, la falta de secreción de la hormona tiroidea se conoce por hipotiroidismo.

Hipertiroidismo

El hipertiroidismo ocurre cuando la glándula produce cantidades excesivas de tiroxina que se manifiesta por un metabolismo acelerado en todos los órganos del cuerpo.

El cuadro clínico es fácil de identificar, y se caracteriza por la pérdida de peso (a pesar del buen apetito y de comer bien), pulso acelerado, nerviosismo, oleadas de calor, ojos saltones con mirada brillante, piel húmeda y caliente, temblor fino en las extremidades, caída del cabello, fácil irritabilidad, insomnio, diarrea y sudoración excesiva. La mayor parte de los pacientes con hipertiroidismo tiene una glándula aumentada en tamaño (bocio) que se le nota o se le palpa en el cuello.

El hipertiroidismo generalmente se debe a una de 2 condiciones, la llamada *Enfermedad de Graves y a nódulos tiroides hiperfuncionantes*. En la Enfermedad de Graves el aumento de la glándula tiende a ser generalizada y segrega grandes cantidades de tiroxina. Lo más llamativo dentro del cuadro clínico, ya descrito, son los ojos grandes y saltones, con separación de los párpados y pueden causar visión doble.

La presencia de nódulos creados por segmentos de la glándula que desarrollan una pared para ellos puede causar hipertiroidismo si por lo menos uno de estos nódulos (adenomas) segrega un volumen mayor de tiroxina generando los síntomas de hipertiroidismo, a excepción de los cambios en los ojos. El diagnóstico de hipertiroidismo se confirma cuando el análisis de sangre demuestra que la determinación de T4 li bre y total en el suero está aumentada.

La Enfermedad de Graves remite espontáneamente en 1 ó 2 años en el 30% de los casos. Se pueden utilizar medicinas antitiroideas o se puede controlar la glándula con yodo radioactivo (I131) o con cirugía. La terapia a ofrecerse lo determina la edad del paciente, el tamaño de la glándula y la severidad de la enfermedad. Entre las medicinas antitiroideas el propiluracil y el metimazol inhiben la síntesis de hormona tiroidea y en 4 a 8 semanas la función tiroidea se normaliza. Solamente un 30% de los pacientes tratados con estas medicinas tienen una remisión permanente. Los síntomas de hiperactividad del sistema nervioso simpático como el pulso acelerado, sudoración y temores responden al uso de beta-bloqueadores.

La terapia preferida es terapia con I[131] y está indicada para los adultos, a excepción de la mujer embarazada. Cerca de un 70% desarrolla hipotiroidismo dentro de los 10 años después del tratamiento con yodo radioactivo. La cirugía se prefiere para niños y jóvenes que no se pueden controlar con medicinas o con glándulas muy grandes. Cuando el hipertiroidismo se debe a bocio nodular hiperfuncionante, la mayoría de estos pacientes se trata con yodo radioactivo.

Una inflamación del tiroides puede causar hipertiroidismo (tirotoxicosis) transitorio y se conoce como *tiroiditis*. La tiroiditis puede ser *granulomatosa o linfocítica*. La *granulomatosa* se debe a una infección viral y la *linfocítica* se estima que es un proceso autoinmune. Estos casos se tratan sintomáticamente con bloqueadores-beta hasta que ocurre una remisión. No están indicado ni el radioyodo ni la cirugía.

Hipotiroidismo

Una glándula tiroides hipoactiva con disminución de tiroxina genera el hipotiroidismo Se puede deber a destrucción de la glándula por anticuerpos (tiroiditis de Hashimoto), a insuficiencia de la glándula pituitaria para segregar la hormona estimulante tiroidea (TSH), a la tiroiditis linfocítica y a la destrucción de la glándula como resultado del tratamiento del hipertiroidismo con yodo radioactivo o con cirugía.

El cuadro clínico está acompañado de los síntomas de un metabolismo disminuido. El paciente revela cansancio fácil, pérdida de concentración, movimientos lentos, no tolera el frío, apatía y hablar ronco y lento. La piel se muestra seca, con color pálido amarillento, se ve hinchada sin levantar pliegues. Se conoce por mixedema, que se debe a la hinchazón de la piel causada por la deposición de una sustancia mucoide entre célula y célula. Es una sustancia inerte que no es perjudicial, pero que puede serlo si se acumula en forma excesiva. Tiende a haber pérdida de cabellos y disminución de la frecuencia cardíaca. El estreñimiento es frecuente.

Se trata con la administración de preparados de hormonas de tiroides en tabletas. Es el único tratamiento eficaz. Casos sin tratar pueden progresar hasta la inconsciencia conocida como *mixedema coma* y requieren hospitalización en una unidad de intensivo.

El Bocio

El bocio es un aumento de tamaño del cuello debido a un crecimiento del tiroides. Solía ocurrir en países con escasez de yodo; pero, al añadirse yodo a la sal, esta causa no es común. Generalmente la función tiroidea no está alterada, pero casos de hipertiroidismo pueden exhibir bocio. Generalmente se debe a un aumento compensatorio en el tamaño del tiroides provocado por la tirotropina (TSH).

Cáncer del Tiroides

El cáncer de la glándula tiroides es relativamente raro y generalmente de baja malignidad. Ocurre principalmente en personas sometidas en el pasado a radiación de cabeza y cuello. Se presenta como un crecimiento pequeño en la glándula más bien que como una glándula agrandada. Normalmente el diagnóstico se hace con una biopsia obtenida con una aguja fina. El tratamiento consiste principalmente en cirugía, que puede ser acompañada de radioterapia, yodo radioactivo y medicinas anticancerosas, dependiendo del tipo y extensión del tumor específico.

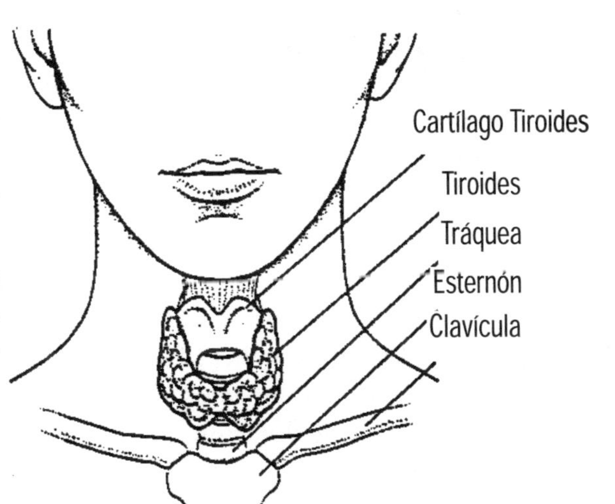

HEPATITIS VIRAL

El Nuevo Día
21 de febrero de 1999

Hepatitis es un proceso inflamatorio del hígado por cualquier causa. Frecuentemente se debe a una infección por un virus, particularmente uno de cinco virus distintos de hepatitis con gran afinidad al hígado conocidos como A,B,C,D y E. Esta hepatitis se conoce como hepatitis viral. Se ha descrito un virus G, pero hay poca información sobre su efecto sobre el hígado. Un número reducido de casos de hepatitis puede resultar de otros virus como la mononucleosis infecciosa, la fiebre amarilla o citomegalovirus. Causas no virales pueden ser el alcohol y algunas medicinas.

El virus de la hepatitis A y el de la hepatitis E se transmiten por vía fecal-oral (alimentos y agua contaminados) y causan una enfermedad aguda de duración limitada.

El virus de la hepatitis B, el de la hepatitis C y el de la hepatitis D (Delta) son transmitidos principalmente por sangre o sus productos contaminados y por la inyección de drogas endovenosas. Estos tres virus causan infección persistente y enfermedad de duración prolongada, la hepatitis crónica. Además, pueden desarrollar cirrosis y cáncer del hígado.

La *hepatitis A* es resultado de una higiene pobre, y suele pasar inadvertida. Epidemias originadas en el agua o en alimentos contaminados son frecuentes en países subdesarrollados.

La *hepatitis B* es un problema de salud mundial, con más de 400 millones de personas infectadas, que causa 1 millón de muertes por año. Se transmite por la sangre o sus productos contaminados. Ocurre en adictos a drogas por vía venosa, parejas heterosexuales y homo-

sexuales y se transmite de madre a hijo (perinatal). Puede ser transmitida por personas saludables que son portadoras crónicas del virus. Cerca del 90% de los pacientes con hepatitis B se recuperan después de varios meses.

Las pruebas de sangre para identificar la hepatitis B son tres: El HbsAg (antígeno de superficie, hepatitis B), cuando es positivo significa que la persona tiene la infección de hepatitis B y que puede trasmitir la enfermedad. Dos marcadores serológicos, como son los antígenos Hbc o HBc-AD (anticuerpo a la raíz de la hepatitis B) indican que la persona ha tenido contacto con el virus. La interpretación de estas pruebas en algunos casos es complicada y es conveniente pedirle a su médico que se las explique. El portador del virus B debe abstenerse de tomar bebidas alcohólicas y debe ver a su médico cada 6 meses o una vez al año.

La *hepatitis C* causó, por lo menos, el 80% de las hepatitis que se originan de transfusiones de sangre antes de 1991. Es de transmisión común entre drogadictos que intercambian agujas. Puede ocurrir en trabajadores de la salud luego de punciones accidentales con objetos contaminados. Se propaga, además, por tatuajes y por el uso compartido de rasuradoras y cepillos de dientes. Pacientes en riesgo son los de insuficiencia renal con diálisis o los de hemofilia. Es responsable de muchas hepatitis crónicas. La enfermedad sigue una evolución crónica en 85% de los individuos afectados. De éstos, el 20% desarrolla cirrosis en 20 años y del 1% al 4% cáncer hepático. La lesión hepática severa por el virus C es la primera causa de transplante de hígado.

Para el diagnóstico existe la prueba ELISA (del inglés Enzyme-Linked ImmunoAssay) que detecta anticuerpos contra el virus de la hepatitis C. Para confirmarlo es conveniente hacer la prueba RIBA (por la sigla Recombinant ImmunoBlot Assay) que detecta inmunoglobulinas específicas contra el virus. No hay una vacuna para prevenir la hepatitis C.

La *hepatitis D* ocurre sólo como una co-infección con hepatitis B cuya condición agrava. El desarrollo de cirrosis es 3 veces más frecuente que en la hepatitis B y C.

La *hepatitis E* causa epidemias esporádicas parecidas a la hepatitis A que han ocurrido en países subdesarrollados. En la mujer embarazada causa la hepatitis más severa.

La hepatitis viral puede ser *aguda* (dura menos de 6 meses) o *crónica* (dura sobre 6 meses).

La *hepatitis viral aguda* es la inflamación súbita del hígado con uno de los 5 virus de hepatitis que dura unas semanas solamente. Los síntomas incluyen falta de apetito, malestar general, náuseas, vómitos y fiebre. Los fumadores pueden sentir asco por los cigarrillos. En el 20 al 50% de los afectados, en pocas días, la orina está más obscura y aparece ictericia (el blanco de los ojos se pone amarillo) que desaparece de 2 a 4 semanas. Puede ocurrir picor. El laboratorio revela alteración en diferentes pruebas de función hepática principalmente las aminotransferasas. El cuadro clínico puede variar en intensidad desde algo mínimo (como un catarro) hasta fallo hepático fatal. La hepatitis B es más seria que la A. La hepatitis C tiene un curso difícil de predecir ya que aunque la forma aguda tiende a ser leve, evoluciona a la fase crónica.

La persona con hepatitis aguda usualmente se recobra en 4 a 8 semanas. La hepatitis A rara vez se vuelve crónica. El 5 al 10% de la hepatitis B y el 80% de la hepatitis C se vuelven crónicas. Pacientes con hepatitis B y C pueden convertirse en portadores crónicos.

La prevención depende de buenos hábitos de higiene. Existe la vacuna para la hepatitis A y la B; no hay vacunas para las hepatitis C, D y E. A los infantes nacidos de madres con hepatitis B se les otorga globulina inmune a la hepatitis B, y además se los vacuna.

La *hepatitis viral crónica* ocurre en el 75% de los casos de hepatitis C, en algunos casos de hepatitis B y en un número aún menor de pacientes con hepatitis D. Los virus A y E no lo causan. La hepatitis viral crónica suele manifestarse con diferentes grados de severidad, desde un cuadro asintomático hasta la insuficiencia hepática terminal. Una tercera parte de los casos de hepatitis crónica sigue a un episodio de hepatitis viral aguda, el resto ocurre insidiosamente sin síntomas previos. Otros desarrollan falta de apetito, malestar abdominal alto y fiebre. Las enzimas hepáticas, como las aminotransferasas, proveen información útil para establecer el diagnóstico. La biopsia hepática (remoción de tejido para examen microscópico) es necesario para establecer el diagnóstico difinitivo y, a la vez, evaluar la severidad del daño al hígado.

Durante la fase aguda, el tratamiento es sintomático mediante el uso de analgésicos, líquidos abundantes y una dieta rica en hidratos de carbono. Las medidas útiles en la fase crónica son suspensión de ingestión de alcohol y tomar precauciones para evitar la transmisión de la enfermedad.

El medicamento de elección es el interferón alfa que debe ser administrado por lo menos durante 6 meses. El interferón produce remisiones en la hepatitis B, pero un porciento alto recae a los 6 meses con un beneficio a largo plazo de sólo el 25% de los pacientes. Con la hepatitis C sólo del 15 al 25% de los afectados tiene remisión a largo plazo con interferón. Debido al costo elevado del interferón y a la posibilidad de desarrollar reacciones adversas severas, los candidatos a tratamiento deben ser seleccionados cuidadosamente.

La lamivudina, para hepatitis B, y la ribavirina, para hepatitis C, son nuevos medicamentos que están disponibles con resultados prometedores.

La vacunación contra la hepatitis B debe hacerse a todos los niños durante los primeros 6 meses de vida. El uso de las vacunas, además, es efectivo en la prevención post exposición y en neonatos de madres portadoras. Los adultos que deben ser vacunados son los trabajadores de la salud, adictos a drogas endovenosas, pacientes en hemodiálisis o contactos de individuos infectados.

La hepatitis crónica es cada vez más frecuente, a pesar del cernimiento de donantes de sangre y la disponibilidad de vacunas para Hepatitis A y B. No existe cura definitiva para todas las hepatitis, y se obtiene una remisión completa sólo en un número bajo de enfermos. La esperanza existe en desarrollar nuevos fármacos antivirales y vacunas adicionales para controlar este creciente problema de salud pública.

HEPATITIS	A	B	C	D	E
Propagación					
Oral-fecal	+	–	—	—	+
Transmisiones	—	+	+	+	—
Drogadicción	—	+	+	+	—
Evolución					
Aguda	+	+	+	+	+
Cronicidad	—	+	+	+	—
Cirrosis	—	+	+	+	—
Trasplante	—	+	+	+	—
Manejo					
Vacuna	+	+	—	—	—
Interieron	—	+	+	+	—

PIEDRAS EN LA VESÍCULA

El Nuevo Día
23 de abril de 1999

La vesícula biliar es una estructura en forma de bolsa, situada detrás del hígado, en la que se acumula la bilis (líquido producido por el hígado para digestión de grasas). La bilis sale del hígado por conductos biliares y se almacena en la vesícula biliar. Ésta expulsa la bilis por el conducto cístico a un conducto biliar común que transporta la bilis al duodeno, la primera parte del intestino delgado.

La dolencia más común de la vesícula biliar, y que ocurre en el 10% de la población, son las piedras en la vesícula (cálculos biliares). Usualmente se desarrollan cuando el colesterol o los pigmentos de la bilis se separan de la bilis en la vesícula y forman cálculos. Si ocurren en la vesícula (ver ilustración), se conocen por colelitiasis y si se localizan en el ducto biliar común (ver ilustración) se llaman coledocolitiasis. El componente principal de los cálculos es colesterol, aunque algunos se componen de sales de calcio.

El 80% de las piedras biliares no causan síntomas y no requieren tratamiento. Tienden a ocurrir en familia. Son 2 veces más frecuentes en la mujer que en el hombre y en las personas con sobrepeso. Se presentan más fácilmente en mujeres mayores de 40 años de edad. El riesgo de desarrollar cálculos aumenta con la edad y también con el consumo de dietas altas en grasa y azúcares especialmente si están acompañados de una vida sedentaria. La mayoría de las personas con piedras en la vesícula están asintomáticas, pero muchas pueden sufrir un solo ataque que no se repite. Otras personas sufren episodios repetidos de dolor que puede que no sea severo, pero que, en ocasiones, son extremadamente dolorosos. La molestia ocurre en el cuadrante superior derecho del abdomen y puede persistir durante media a varias horas.

Irradia hacia el hombro derecho. El dolor intenso puede estar acompañado de náuseas, vómitos y, a veces, escalofríos.

Los cálculos, cuando migran se pueden incrustar en las paredes del ducto biliar, causando una obstrucción al flujo de bilis en dicho ducto. Esto genera dolor, orina de color más obscuro, fiebre o escalofrío (por infección superimpuesta a la obstrucción) e ictericia (blanco de los ojos y la piel amarillos).

El diagnóstico de piedras en la vesícula se hace por medio de un historial y examen físico acompañado de pruebas de laboratorio y de Rayos X. Se confirma con la ecocardiografía abdominal en la que se obtienen imágenes de las estructuras internas del cuerpo mediante el uso de ondas sonoras. El eco de las ondas permite obtener una imagen de la vesícula y de los conductos biliares en acción. Se usa la colecistografía oral, una radiografía de contraste, que ayuda a determinar si hay un problema de cálculos. Se usa además la colangiografía de contraste, procedimiento en el que material de contraste se inyecta en la vena y se toman radiografías de la vesícula y de los conductos biliares. Se puede hacer con Rayos X comunes o con la tomografía computarizada.

En la presencia de *piedras en la vesícula biliar*, que causan episodios de dolor recurrentes, se indica la remoción quirúrgica de la vesícula biliar (colecistectomía). Hoy día se hacen colecistectomías, por laparoscopía, también bajo anestesia general, introduciendo tubos por medio de pequeñas incisiones en la pared abdominal con la ayuda de un laparoscopio (cámara) introducido en el abdomen por la incisión. Otro método es el uso de la fragmentación de los cálculos por medio de ondas sónicas (litotripsia). Éste se reserva para casos en que la cirugía no es aconsejable.

Las *piedras en ductos biliares* deben ser extraídas, aunque no exista síntoma alguno, ya que las complicaciones de la obstrucción, ictericia, colangitis (infección del ducto) y la pancreatitis (infección del páncreas) tienden a aparecer a lo largo de su

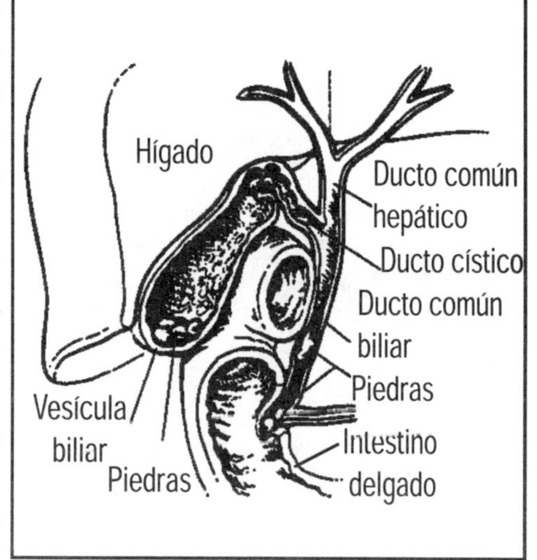

evolución. Las piedras alojadas en los ductos biliares se remueven ya sea por cirugía abdominal o con la colangiopancreaticografía retrograda endoscópica mediante el uso de un endoscopio pasado por la boca hasta el intestino delgado, al esfínter de Oddi, donde, además, se corta este músculo, lo que permite el paso de los cálculos al intestino delgado eliminando la obstrucción al ducto biliar. Este procedimiento es efectivo en el 90% de los casos, con una mortalidad de 4 en 1,000 personas.

EL INTESTINO IRRITABLE

El Nuevo Día
3 de mayo de 1999

El síndrome del intestino irritable (SII) es un desorden común de la motilidad del tracto gastrointestinal que característicamente produce dolor en el vientre, estreñimiento y diarrea. Se conoce también como colon espástico o colon irritable. Es un desorden gastrointestinal en el que la estructura del intestino es normal, pero su función está alterada. En los países industrializados se da, según se informa, en el 15 al 20% de la población.

Se puede presentar en formas diferentes: una con dolores abdominales y estreñimiento, otra con dolores y diarrea, y una tercera con estreñimiento y diarreas alternados. Se estima que gran parte de estos síntomas se deben a espasmos en la pared del intestino (ver ilustración). Aparte de éstos síntomas, ocurren otros producidos por el tubo digestivo, como la eructación, la distensión abdominal, el meteorismo (exceso de aire en el intestino), mal aliento, regurgitaciones, retortijones y movimientos ruidosos del intestino. El dolor o malestar abdominal frecuentemente cede con la evacuación, con cambios en la frecuencia evacuativa o con cambios en la consistencia de las heces. Las heces pueden ser blandas, duras o acuosas, y puede existir moco.

Para establecer el diagnóstico del síndrome del intestino irritable se requiere que los síntomas recurran por lo menos por tres meses. Algunos pacientes a menudo presentan, además, dolor de cabeza, palpitaciones, mareos y sudoración.

La condición es 3 veces más frecuente en la mujer. Se desconoce a ciencia cierta la causa del intestino irritable. Algunos postulan que se debe a cambios en los nervios que controlan la sensación o el movimiento del intestino. Otros creen que se debe al estrés y al sistema nervioso central. Se ha sospechado un posible factor hormonal. **Períodos** de estrés y conflicto emocional, que generan ansiedad y depresión, **a** menudo precipitan episodios en las personas afectadas por el síndrome del intestino irritable.

La mayoría de los afectados se ven saludables. El examen físico no revela ningún hallazgo significativo, excepto, quizás, dolor al palpar la pared abdominal sobre el intestino envuelto. Esta condición puede confundirse con otras enfermedades gastrointestinales, como la colitis ulcerosa, infección intestinal, parásitos intestinales, enfermedad diverticular, pólipos intestinales, cáncer del colon y problemas emocionales.

El diagnóstico del SII se hace por exclusión, ya que sus síntomas simulan otras enfermedades. El médico ordenará una serie de exámenes que pueden incluir pruebas sanguíneas, de heces para parásitos, organismos infecciosos y sangre y la sigmoidoscopía (examen de la parte baja del colon con un tubo flexible alumbrado). Algunos casos pueden requerir el estudio del abdomen por ultrasonido, rayos X de los intestinos o la colonoscopía. Para la colonoscopía se introduce por el recto un tubo flexible con luz y unos aparatos de visión especiales y se lleva hasta el colon cuyo interior es examinado. De verse anormalidades se toman muestras para examen al microscopio. Tanto la sigmoidoscopía como la colonoscopía son particularmente convenientes en pacientes mayores de 40 años con el fin de excluir cáncer del colon.

No se encuentran anormalidades en los estudios diagnósticos hechos en estos pacientes con el intestino irritable. Afortunadamente, aunque hay la molestia de los síntomas, la enfermedad es benigna y no compromete la vida de los afectados.

Al no existir cura para esta condición, su manejo está orientado hacia el mejoramiento de los síntomas. La base más importante del tratamiento es una relación sólida médico-paciente y enfatizar que, aunque el intestino irritable es de difícil control, es una entidad benigna con excelente supervivencia.

Cuando el paciente asocia los síntomas con la ingestión de algunos alimentos específicos, es indicado descontinuar su ingestión. Se sabe que alimentos grasosos, las habichuelas, alimentos que producen gas, el alcohol y la cafeína pueden agravar los síntomas, y se debe descontinuar su uso. Se recomienda evitar los embutidos, frituras y **quesos fuertes**. Algunos pacientes con este síndrome pueden **mejorar su** condición consumiendo más fibra, especialmente cuando existe el estreñimiento. A otros, el exceso de fibra les puede agravar los síntomas como la flatulencia y los retortijones.

Es conveniente evitar o controlar el estrés con algunas medidas de utilidad, entre las cuales, se cuentan el ejercicio físico liviano y la meditación. Pacientes que padecen de desórdenes psicológicos más severos pueden requerir la ayuda profesional de un psiquiatra.

Hay una serie de medicamentos que pueden ser utilizados. Los más usados son aquellos que disminuyen la función del tracto gastrointestinal y que tienen efectos antiespasmódicos, como los anticolinérgicos como la diciclomina y otros. Medicinas antidiarreicas, como el difenoxilato y loperamida son útiles en personas con diarrea. Medicinas antidepresoras, tranquilizadores, la psicoterapia, la hipnosis y la modificación de conducta se han utilizado para mejorar a algunos pacientes con esta condición. El uso de laxantes irritantes está contraindicado en estos pacientes. El paciente debe ayudar a identificar qué hábitos producen irregularidades en su función intestinal, ya que el tratamiento puede depender más de cambiar el estilo de vida que de cualquier medicina.

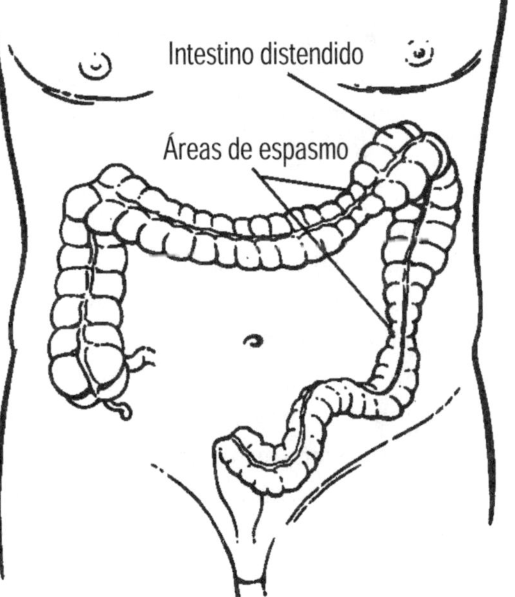

DIVERTICULOSIS DEL COLON

El Nuevo Día
31 de mayo de 1999

Los divertículos son unos pequeños sacos que se forman en la pared intestinal. Tienen predilección por el intestino grueso (colon). El colon es un cilindro de músculos que es utilizado por el cuerpo para eliminar los residuos de los alimentos y para reabsorber agua de éstos. Su primera parte es la más ancha que consta del ciego y del colon ascendente, y su contenido es primordialmente líquido. Sigue el colon transverso, y de ahí el colon descendiente y el sigmoide. Éste conecta con el recto. El material residual dentro del sigmoide es principalmente sólido. La enfermedad diverticular se desarrolla cuando puntos débiles en la pared del colon ceden bajo presión formando sacos pequeños que sobresalen de la pared colónica. Los divertículos pueden ocurrir en cualquier parte del colon, pero tienen preferencia por el sigmoide y el colon descendente donde se requiere hacer más fuerza para mover la excreta fuera del cuerpo.

Se desconoce la causa de la enfermedad diverticular, pero la condición es poco frecuente en las partes del mundo donde se consume más fibra en la dieta, mientras que en los países occidentales, donde la dieta, típicamente, es baja en fibra, su presencia es mucho más común.

Los divertículos del colon son infrecuentes en personas menores de 40 años de edad. En los países occidentales alrededor del 50% de la población de 60 años, o más, de edad los desarrolla. No hay razón para presumir que en Puerto Rico sea diferente. Se estima que toda persona que llegue a los 90 años, o más, de edad tendrá divertículos. Estos sacos casi siempre son múltiples y a menudo numerosos. Fluctúan en tamaño desde un diámetro de un décimo de pulgada hasta una pulgada. Son 2 veces más frecuentes en el hombre que en la mujer. La mayoría de los pacientes con diverticulosis no tiene síntomas. Algunos médicos reclaman que en pacientes de edad avanzada con episodios inexplicados de dolores abdominales no específicos, retortijones y diarrea se debe sospechar diverticulosis. Los síntomas aparecen cuando ocurren complicaciones como la inflamación (diverticulitis), perforación, el sangramiento u otras. Afortunadamente solamente del 15 al 20 % de las personas con diverticulosis del colon desarrollan diverticulitis.

Los que no tienen síntomas desconocen que tienen la condición, a menos que, por otras razones, les hagan estudios radiológicos o endoscópicos del colon que revelen su presencia.

La diverticulitis es la inflamación de uno o más de los divertículos. Generalmente se debe a que excreta queda atrapada en el divertículo generando inflamación e infección por microorganismos. La diverticulitis causa dolor abdominal, primordialmente en la parte izquierda baja del abdomen, acompañado de fiebre. El proceso puede fluctuar desde una inflamación de carácter leve hasta una infección severa de la pared intestinal que puede complicarse con perforación, causando un abceso, infección del abdomen (peritonitis) sangramiento u obstrucción intestinal. Al examen médico el paciente puede sentir dolor de leve a severo al palparle el abdomen sobre el área afectada. El contaje de células blancas de la sangre está aumentado (leucocitosis). El tratamiento fluctúa desde la administración de antibióticos en la casa en casos leves hasta la hospitalización en casos más severos. La mayoría de las veces el paciente con diverticulitis amerita ser hospitalizado especialmente si hay la posibilidad del desarrollo de obstrucción intestinal, o el riesgo de perforación del divertículo inflamado causando peritonitis. Usualmente estos pacientes se ponen a nada por boca, y se les nutre con líquidos endovenosos junto con antibióticos. Si ocurre la perforación o la peritonitis, se requiere cirugía de emergencia para salvarle la vida al paciente. Solamente el 20% de los pacientes con diverticulitis requieren cirugía.

Otra complicación que puede ocurrir en la diverticulosis es el sangramiento, y se describe en el 15 al 20% de los portadores de divertículos. La hemorragia puede ser intermitente o continua y, generalmente, se detiene en forma espontánea en el 80% de los casos. Sólo en un 5% de los casos el sangrado se considera de gravedad. Hemorragias severas podrían requerir transfusión de sangre más cirugía.

El tratamiento de la diverticulosis con síntomas no complicada debe ser médico. Se incorpora fibra en la dieta y se excluyen alimentos irritantes como el café, alcohol, ají molido, pimienta, chocolate y las semillas. Pacientes con dolor y fiebre con leucocitosis necesitan antibióticos, y, si se incrementan los síntomas, requieren hospitalización donde tendrán reposo físico y alimentario, y se actuará de acuerdo con los análisis de laboratorio y los estudios radiológicos necesarios.

A pesar de la gran frecuencia de la diverticulosis del colon en las personas de la edad avanzada, más del 80% de los pacientes no tienen síntomas, razón por la cual los afectados desconocen su presencia. Existen sin causar síntomas o trastorno alguno. De desarrollarse síntomas, el afectado debe visitar su médico inmediatamente para hacer los estudios necesarios para confirmar el diagnóstico y comenzar el tratamiento, pero sobre todo para ser atendido antes de desarrollar complicaciones que podrían ser severas. Muchos médicos reclaman que, en vista de lo frecuente que es esta condición en la población, rutinariamente se le debe aconsejar a la ciudadanía que consuma de 25 a 30 gramos de fibra al día en forma preventiva. Un consumo alto de fibra, además, ayuda a bajar el nivel de colesterol en la sangre. Una dieta alta en fibra incluye, pan de granos enteros, verduras, salvados, habichuelas, frutas secas, como pasas y albaricoques, y frutas, como manzanas y peras, incluyendo sus cáscaras . La ingestión de fibras debe ir acompañada de un consumo alto de agua diariamente.

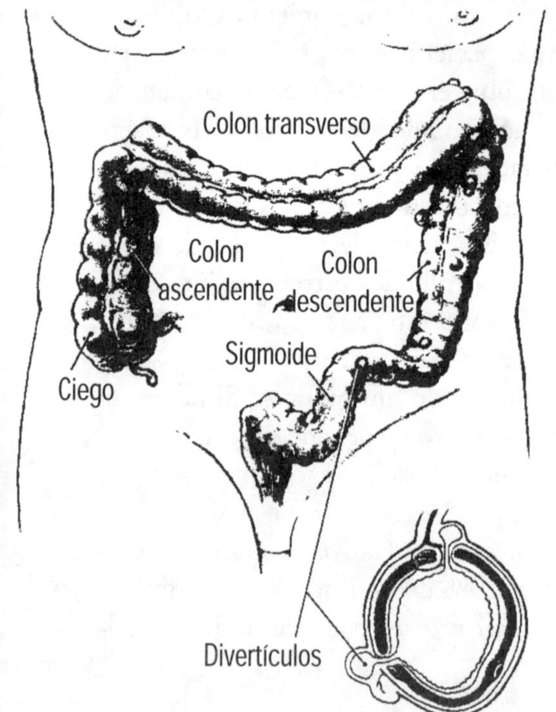

LAS PANCREATITIS

El Nuevo Día
8 de noviembre de 1999

El páncreas es una glándula alargada y plana de 5 pulgadas de largo localizada detrás de la parte más baja del estómago y delante de la columna vertebral. Su parte más ancha, conocida como la cabeza del páncreas, descansa sobre el duodeno (la primrea parte del intestino delgado), y su parte más estrecha, la cola, se acerca al bazo.

El páncreas desempeña 2 funciones fundamentales. La primera es su función endocrina por la que las células beta segregan insulina y las células alfa producen glucagón, las hormonas esenciales para la regulación del azúcar en la sangrc. Ambas, las células alfa y las beta están en unas zonas del páncreas llamadas islotes de Langerhans. La segunda función consiste en producir diariamente alrededor de 1500 cc de jugo pancreático que contiene enzimas (amilasa, lipasa) y material alcalino (bicarbonato de sodio). Este jugo se descarga en el conducto pancreático principal que recorre toda la longitud de la glándula y desemboca en el conducto biliar común que termina en el duodeno (ver ilustración). La secreción alcalina neutraliza el ácido que baja del estómago facilitando que las enzimas del páncreas y el intestino delgado ayuden a descomponer las grasas, las proteínas y otros nutrientes durante el proceso de digestión para darle nutrientes al cuerpo. La pancreatitis es un proceso inflamatorio del páncreas el cual puede ser *agudo* o *crónico*.

Pancreatitis aguda

La pancreatitis aguda ocurre súbitamente cuando los jugos digestivos del páncreas se escapan de los ductos pancreáticos y entran directamente a los tejidos del páncreas y las enzimas pancreáticas digieren el propio páncreas causando daño a este órgano que se inflama, se destruyen las células que lo componen y puede haber hemorragias internas en el órgano. Con el daño al páncreas las enzimas entran al torrente sanguíneo o a la cavidad abdominal donde pueden irritar e inflamar la pared abdominal (peritonitis).

La pancreatitis aguda usualmente es precipitada por cálculos biliares (piedras de la vesícula) que, al salir de la vesícula, obstruyen el ducto pancreático. Además la provoca el haber bebido mucho alcohol, la presencia de niveles altos de triglicéridos en la sangre o después de una comida abundante. La úlcera duodenal o una infección viral (paperas) puede predisponer a su desarrollo.

El episodio agudo se caracteriza por un dolor abdominal fortísimo debajo del esternón que irradia desde la parte alta del abdomen hacia la espalda. Alcanza su máxima intensidad en minutos y se mantiene severa por varios días. Se acompaña de náuseas, vómitos, distención abdominal, pulso acelerado, respiración poco profunda y rápida, y puede ocurrir el colapso con piel fría.

Para confirmar el diagnóstico se hacen pruebas sanguíneas para los niveles de las enzimas amilasa y lipasa que se elevan el primer día de enfermedad y regresan a normal en 3 a 5 días. Ocurre la leucocitosis (aumento del contaje de células blancas), puede haber hiperglicemia (azúcar elevada) y calcio bajo en la sangre. La tomografía computada (CT) es de ayuda demostrando cambios en el tamaño del páncreas, y el ultrasonido del abdomen puede revelar la presencia de cálculos biliares, si están presentes. El tratamiento requiere hospitalización, y se procede a la nutrición endovenosa, a la aspiración gástrica mediante sonda y a las medicinas para el dolor. Un paciente con pancreatitis aguda severa se hospitaliza en una unidad de cuidado intensivo. Mientras se aspira el líquido y aire del estómago por medio de un tubo, el paciente se nutre endovenosamente manteniéndose un volumen sanguíneo normal, lo que puede durar 2 semanas. Si el factor precipitante es enfermedad de la vesícula biliar, ésta se puede operar después que haya cedido la pancreatitis aguda. Si se sospecha que la causa de la pancreatitis aguda se debe a piedras en el conducto biliar común, el especialista lleva a cabo el estudio colangiopancreatográfico retrogrado endoscópico (ERCP, siglas en inglés). Éste es un procedimiento hecho con un tubo largo, delgado y flexible que es tragado por el paciente que le permite al doctor observar e inyectar un tinte opaco. Luego se hacen radiografías, y, si hay piedras, se pueden remover.

Pancreatitis crónica

La pancreatitis crónica se desarrolla en un período de años en los cuales el paciente puede tener episodios agudos de dolor abdominal alto recurrente junto a un dolor crónico persistente. Un 70% de los pacientes tiene un historial de abuso del alcohol. Ocurre la destrucción gradual del tejido glandular, y, si se afectan las células beta, pueden aparecer los síntomas de diabetes. Al destruirse otras células del páncreas, la producción de enzimas digestivas se reduce creando el cuadro clínico de insuficiencia pancreática por falta de éstas enzimas para la digestión. Este cuadro se caracteriza por pérdida de peso, heces pálidas de color claro, con un alto contenido de grasas, y estar acompañado de un cuadro de malabsorción. Además de los síntomas ya descritos, el paciente puede tener heces abundantes, malolientes, náuseas, vómito y distensión abdominal. Si se sospecha el diagnóstico se hacen pruebas sanguíneas y en las heces. El contenido de grasa en las heces está aumentado. Los rayos X y el ultrasonido del abdomen pueden revelar piedras en el páncreas. Se puede hacer una tomografía computarizada, y, en ciertos casos, el estudio colangiopancreatográfico retrógrado endoscópico para determinar si existe obstrucción del ducto pancreático o la presencia de dilatación o de estrechez en dicho ducto.

El tratamiento requiere una dieta a base de comidas pequeñas frecuentes (4 ó 5 por día) bajas en grasa y proteína, pero alta en hidratos de carbono, y la abstinencia del alcohol. Requiere medicinas para aliviar el dolor, y otras

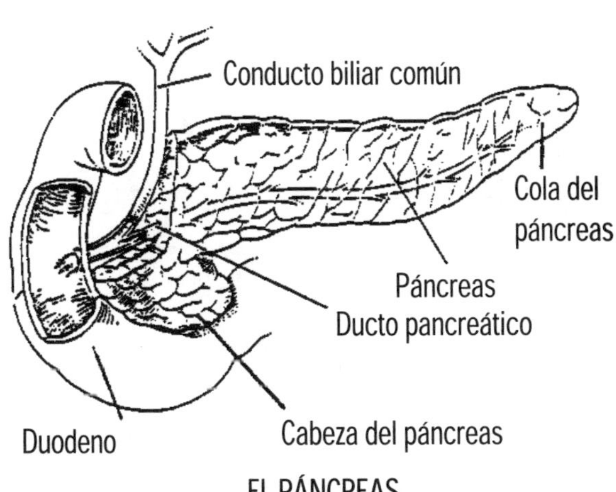

para reemplazar las enzimas digestivas. Estas tabletas o cápsulas de extractos de enzimas pancreáticas usualmente se toman con las comidas y son 8 con cada comida. Si hay diabetes concurrente hay que tratarla. En caso de ocurrir la presencia de un quiste en el páncreas o el bloqueo parcial de un ducto pancreático, la cirugía correctiva estaría indicada.

LEUCEMIA

El Nuevo Día
5 de abril de 1999

La leucemia es el cáncer de las células blancas de la sangre conocidas por leucocitos. Las células blancas constituyen la defensa de nuestro cuerpo contra organismos infecciosos y sustancias extrañas. Como todas las células de la sangre, los leucocitos son producidos por la médula ósea. Se desarrollan de células madres en la médula que, con el tiempo, maduran en 5 tipos de células: los neutrófilos (granulocitos o mielocitos), linfocitos, monocitos, eosinófilos y basófilos. Una persona normalmente produce 100 billones de estas células por día. Las células blancas normales fluctúan de 4,000 a 10,000 células por microlitro de sangre. Pocas o demasiadas células blancas indican un desorden. Un contaje bajo (leucopenia) hace a la persona más susceptible a infeciones, un exceso puede deberse a la presencia de infección o a la presencia de cáncer de la sangre.

La leucemia ocurre cuando el proceso de conversión de células madres, en la médula ósea, a células blancas se vuelve descontrolado y las células se multiplican exageradamente en forma anormal acumulándose en la médula ósea y en la sangre. Esta acumulación interfiere con la formación de un número adecuado de células rojas, de células blancas y de plaquetas normales. Las células anormales pueden invadir otros órganos como el hígado, nódulos linfáticos, los riñones y el cerebro.

Hay 4 tipos principales de leucemia, identificados de acuerdo con la rapidez de su progreso o con el tipo de células blancas envueltas. Ellas son la *leucemia mielógena aguda y la crónica* (LMA y LMC) y la *leucemia linfocita aguda y la crónica* (LLA y LLC).

Se estima que en los Estados Unidos existen 140,000 personas con leucemia y que se diagnostican 28,700 casos nuevos al año. La mayoría de los casos ocuren en los adultos, más de la mitad después de los 60 años de edad. Es 10 veces más frecuente en el adulto que en los niños. Las leucemias más frecuentes en el adulto son la mielogena aguda y la mielogena crónica, en los niños es la leucemia linfocita aguda.

El 80% de los niños con *leucemia linfocítica aguda* duran 5 años (ver ilustración). Al día de hoy el 42% de todos los pacientes con leucemia sobreviven 5 años. Se desconoce la causa de la leucemia, aunque se estima que existe un riesgo mayor al exponerse al benceno o a la irradiación, o con la ocurrencia de infecciones virales.

La *leucemia linfocítica aguda* es el cáncer más común en los niños, y es más común en la edad de 3 a 5 años. Las células leucémicas al acumularse en la médula ósea destruyen y reemplazan las células que producen células normales en la sangre. Esto causa debilidad, falta de aire al desarrollar anemia (pocas células rojas), infección y fiebre, debidas a pocas células blancas, y sangramiento debido a plaquetas bajas. Un contaje de sangre puede revelar un número normal, bajo o alto de células blancas, pero, al examen microscópico, son células blancas inmaduras. Una función de la médula ósea permite obtener tejido para confirmar el diagnóstico. Hoy día, al tratarse con quimioterapia, el 90% de los casos logra un control inicial (remisión) de la enfermedad. Puede haber recaída. Frecuentemente estos pacientes necesitan, inicialmente, transfusiones de sangre para controlar la anemia, de plaquetas para atender al sangramiento y antibióticos para las infecciones. Semanas o meses después de la quimioterapia inicial se puede dar tratamiento adicional conocido por tratamiento de consolidación. En casos extremos se puede considerar el transplante de médula ósea luego de destruir, por radiación, todas las células productoras de glóbulos blancos; después se inyectan células sanas de un donante compatible para que se instalen y se multipliquen en la médula.

La *leucemia mielógena aguda* (mielocítica, granulocítica) ocurre primordialmente en adultos. Los síntomas son similares a los de la leucemia linfocítica aguda. El examen de la sangre y de la médula ósea revela las células inmaduras de la serie mieloide. Del 50 al 85% de los pacientes con LMA responden al tratamiento. Este tipo de leucemia responde a menos medicinas que las otras leucemias.

La *leucemia linfocítica crónica* se caracteriza por linfocitos cancerosos junto a nódulos linfáticos agrandados. Sobre el 75% de los pacientes tienen más de 60 años de edad. Normalmente hay 2 tipos de linfocitos, los B y los T. Los linfocitos B tienen que ver con los anticuerpos para combatir infecciones de bacterias y virus y los T con reacciones del sistema inmune. Algunas leucemias son de linfocitos B y otras son de linfocitos T (la minoría). Al principio, no hay síntomas, y sólo ocurren nódulos linfáticos agrandados. El paciente puede tener cansancio, falta de apetito, pérdida de peso. La mayoría de los casos es de evolución lenta. Pacientes con leucemia de linfocitos B frecuentemente sobreviven de 10 a 20 años sin requerir tratamiento. El prognóstico de la leucemia con linfocitos T es peor. En el tratamiento se usa radiación para reducir el tamaño de los ganglios linfáticos, pero las drogas antileucémicas no son tan efectivas.

La leucemia mielocítica crónica ocurre a cualquier edad, pero es rara en niños de 10 años o menos de edad. Al principio, puede ocurrir sin síntomas, pero luego aparece el cansancio, la debilidad y la falta de apetito, pérdida de peso, fiebre y sudoración nocturna. Con el paso del tiempo estos pacientes, finalmente, se ponen peores según se agrava la anemia y se reducen las plaquetas. El contaje usualmente revela de 50,000 a 100,000 glóbulos blancos por microlitro y al examen microscópico se ven células inmaduras anormales y en diferentes etapas de maduración. Estas células frecuentemente tienen el cromosoma Filadelfia. Aunque el tratamiento no erradica la enfermedad, sí desacelera el proceso. Además de la quimioterapia, se usa terapia de radiación al bazo o se procede a su extirpación. En muchos casos, el transplante de médula ósea es la mejor opción para obtener la cura definitiva.

El objetivo de la terapia de las leucemias es provocar una remisión completa de la enfermedad. Las terapias más utilizadas son diferentes modalidades de quimioterapia y de radiación. Casos en remisión o latentes pueden ser elegibles para transplante de la médula ósea. El manejo de pacientes leucémicos debe ser provisto por médicos especializados en el tratamiento del cáncer, principalmente los oncólogos y los hematólogos. Los agentes quimioterapéuticos causan múltiples efectos secundarios que requieren una supervisión estricta del paciente bajo tratamiento.

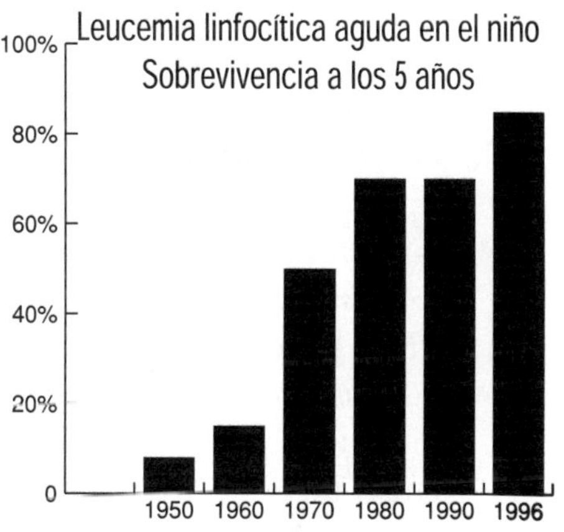

ANEMIA

El Nuevo Día
17 de mayo de 1999

Anemia es la condición en la que la hemoglobina (el pigmento en las células rojas que transporta el oxígeno) es inferior a lo normal. Al reducirse las células rojas (eritrocitos) o la hemoglobina, la sangre no puede suplir el oxigeno necesario para el funcionamiento de los tejidos del cuerpo.

Definimos anemia como una hemoglobina menor de 14 gramos por decilitro de sangre, en el hombre, y menor de 12 g/dc en la mujer. La diferencia se debe al efecto de la testosterona (hormona masculina) sobre la eritropoyetina , hormona que estimula las células precursoras de los eritrocitos en la médula ósea. Esta diferencia le da ventaja al hombre en pruebas de resistencia física como los maratones.

Los síntomas asociados a una baja en hemoglobina dependen de la magnitud de ésta, la rapidez con que baje, de cómo están los mecanismos compensatorios del huésped y de otras enfermedades coexistentes como serían la diabetes, arterosclerosis y otras condiciones asociadas a insuficiencia vascular.

Los síntomas de la anemia debida a la oxigenación pobre de los tejidos varían desde debilidad, cansancio, fatiga, mareos, desvanecimientos, pesadillas y cambios mentales hasta fallo cardíaco congestivo, angina de pecho y disfunción cerebral en casos severos. Los esfuerzos cardíacos para compensar producen taquicardias (pulso acelerado) y palpitaciones.

La presencia de la anemia se diagnostica con pruebas simples de laboratorio, como el por ciento de eritrocitos en el volumen de sangre (hematocrito) y la cantidad de hemoglobina en una muestra de sangre. Estos son parte de un conteo completo de sangre (CBC, de las siglas del inglés). El conteo de sangre automatizado permite evaluar a los pacientes antes de que tengan síntomas. Esto beneficia a los pacientes ya que pueden evitarse problemas como el que un paciente con hemoglobina baja desarrolle mareos mientras conduce un vehículo o un avión.

Hay varias formas de clasificar las anemias: una es por el tamaño de la célula roja; aumentada (megaloblástica) por falta de Vit B12 y folato o disminuida (microcítica) por deficiencia de hierro. Otra es por aumento (hiperproliferativa) o disminución (hipoproliferativa) de las células precursoras (reticulocitos).

La anemia puede ser causada por *pérdida de sangre*, por la *producción inadecuada de eritrocitos* y por un *aumento en la destrucción de células rojas.*

La *perdida de sangre* es la causa más común de anemia. Puede ser rápida y severa, como después de una herida. Si se pierde mucha sangre, la presión arterial baja ya que el líquido en los vasos sanguíneos es insuficiente. La pérdida crónica es más frecuente, como ocurre en la sangría recurrente de hemorroides, úlceras del estómago o pólipos del colon. La rapidez de la pérdida de sangre determina los síntomas desde desfallecimiento o vahídos a sólo debilidad, palidez y mareos. Si la pérdida es mucha y rápida procede la transfusión de sangre.

La *producción inadecuada de sangre* puede ser de tipo carencial por *falta de hierro, vitamina B_{12} o ácido fólico.* La falta de hierro se debe principalmente a la pérdida por hemorragia, como la pérdida excesiva de sangre en la menstruación (menorrahagias). Una dieta baja en hierro puede causar anemia en infantes y niños pequeños.

Para producir eritrocitos se necesita ácido fólico y vitamina B12. Absorción inadecuada de vitamina B_{12} causa anemia perniciosa. Esta vitamina, para ser absorbida, tiene que combinarse con el factor intrínseco (F1), una proteína producida en el estómago. Sin F1 no se absorbe y causa anemia. Se trata con inyecciones de Vitamina B_{12}. En Puerto Rico, el esprue tropical causa malabsorción del ácido fólico que también causa anemia. Se trata con la ingestión de una tableta de ácido fólico al día.

La *destrucción aumentada de eritrocitos* (hemolisis) es causada por varios mecanismos, y puede deberse a un bazo grande, a la presencia de anticuerpos, anormalidades de las células rojas o la presencia de hemoglobinas anormales. Ocurre cuando la destrucción excede a la producción de eritrocitos. Se necesitan pruebas especializadas para identificarlas. En algunos casos la malfunción del sistema inmune destruye los glóbulos rojos (anemia hemolítica).

Las anormalidades estructurales en la hemoglobina (hemoglobinopatías) causan anemias al no suplir el oxigeno requerido por los tejidos. La enfermedad debida a hemoglobina C ocurre en 2-3% del negro americano, y la hemoglobina S-C ocurre en los pacientes que tienen un gene de homoglobina S y otro de hemoglobina C. El gene de la hemoglobina S (de células falciformes) ocurre en el 10% de la población negra de Estados Unidos.

En un CBC o conteo de sangre automatizado se obtiene la información necesaria para una clasificación general de la anemia y determinar la urgencia de su diagnóstico y tratamiento. Una evaluación de la sangre periférica, en el microscopio, permite afinar más el diagnóstico. A veces hay que evaluar la médula ósea mediante un aspirado de aguja obtenido de la pelvis del paciente para examinar las células precursoras de la sangre, incluyendo si hay la presencia de células malignas, como en el caso de leucemia, mieloma, linfoma, y de cáncer con metástasis a hueso, como el de la mama, la próstata, el tiroides y el riñón.

Durante el tercer trimestre del embarazo existe la anemia fisiológica ya que al aumentar la retención de líquido se disminuye la hemoglobina. Esta disminución no debe ser mayor de 1-2 g/dc. Toda mujer necesita el reemplazo de hierro y folato durante sus embarazos, evitando así posibles malformaciones del feto y otras complicaciones.

Los laboratorios de Puerto Rico están capacitados para hacer las pruebas requeridas para detectar anemia, antes que se desarrollen signos y síntomas que puedan poner en peligro la vida de la persona, de sus seres queridos o de la ciudadanía en general. El médico indicará el tratamiento indicado de acuerdo con la condición específica que ha generado la presencia de la anemia.

ANEMIA

• PÉRDIDA DE SANGRE
 •Aguda
  accidente
  cirugía
  vaso sanguíneo o roto
 • Crónica
  hemorroides
  úlcera estómago
  cáncer gastrointestinal
  parásitos
  hemorragias
• PRODUCCIÓN INADECUADA
 • Deficiencia de:
  vitamina B12
  ácido fólico
  ingestión de hierro
  nutricional
 • Depresión médula ósea
  aplástica
  uremia
  toxicidad
  radiación
• DESTRUCCIÓN DE ERITROCITOS
 • anemia hemolítica
 • hiperesplenismo
 • hemoglobinopatías
• hereditarias

LA DEPRESIÓN

El Nuevo Día
9 de agosto de 1999

La Organización Mundial de la Salud (OMS) estima que para el año 2020 la depresión será la segunda enfermedad más común a nivel mundial. La primera será la enfermedad coronaria y la tercera los accidentes automovilísticos. El riesgo de que un hombre desarrolle episodios de depresión en su vida es de uno en ocho y en la mujer es de 1 en 4. Conviene, pues, conocer más acerca de la depresión, quiénes están propensos a padecer esta condición y cómo debe tratarse.

En la medida en que nos vamos sintiendo más cómodos expresando nuestros sentimientos escuchamos decir "estoy sin ánimo", tengo un "down". Estas son expresiones de tristeza o de depresión. Las personas responden con diversas emociones a las situaciones de la vida diaria. Si la situación es de alegría decimos "estoy contento", si es negativa y de tristeza, solemos decir "estoy triste o desencantado(a)". Estos sentimientos de tristeza son, por lo general, reacciones normales y de corta duración.

Muchas de estas sensaciones son reacciones a experiencias, como problemas financieros, desilusiones amorosas, pérdida del empleo o de una propiedad y la muerte de un familiar querido. Es normal estar triste por la pérdida de algo valioso para uno. Finalmente la tristeza desaparece, nos adaptamos y continuamos nuestra vida diaria según lo acostumbramos.

La depresión, sin embargo, va más allá de esta tristeza normal. La depresión mayor es una constelación de síntomas y hallazgos en los que al paciente la realidad se le torna amarga, pesimista, sin futuro. Es un período en el que el afectado pierde interés en las cosas placenteras de la vida y se siente triste y deprimido. Puede existir lentitud en sus acciones, falta de energía, insomnio o soñolencia, falta de concentración, ganas de llorar, dificultad en recordar o tomar decisiones, sentimientos de inutilidad, incapacidad y culpabilidad, y puede haber instintos suicidas. Debido a la magnitud de los síntomas, el paciente no puede funcionar bien en su esfera de acción, ya sea en su rol familiar, en la escuela o en el trabajo.

Las guías de Asociación Americana de Psiquitría estipulan que el diagnóstico de depresión se establece con la presencia por más de 2 semanas de cinco de los síntomas que aparecen en la tabla (ver tabla). No todas las personas que sufren depresión experimentan todos los síntomas. La severidad de éstos varía con los individuos.

Si una persona tiene cinco de estos síntomas que persisten durante dos semanas o más, debe buscar ayuda y acudir al médico primario, psiquiatra o profesional de la salud mental.

Los niños, adolescentes y envejecientes también pueden padecer de Depresión Mayor. Estudios realizados en la Universidad de Puerto Rico identifican que entre la población de 17 a 64 años alrededor del 4.6% había tenido alguna vez en su vida depresión mayor y el 4.7% depresión menor conocida por distimia. La distimia tiene una duración de dos años o más, y los síntomas descritos anteriormente son intermitentes y de menor intensidad. La depresión es más frecuente en las mujeres. En los niños de 9 a 17 años de edad, un 7.9% había sufrido de enfermedad afectiva (depresión).

Afortunadamente, a pesar de ser una enfermedad seria, es tratable, con gran éxito, en un 80% a un 90% de los pacientes, mediante el uso de medicamentos antidepresivos modernos y terapias psicológicas. Algunas personas experimentan alivio con el uso de psicoterapia, mientras otros lo hacen con antidepresivos. Otros más, requieren tratamiento combinado de psicoterapia y antidepresivos.

Los antidepresivos tricíclicos fueron las primeras medicinas (en uso desde 1950) efectivas en la depresión. Actúan sobre acetilcolina y pueden causar efectos secundarios, como sequedad en la boca, estreñimiento, retención de orina, visión borrosa, pesadillas y problemas de conducción cardíaca. Los pacientes expresan su descontento con estos efectos secundarios.

Otros medicamentos, los inhibidores de monoamino oxidasa, tienen efectos secundarios, aun peores, que incluyen interacciones con alimentos, como el queso, la cerveza y el vino, y pueden precipitar una crisis de hipertensión arterial.

Durante los pasados diez años, han sido aprobados alrededor de doce (12) nuevos antidepresivos. Estos antidepresivos, conocidos por inhibidores selectivos de la recaptación de serotonina estabilizan los neurotrasmisores (sustancia que transmite señales de una célula del cerebro a otra) que se encuentran en nuestro cerebro. Algunos medicamentos (por ejemplo, fluoxetina, sertralina, paroxetina, fluvoxamina) actúan en uno de los neurotrasmisores, llamado serotonina. Otros medicamentos actúan tanto con el neurotrasmisor serotonérgico como con el noradrenérgico (por ejemplo, venlafaxina). En los estudios clínicos todos estos medicamentos antidepresivos mejoran los síntomas de la depresión. Estos medicamentos, en algunas personas, están asociados a efectos secundarios, pero son mínimos y de poca duración. Los síntomas de la depresión desaparecen gradualmente después de la primera semana del uso del medicamento.

El beneficio de los medicamentos es prolongado, mientras se continúen por varios meses. Es importante continuar tomando las medicinas hasta que su médico le diga que las interrumpa, no importa que el paciente se sienta bien desde antes. Cada paciente es distinto. Se requiere que el médico y el paciente dialoguen sobre el tratamiento. Algunas preguntas que el paciente debe hacerle a su médico son: ¿En qué forma debo tomarme el medicamento? ¿Por cuánto tiempo? ¿Cómo puedo saber si el medicamento me está ayudando? ¿Cuáles son los otros tratamientos además del medicamento? El paciente debe saber que el alcohol (vino, cerveza, licores fuertes) reduce la efectividad de los antidepresivos, y, por lo tanto, debe evitarse.

Esta década es conocida como "la década del cerebro". El conocimiento de origen biológico acerca de las enfermedades mentales se amplía en forma vertiginosa. Ahora conocemos más acerca de los cambios en las sustancias químicas del cerebro, como neurotrasmisores o neuromoduladores asociados a la depresión mayor. Podemos comenzar a identificar, mediante estudios radiológicos especializados, las áreas del cerebro que se afectan cuando estamos deprimidos.

¿Cuáles son los factores de riesgo para desarrollar depresión? Con frecuencia, encontramos que hay un historial familiar (genético) de depresión. La depresión puede coincidir con otras enfermedades mé-

RECONOZCA LA DEPRESIÓN   ■ Estado de ánimo depresivo, tristeza. Irritabilidad en los niños   ■ Falta de interés en las cosas o placeres   ■ Pérdida o aumento de peso   ■ Insomnio o soñolencia   ■ Agitación o lentitud   ■ Fatiga o decaimiento   ■ Sentimiento de culpabilidad   ■ Dificultad en pensar o concentrarse   ■ Sensación de desesperanza, de pesimismo   ■ Pensamientos de muerte, ideación suicida

dicas, con la utilización de medicamentos no psiquiátricos, con el uso de alcohol y con otras condiciones psiquiátricas. Personas con una autoestima baja son propensas a la depresión.

La depresión no se debe a una debilidad, ni es culpa de la persona. La depresión puede impedir la capacidad de la persona de buscar tratamiento. Los deprimidos necesitan que sus familias y amigos los ayuden a buscar ayuda de su médico o profesional de la salud, quienes le indicarán los pasos a seguir para un tratamiento exitoso. Algunos están tan deprimidos que alguien los tiene que llevar a recibirlo.

En fin, ante la amenaza de aumento de la enfermedad depresiva en el Siglo 21, es muy alentador saber que, al presente, se puede identificar y tratar la depresión cada vez con más precisión y éxito con el control de los síntomas.

HIPERACTIVIDAD

El Nuevo Día
13 de septiembre de 1998

El Trastorno Hiperactivo de Déficit de Atención (en inglés, "Attention Deficit Hyperactivity Disorder") es una entidad que ocurre en niños y adultos que constantemente exhiben un comportamiento inapropiado característico por un período de tiempo. El desorden de comportamiento se manifiesta en tres categorías: *falta de atención, hiperactividad e impulsividad.* Se ha conocido también como hipercinesia o disfunción cerebral.

La *falta de atención* se advierte cuando los afectados tienen dificultad en concentrarse en una sola cosa y tienden a aburrirse con una tarea específica. Tienen dificultad en atender a las tareas que deben cumplir y se distraen con sonidos irrelevantes. Pueden no tener conciencia de lo que ocurre a su alrededor y no escuchar lo que se le dice. Pueden no aprobar un examen, a pesar de saber la mayoría de las respuestas, por no poder concentrarse.

La *hiperactividad* se manifiesta en la incapacidad para estar quietos. Los afectados parecen estar siempre en movimiento. Los niños hiperactivos se retuercen en sus asientos, pueden mover sus pies, se paran mientras otros están sentados, pueden tocar todo a su alrededor o dar golpes con su regla (ver figura). Los adolescentes y adultos hiperactivos frecuentemente tratan de hacer múltiples cosas a la vez pasando de una actividad a otra.

La *impulsividad* se demuestra con la incapacidad de los afectados para controlar sus reacciones inmediatas o de pensar antes de actuar. Un niño puede cruzar la calle corriendo sin mirar a pesar de ser advertido por su madre, tiene dificultad en esperar el turno que le corresponde en un juego, puede interrumpir constantemente a los demás.

Los desórdenes de comportamiento son variados y pueden manifestarse en múltiples formas que crean problemas y angustias a los niños afectados, a sus familiares y a sus compañeros. La gama de patrones de conducta es amplia, como tener problemas en la escuela, iniciar peleas, destruir propiedad, dejar perder sus cosas, causar desórdenes, sufrir rabietas, no seguir consejos ni instrucciones, entre otras. Pueden ser regañados, recibir gritos y palizas, pero el castigo más bien agrava que resuelve el problema. Es necesario reconocer y tratar adecuadamente la condición.

El Trastorno Hiperactivo de Déficit de Atención (TH) es el desorden mental más frecuente en la infancia. Se calcula que afecta entre el 3 y el 5% de todos los niños. Ocurre 2 ó 3 veces más en los varones que en las niñas. Se estima que debe haber un niño con TH en cada salón de clases. Esta entidad a menudo continúa durante la adolescencia y la edad adulta.

El Manual Diagnóstico y Estadístico de Trastornos Mentales contiene pautas para determinar cuándo ocurre el TH. Este tipo de comportamiento aparece temprano en la vida, antes de los 7 años de edad, y continúa por un mínimo de un período de 6 meses. Cuando ocurre en los niños, su conducta debe ser más frecuente o más severa que en otros de la misma edad. El comportamiento refleja conflictos en varias áreas de la vida del afectado, como la escuela, su casa, el trabajo o sus amistades. Hay que diferenciarlo de cambios transitorios en el comportamiento que ocurren luego de situaciones difíciles o emocionalmente traumáticas. Un niño, previamente tranquilo, se puede volver demasiado activo y fácilmente distraído después de la muerte de uno de sus padres. Esto es una reacción a un problema emocional, y no necesariamente es debido al TH.

Una conducta con comportamiento semejante al TH con hiperactividad e impulsividad puede ser el resultado de una situación de dificultad de aprendizaje cuando el niño no está preparado para afrontarla. Una maestra alerta puede percatarse y hacer los ajustes en las lecciones en la clase para que el niño pueda permanecer en la escuela.

Hay que reconocer, además, que durante ciertas etapas del desarrollo, algunos niños tienden a ser desatentos, hiperactivos o impulsivos, eso no es TH. El que un niño corra a donde sea que vaya no es necesariamente TH. Algunos adolescentes pasan por una etapa de estar muy poco organizados y de rechazar la autoridad. Eso no es TH.

El TH es una condición de importancia que puede requerir un programa de tratamiento a largo plazo con ayuda psicológica y de medicamentos, por lo cual es fundamental confirmar el diagnóstico luego de eliminar otras causas de comportamiento parecido o sugestivo al TH.

El TH puede ocurrir acompañado de otros problemas médicos. Algunos niños con TH tienen, además, *dificultad de aprendizaje*, que se puede reflejar en problemas como aprender un idioma, matemáticas, etc. El TH no es, en sí, una dificultad de aprendizaje; pero, como interfiere con la concentración y la atención, la presencia de TH le agrava las dificultades académicas a los niños que ya tienen dificultad de aprendizaje. Otra condición que puede ocurrir en el 40% de los niños con TH es el *trastorno oposicional desafiante*. Estos niños tienden a empujar o a agredir a sus compañeros cuando no se sienten bien con ellos mismos. Los niños con estos dos problemas corren el riesgo de entrar en apuros en la escuela y hasta con la policía. Deben recibir ayuda y terapia antes de que su conducta los lleve a problemas más serios.

Además, niños con TH pueden experimentar otros trastornos, como la *ansiedad* o la *depresión*. Debe estar claro que no todos los niños con TH tienen otro trastorno adicional, pero hay que estar atentos, pues cuando ocurren juntos, pueden causarles complicaciones serias.

A pesar de múltiples teorías sobre la causa de la TH y del progreso ocurrido en los últimos años, se desconoce la causa de esta condición. Se favorece que hay un factor genético y que puede haber anormalidad en los neurotransmisores. Lo principal, hoy día, es reconocer su presencia tempranamente y ofrecerle la ayuda apropiada a los afectados por esta condición.

Frecuentemente, los padres se percatan del problema en sus hijos antes de que éstos comiencen la escuela. En muchos casos, la maestra es la primera en reconocer que el niño es hiperactivo. El diagnóstico puede ser establecido por el médico de la familia, el pediatra del niño, un psiquiatra, el psicólogo o un neurólogo. Aquellos adultos que se cree que tienen TH pueden ver a un psicólogo, un psiquiátra o un neurólogo.

Frecuentemente, el especialista que atiende estos casos entrevista, además del paciente, a los padres y maestros del niño. Se pueden hacer evaluaciones de inteligencia para determinar si existe alguna dificultad de aprendizaje. La mayoría de los niños con TH tiene inteligencia normal. Los adultos son, en gran parte, evaluados a base de su conducta en la casa y en el trabajo; se evalúa más cómo era su comportamiento cuando eran niños.

El diagnóstico correcto es esencial, para que el afectado reciba la ayuda educacional, emocional o médica que necesita. Para los niños y adolescentes esa ayuda incluye establecer la escuela indicada, el medicamento correcto y la ayuda a los padres para manejar la conducta del niño. El adulto puede requerir medicación junto a apoyo emocional.

Existen varias medicinas usadas ya por décadas. Las más efectivas son las medicinas estimulantes. Estas son metilfenidato (Ritalina), dextroanfetamina (Dexedrina o Dexrtrostat) y pemolina (Cylert).

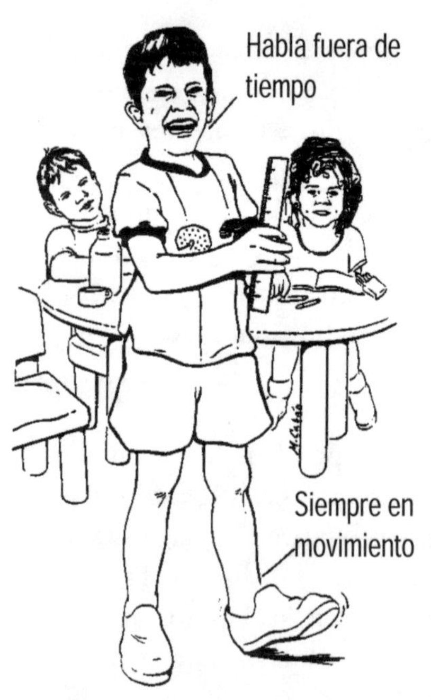

Estos medicamentos reducen la hiperactividad y mejoran la habilidad para concentrarse. El médico orientará sobre efectos secundarios, especialmente con pemolina. Estas medicinas se consideran seguras, cuando se usan bajo supervisión médica. Nueve de cada 10 niños mejoran con una de estas 3 medicinas. Las medicinas, aunque de gran ayuda, no curan la condición, sólo controlan los síntomas. Se sugiere que para una mejoría duradera y mejores resultados, además de las medicinas, se use terapia de la conducta, ayuda psicológica y apoyo. Se pueden usar bajo indicación médica antidepresivos, antipsicóticos y anticonvulsantes en casos que así lo requieran. No castigue a un niño hiperactivo, ofrézcale ayuda. Este desorden requiere la ayuda de los padres, de los maestros y del médico.

PÁNICO

El Nuevo Día
27 de septiembre de 1998

Todas las personas, en algún momento, sienten miedo o ansiedad. El miedo es una respuesta a un insulto externo real. La ansiedad se desarrolla de un estímulo interno desconocido que es excesivo para la realidad del estímulo externo que lo generó. La ansiedad es el desorden psiquiátrico más común.

Un ataque de pánico es un episodio repentino y severo de ansiedad que genera múltiples síntomas clínicos. Los trastornos de pánico son bien comunes y se estima que afectan a alrededor del 5% de la población. Los síntomas de un ataque de pánico se presentan espontáneamente e inesperadamente sin causa alguna reconocida o pueden ser desencadenados bajo estrés emocional o por consumo de alcohol. El ataque puede ocurrir en situaciones aparentemente tranquilas y no amenazantes, como entrando a una tienda, guiando un automóvil, viajando en un autobús o sentado en un escritorio. El ataque dura varios minutos y es una de las situaciones más molestas que puede experimentar alguna persona. La frecuencia de los ataques es variable, pero casi todas las personas que han sufrido un ataque de pánico sufrirán otros más. Si una persona tiene episodios continuos de ataque de pánico se dice que sufre de trastorno de pánico. El trastorno de pánico es un serio problema de salud, y, con frecuencia, incapacita a los afectados. La mayoría de las personas que sufren de ataques de pánico son adultos jóvenes en la segunda o tercera década de su vida y ocurre 2 veces más en las mujeres que en los hombres.

No se sabe con claridad la causa de los ataques de pánico, aunque se sabe que se pueden agudizar a causa del estrés, y se estima que puede existir una predisposición hereditaria. Estudios en Australia, Bélgica, Alemania y Estados Unidos revelan que son 10 veces más frecuentes en familiares cercanos de personas que han experimentado un ataque.

De acuerdo con una de las teorías sobre el trastorno del pánico, el sistema de alarma normal del cuerpo, es decir, los mecanismos físicos y mentales con los que una persona afronta una amenaza, entran en acción sin que ser necesario, ya que no existe peligro.

Los síntomas de un ataque de pánico incluyen, entre otros, dificultad para respirar, latidos cardíacos acelerados (taquicardia), mareos, sudoración, ahogos, sensación de asfixia, dolor en el pecho; los cuales aumentan en intensidad en 10 minutos y normalmente desaparecen en minutos. El individuo desarrolla la sensación de muerte inminente o miedo de perder el control o de volverse loco. En un ataque de pánico se aumenta la adrenalina que circula por el cuerpo, lo que produce o agrava los síntomas físicos que intensifican la ansiedad, como la taquicardia, palpitaciones y sudor excesivo.

La presencia de síntomas de orden psicológico y de síntomas generados por el sistema nervioso autonómico lleva a la confusión con enfermedades en varios órganos del cuerpo.

Debido a la multiplicidad y variedad de los síntomas en un ataque de pánico, los afectados frecuentemente se preocupan por si tienen problemas médicos peligrosos que envuelven su corazón, pulmón o cerebro, y buscan ayuda de su médico o de las salas de emergencia de los hospitales. Frecuentemente, terminan siendo expuestos a múltiples estudios diagnósticos que tratan de eliminar la presencia de otros males que podrían causar síntomas de los que exhiben los pacientes con pánico. Ciertos ataques de pánico se parecen mucho a los hallazgos de un paciente con trombosis coronaria o angina, por lo cual han existido ocasiones en que el médico, para determinar lo que tiene su paciente, ha tenido que ordenar un cateterismo cardíaco innecesario.

Como los ataques de pánico son inesperados, y ocurren sin causa aparente, los concernidos anticipan y se preocupan por otro ataque, evitando los sitios donde sufrieron un ataque anterior. Esto se conoce por ansiedad anticipatoria. El evitar estos sitios se conoce como agorafobia (miedo a las multitudes o a estar en espacios abiertos). El afectado, tratando de contener el pánico aterrorizante, empieza a evitar las situaciones que lo generan, por lo que limita progresivamente sus actividades. Si la condición es severa puede haber incapacidad para trabajar o llevar a cabo actividades rutinarias, como por ejemplo, ir de compras. Algunos apenas pueden salir de su casa donde pueden permanecer por meses.

La clasificación oficial de desórdenes psiquiátricos elaborada por la Asociación Psiquiátrica Americana, estipula que un ataque de pánico está presente cuando cuatro de los síntomas enumerados en la tabla "Reconozca el pánico", aquí incluida, ocurren súbita e inesperadamente en el término de 10 minutos (ver tabla). La mayoría de los afectados tienen episodios que duran de 15 a 20 minutos (en algunos sólo 1 ó 2 minutos), y en un grupo menor puede durar una hora.

Como los episodios ocurren inesperadamente, es difícil para el paciente encontrar una razón psicológica para explicar sus síntomas. Creen que son el resultado de una enfermedad médica, y algunos se resienten cuando el médico les informa que no hay nada malo con ello y que es el resultado de estrés y nerviosismo. Al presumir el paciente que tiene una enfermedad rara que no le diagnostican bien, se pasa de médico en médico, de especialista en especialista buscando una solución a su problema. Los ataques de pánico asustan tanto que el paciente frecuentemente presume que el médico no entendió su enfermedad cuando se le informa que no hay nada físicamente anormal en él. Un porciento de estos pacientes se sienten desmoralizados, y frecuentemente muchos se deprimen.

En muchos casos los ataques de pánico desaparecen espontáneamente, pero son la minoría. En otros, el problema tiende a agravarse, razón por la cual es muy importante el tratamiento. Es de vital importancia educar al paciente sobre su enfermedad y su tratamiento, y sobre ser consecuente con el programa de tratamiento para evitar recaídas.

Para obtener un resultado exitoso para el paciente debe existir una buena relación médico-paciente en la que éste reciba toda la comprensión y atención del profesional que permitirá al afectado comunicar sus inquietudes y miedos. Esta comunicación amplia entre ambos creará un clima de confianza que facilitará que el individuo se adhiera sin reservas, y en forma consecuente, al tratamiento indicado. En las entrevistas la persona debe ser informada en lenguaje claro sobre el prognóstico (resultado anticipado) de su condición. El paciente responde mejor cuando entiende con claridad el problema que le afecta.

El manejo satisfactorio del paciente con ataques de pánico consiste en el uso de medicinas indicadas por un médico (evitando la automedicación), acompañado de terapia de modificación del comportamiento. En muchos casos se requiere la psicoterapia.

Los medicamentos usados son antidepresivos y los ansiolíticos, como las benzodiacepinas. Los antidepresivos tricíclicos (imipramina, y clomipramina), los inhibidores de la mono-oxidasa (fenelzina) y los inhibidores selectivos de la recaptación de la serotonina (fluoxetina, fluvoxamina, sertralina, paroxetina) han demostrado ser efectivos. La benzodiacepina alprazolán está aprobada por la Administración Federal de Drogas y Alimentos para tratar desórdenes de pánico. Cuando las medicinas son efectivas, éstas reducen el número y la intensidad de los ataques de pánico. Toman varias semanas en surtir efecto, a excepción de las benzodiacepinas, que actúan en las primeras 2 semanas.

La terapia de exposición, en la que el afectado se expone a la situación que ha precipitado el ataque de pánico, es una modalidad de terapia del comportamiento que a veces ayuda a reducir el miedo. El uso de la psicoterapia, para penetrar y entender los problemas psicológicos presentes, resulta ser altamente útil y necesario en muchos casos.

El trastorno de pánico es una condición demasiado seria y tratable para demorar la búsqueda de ayuda. Si alguien tiene los síntomas del trastorno de pánico, debe actuar inmediatamente y consultar a un médico para recibir un diagnóstico y un tratamiento adecuado.

RECONOZCA EL PÁNICO

- Dificultad en respirar
- Mareos o desmayos
- Palpitaciones, latidos acelerados
- Dolor en el pecho
- Temblores
- Sudor excesivo
- Sensación de ahogo
- Cosquilleo, hormigueo en las manos
- Náusea o diarrea
- Miedo de perder el control
- Presentimiento de un mal inminente
- Miedo de morir
- Escalofríos o excesos de calor

ENFERMEDAD DE ALZHEIMER

El Nuevo Día
5 de julio de 1998

La enfermedad de Alzheimer es una de las condiciones de salud más frecuentes durante la edad avanzada. Puede ocurrir después de los 50 años de edad. Su incidencia es de 5 al 10% en las personas de 65 a 70 años, de 20 a 25% en los de 70 a 80 y de 50% en los mayores de 90 años. Es el cuarto problema de salud a nivel mundial después de las enfermedades cardíacas, el cáncer y los accidentes cerebrovasculares.

Es una enfermedad degenerativa que afecta a las neuronas (células nerviosas) de la corteza cerebral. Se conoce por este nombre debido a que en 1907 el patólogo alemán Alois Alzheimer describió una enfermedad caracterizada por cambios progresivos en la conducta y deterioro intelectual (demencia) asociado a unos cambios específicos en el cerebro. Estos cambios consisten en las placas seniles (compuestas de neuronas, procesos celulares y una sustancia llamada amiloide depositada fuera de la célula) y de colecciones intracelulares de filamentos anormales llamadas madejas neurofibrilares. Además, se encuentra muerte neuronal y pérdida de conexiones entre unas células nerviosas y otras. El amiloide también se deposita dentro de los vasos sanguíneos. Algunos de estos cambios se pueden ver en cerebros de pacientes envejecientes que no tienen procesos demenciales.

Actualmente la padecen 4 millones de personas en los Estados Unidos y se estima que para el año 2050 habrá 14 millones. Es la causa más común de demencia. El síntoma principal es usualmente la pérdida progresiva de la memoria. Otros son la confusión, cambios en la personalidad, desorden de conducta, alteración del juicio, trastornos de comunicación y pensamiento y dificultad en seguir instrucciones.

El paciente, inicialmente alerta, puede manifestar olvido de eventos recientes, como cumplir citas, el nombre de un conocido, sitios donde guardaron cosas, números telefónicos, el cerrar las puertas, el apagar la estufa, no saber la fecha ni el lugar donde está y dificultad en escoger la palabra indicada al expresarse. Puede salir de su casa, pero no saber cómo regresar. Cambios en la memoria no siempre se deben a Alzheimer, ya que ocurren, con cierta frecuencia, en los envejecientes. Con el deterioro progresivo puede haber desaseo, descuido en su presentación pesonal, agitación, depresión, uso de lenguaje atrevido y agresividad no justificada, entre otros. Afortunadamente, no necesariamente todos los pacientes desarrollan la etapa más avanzada de la enfermedad. Es necesario entender que los cambios en la personalidad y la conducta son parte de la enfermedad y no ofrecer represalias por ello.

Aunque no se han establecido los mecanismos de esta enfermedad, los hallazgos principales están en la genética. Se han identificado familias que poseen cambios en los cromosomas 21, 14 ó 1, pero la mayoría de los casos no muestran patrones familiares tan claros. Encontrar un marcador genético (el alelo E4 para la Apolipoproteína E) en el cromosoma 19, parece aumentar el riesgo para el desarrollo de algunas variantes de la enfermedad.

La enfermedad de Alzheimer, conocida como Demencia de Tipo Alzheimer (DTA), tiene una evolución variable. En algunos casos el deterioro es rápido y en otros es lento. Finalmente, la persona estará totalmente incapacitada para cuidarse a sí misma. La muerte ocurre de tres a veinte años después del comienzo de los síntomas, ocurriendo la mayoría aproximadamente a los 8 años. El paciente de Alzheimer tiene el mismo riesgo del resto de la población para otras enfermedades relacionadas con la edad incluyendo la pulmonía por aspiración.

Cuando un ser humano muestra alguno de los síntomas es importante que se haga una evaluación temprana y minuciosa para descartar otras causas sabe de demencia, sobre todo aquellas que son tratables, como la depresión, efectos de medicamentos, el hipotiroidismo (función disminuida de la glándula tiroides) y deficiencias nutricionales. Al día de hoy, no hay prueba diagnóstica definitiva para la DTA.

Al evaluar un paciente con síntomas de demencia se le toma un historial de salud completo y se le hacen exámenes físico, neurológico y mental. Se le ordenan las pruebas de laboratorio que estén indicadas. Estas pueden incluir placa de pecho, electrocardiograma, tomografía computarizada, electroencefalograma, resonancia magnética, evaluación neuropsiquiátrica y pruebas neuropsicológicas.

El diagnóstico final y definitivo de la DTA lo da el examen del tejido cerebral, el cual se hace en la autopsia si el paciente así lo había autorizado mediante directrices dirigidas o si la familia lo determina. La biopsia cerebral (en vida) con fines diagnósticos no es recomendable.

Al presente no hay cura para el DTA. Es importante el diagnóstico temprano para poder planificar el manejo del paciente y orientar a aquellos que proveerán de lo necesario para su cuidado. Mientras el paciente está capacitado mentalmente para hacer sus decisiones, es importante que deje un documento legal válido que dé instrucciones específicas con relación a sus deseos en el cuidado de su salud y la disposición de sus bienes.

El manejo del afectado debe ser interdisciplinario con la participación no sólo del médico sino, además, del personal de enfermería, trabajo social, terapia física y ocupacional; y debe usarse, como recurso, la representación legal y los grupos de apoyo, entre otros.

El manejo no farmacológico es deseable. Se debe aumentar la socialización y mejorar la higiene del sueño. Es importante que, en el ambiente donde vive el paciente, se utilicen aquellas medidas que puedan ofrecerle orientación en tiempo, persona y espacio; se debe mantener y mejorar la memoria, evitar los riesgos de caídas y que el paciente se escape de la casa en aquellas etapas en las cuales ya no puede decidir cómo regresar por sí solo. La persona no debe salir sola, conducir automóviles, ni manipular herramientas o utensilios peligrosos.

Es importante tratar otras condiciones de salud que pueda tener el paciente y que afecten a su capacidad funcional. Algunos medicamentos utilizados para tratar otras enfermedades pueden agravar los síntomas de la DTA.

Aunque no existe cura, hay medicamentos que mejoran la calidad de vida del paciente e indirectamente de sus seres queridos y de aquellos que le proveen cuidado. Estos medicamentos están dirigidos a aumentar la disponibilidad de la acetilcolina, sustancia que facilita la comunicación entre las células nerviosas (neurotrasmisor), de tal forma que se mejoran los síntomas de la condición. Los medicamentos aprobados por la Administración de Drogas y Alimentos (FDA por sus siglas en inglés), para mejorar la función cognoscitiva en el tratamiento de DTA son los inhibidores de la colinesterasa, tacrine (Cognex) y donepezil (Aricept). Su beneficio es discreto en pacientes en etapas tempranas, pero no así en fases avanzadas de la enfermedad. El donepezil tiene menos efectos gastrointestinales adversos que el tacrine (3% vs 30%). El uso de tacrine requiere pruebas de laboratorio del hígado cada dos semanas por las primeras dieciséis semanas de usarlo. Compuestos antioxidantes como la Vitamina E y la selegilina han sido implicados en retardar el progreso de la DTA moderada sin que se evidencie mejoría de la función cognoscitiva.

Otros síntomas, como la depresión, la agitación y la agresividad, son tratados con neurolépticos (medicinas para la psicosis), ansiolíticos (medicinas para la ansiedad) y antidepresivos. Los antidepresivos pueden tener un beneficio especial en mejorar la participación social, el estado de ánimo y los patrones de sueño. Los ansiolíticos y los tranquilizantes pueden ser problemáticos, ya que causan un aumento en la disfunción cognoscitiva y pueden producir agitación paradójica.

Se están realizando múltiples estudios de investigación en esta enfermedad. Estos incluyen investigación de las causas, como predisposición genética, genes defectuosos, toxinas ambientales, acumulación de proteína anormal en el cerebro e inflamación. También se investigan nuevas drogas o medicamentos para aliviar los síntomas de la enfermedad y mejorar la calidad de vida del paciente.

Hay que entender y ayudar a la persona que cuida al paciente con esta enfermedad. Aquella tiene como funciones el manejo de las finanzas y de los medicamentos, las tareas de cuido propio (baño, comida, etc.), el manejo de los problemas de conducta, y quizás lo más difícil, que es presenciar el deterioro progresivo del ser humano que cuida. Además, debe proveer y asegurarse de gestionar cuidado de salud para el paciente.

La enfermedad de Alzheimer es devastadora para el ser humano que la sufre, para sus familiares y seres queridos, aquellos que los cuidan y para la sociedad. Por eso la importancia de la educación a todos éstos y de que se continúe la investigación científica con miras a ofrecer mejores alternativas terapéuticas, siempre con la esperanza de encontrar su cura.

EPILEPSIA

El Nuevo Día
8 de noviembre de 1998

En Puerto Rico la condición de epilepsia afecta a alrededor de 80,000 pacientes. La incidencia mayor ocurre en pacientes menores de diez años o mayores de 60. A pesar de que la epilepsia es el más común de los desórdenes neurológicos, son muy pocas las personas que tienen conocimiento de lo que se trata.

La epilepsia no es una enfermedad sino un desorden o una alteración intermitente en el sistema nervioso debido a una descarga repentina, desordenada y excesiva de las neuronas del cerebro en la que existe la tendencia a tener ataques epilépticos recurrentes. Las manifestaciones varían de acuerdo con el área del cerebro afectada. A estas manifestaciones las conocemos comúnmente como "convulsiones", las llamadas crisis, ataques o eventos.

Más de la mitad de las personas con epilepsia logran controlar completamente sus ataques con el uso de medicamentos antiepilépticos. Los medicamentos pueden reducir la frecuencia y la severidad de los ataques en un 25 a 30% de los otros casos. Del 5 al 10% de las personas que no pueden beneficiarse de los medicamentos pueden someterse a cirugía. Muchas personas con epilepsia sufren más por el temor a ser descubiertos y que se discrimine en su contra que por la condición misma.

Las causas de la epilepsia son varias. En la primera década de vida las causas pueden ser malformaciones del cerebro e infecciones o pueden ser el resultado de una escasez severa de oxígeno durante el alumbramiento. En la adolescencia, usualmente se encuentra en el grupo familiar o causada por algún trauma como una lesión o golpe en la cabeza, una reacción tóxica, fiebre alta, una infección o un tumor.

Los tipos de epilepsia propios de la adolescencia son la mioclónica juvenil, el Síndrome de Janz y la rolándica. En aproximadamente la mitad de los casos (70%) no se puede identificar una causa específica, o sea, que la causa de la condición es desconocida (idiopática).

La epilepsia se divide en dos grupos, las parciales y las generalizadas. Los ataques parciales comienzan en una pequeña parte del cerebro, y se dividen en parcial simple y parcial complejo. Estos pueden, o no, dar por resultado una interrupción del conocimiento. Un ataque parcial puede causar sacudidas repentinas de las extremidades, movimientos repetitivos, sensaciones extrañas como cosquilleo, mal sabor, o escuchar o ver cosas imaginarias. Algunos ataques parciales causan un lapso de pérdida de percepción de los alrededores donde uno se encuentra.

A los ataques que surgen, simultáneamente, de ambos lados del cerebro se les llama generalizados. Estos se dividen en ausencias y generalizados tónico clónicos, entre otros. Las ausencias, antes llamados *petit mal*, son más frecuentes en los niños y adolescentes, quienes parecen que se han ido a otro mundo durante unos segundos. Pueden quedarse mirando fijamente al vacío o pestañear repetidamente, o su rostro o extremidades pueden sacudirse sin control. Los padres y maestros que no conocen la condición podrían acusarlos de estar "en la luna" o "soñando despiertos".

En los ataques generalizados tónicos clónicos, antes llamados "grand mal", la persona evidencia movimientos fuertes y bruscos y puede perder el control de esfínteres y orinarse o evacuarse durante el evento. El ataque rara vez dura más de uno o dos minutos, pero, por lo general, es seguido por confusión temporera y extrema fatiga que puede durar horas.

Para establecer el diagnóstico, además del cuadro clínico, se usa el electroencefalograma (EEG) que registra la actividad eléctrica del cerebro (ver figura).

Existe una diversidad de medicamentos antiepilépticos para controlar, parcial o totalmente, los ataques o crisis de un paciente. Los medicamentos son ordenados en monoterapia (solos) o como terapia conjunta (dos o más medicamentos). La mayoría de los pacientes pueden ser bien controlados tomando uno o dos medicamentos. Una causa común para el descontrol es que el paciente no tome sus medicamentos regularmente. Hay que tomar varios medicamentos al día y es vital educar al paciente sobre cómo y cuándo tomar sus medicamentos para mejorar su calidad de vida.

Los medicamentos antiepilépticos de primera generación más utilizados en la epilepsia incluyen el fenobarbital, la fenitoina (Dilantín), la carbamacepina (Tegretol) y el valproato sódico (Depakote). Hay disponible una nueva línea de medicamentos de segunda generación. Estos funcionan de manera diferente a los de primera generación. Los mismos están indicados para utilizarse de forma concomitante con otros antiepilépticos. Esta nueva línea incluye el felbamato (Felbatol), que está asociado a problemas de anemia en un grupo pequeño de pacientes, la gabapentina (Neurontin), la lamotrigine (Lamictal), el topiramato (Topamax) y el más reciente, la tiagabina (Gabitril).

El tratamiento debe ser individualizado, y puede tomar meses encontrar el medicamento o la combinación correcta, para lograr un mejor control del paciente, con menos efectos secundarios. Es vital seguir rigurosamente el tratamiento recomendado, ya que es la única manera de saber si el medicamento funciona, si hay que aumentar o disminuir la dosis, o si hay que descontinuarlo o añadir otro medicamento.

El paciente no debe suspender sus medicamentos sin recomendación médica, pues hacerlo puede llevar a crisis. De ser necesario, el médico indicará cómo disminuir el medicamento. Se debe evitar ingerir bebidas alcohólicas, ya que interfieren con los medicamentos. En las mujeres con epilepsia, es importante planificar su embarazo, por lo que deben discutir con su médico las posibles recomendaciones y complicaciones que puedan surgir. Por recomendación de la Sociedad y la Fundación Americana de Epilepsia no se deben utilizar medicamentos genéricos para esta condición, ya que no tienen el mismo efecto, y pueden provocar un aumento en los ataques.

Cuando la terapia con medicamentos falla, se puede hacer una evaluación comprensiva para determinar si el paciente es candidato a la cirugía. Ésta puede ser una alternativa sólo si el área afectada no controla funciones esenciales como la visión, el habla o el pensamiento racional.

Alrededor de un 70% de los epilépticos controlan la enfermedad con medicamentos, pero de un 10 al 20% tendrán epilepsia intratable (incluso con buenos medicamentos el manejo es difícil, por ser *refractaria*).

La evaluación de la epilepsia intratable requiere la técnica de monitoreo neurodiagnóstico intensivo. Ésta incluye el registro videoelectroencefalográfico (VIDEO EEG), que proporciona documentación simultánea de las manifestaciones clínicas y electroencefalográficas de desórdenes convulsivos. Este monitoreo muestra el registro electroencefalográfico al lado de vistas de la cara o el cuerpo entero del paciente y permite la correlación de los eventos electrofisiológicos y las manifestaciones clínicas durante el ataque convulsivo.

Al evaluar las epilepsias intratables para cirugía hay que diagnosticar y clasificar el tipo de epilepsia. Una vez que se diagnostica y clasifica el tipo de epilepsia, es necesario caracterizar las descargas epileptiformes ictales e inter-ictales, lo que requiere admitir a los pacientes en el hospital para, gradualmente, descontinuar sus medicamentos. Este procedimiento, en pacientes no hospitalizados, conlleva un riesgo de desarrollar status epiléptico. Estos servicios se proveen en programas comprensivos de epilepsia con una evaluación clínica de monitoreo Video-EEG. En pacientes sometidos a cirugía los resultados dependen del tipo de epilepsia y de su localización en el cerebro. En ataques parciales complejos se obtienen buenos resultados en un 55 a un 90% de los pacientes (sin convulsiones por 5 años).

El monitoreo de Video-EEG se considera hoy día un procedimiento esencial en la evaluación de los epilépticos. Este monitoreo permite hacer un diagnóstico específico, obtener un mejor control médico y ofrecer una alternativa quirúrgica en casos refractarios. Afortunadamente, con los nuevos medicamentos y la cirugía existen nuevas estrategias terapéuticas que benefician más a los pacientes.

ELECTROENCEFALOGRAMA

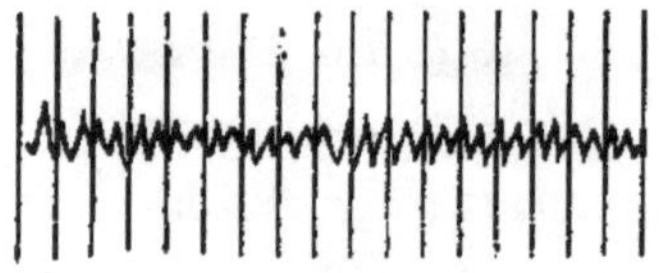

Ondas normales

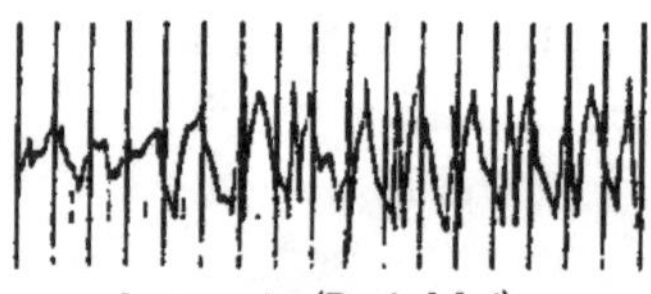

Ausencia (Petit Mal)

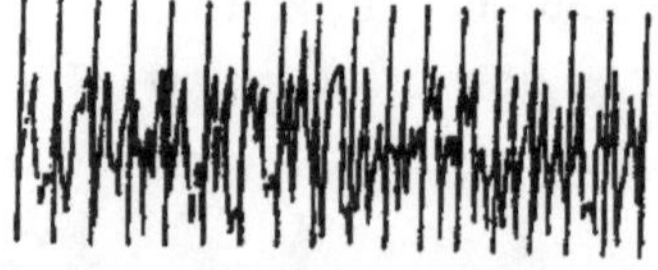

Tónico clónico (Grand Mal)

ACCIDENTE CEREBROVASCULAR

El Nuevo Día
29 de noviembre de 1998

El Accidente Cerebrovascular (ACV) es el cuadro clínico provocado por la interrupción del suplido de oxígeno y nutrientes a las células del cerebro por un problema de la circulación de la sangre en una de las arterias cerebrales. Se conoce también como apoplejía, derrame cerebral o ataque cerebral. Sucede cuando se obstruye o se produce una ruptura en una arteria que lleva sangre al cerebro.

En los Estados Unidos 750,000 personas sufren un ataque de ACV cada año; 158,000 fallecen durante el año y 350,000 permanecen con una incapacidad de moderada a severa. Esta condición causa un gasto en costos de salud correspondiente a 18.6 billones de dólares al año en ese país. La apoplejía es la tercera causa de muerte en los Estados Unidos y Puerto Rico luego de la enfermedad coronaria y del cáncer. Es la causa más frecuente de incapacidad física en el mundo industrializado. La mayoría de los episodios de accidentes cerebrovasculares ocurren en personas de más de 70 años de edad. El riesgo es mayor en el hombre, y la mortalidad es mayor en la mujer.

El problema de la interrupción en la circulación en una arteria cerebral se debe a uno de 2 mecanismos: oclusión o hemorragia. La oclusión ocurre en el 80 al 86% de los casos. La mayoría de estas obstrucciones se debe a arterosclerosis de la arteria (depósitos de lípido en la pared arterial) con un trombo en situ. Esto se conoce como trombosis cerebral o derrame isquémico. Un porciento menor de la obstrucción cerebral se debe a un coágulo o fragmento de una placa ateromatosa que viaja por la sangre desde el corazón o la arteria carótida del cuello hasta llegar a una arteria cerebral más pequeña donde se atasca. Esto se conoce como una embolia cerebral.

La hemorragia cerebral se debe a la rotura de una arteria cerebral usualmente encontrada en personas de edad avanzada con hipertensión arterial. Cuando ocurre la hemorragia en personas jóvenes, suele deberse a un defecto congénito de la pared del vaso cerebral conocido como un aneurisma (dilatación del vaso).

Los síntomas del paciente ocurrirán debido a la lesión generada en el cerebro por la falta de oxígeno y nutrientes causada por el problema de la arteria que irriga esa parte del cerebro. El cuadro se desarrolla súbitamente y evoluciona con rapidez. Los síntomas dependen de la parte del cerebro afectada. Si la parte izquierda del cerebro está lesionada, causa debilidad o parálisis en el lado derecho del cuerpo y frecuentemente incluye el habla. Si el afectado es el lado derecho del cerebro, se debilita o paraliza el lado izquierdo del cuerpo. Cuando la parte de atrás del cerebro está comprometida se afecta la visión. Cuando la lesión es en la parte del frente del cerebro hay más problemas con los movimientos. Un paciente normal, a los pocos minutos de sufrir un ataque de apoplejía, podría estar incapacitado de hablar o de mover una extremidad o un lado de su cuerpo.

El riesgo de un ACV se acentúa con la presencia de factores de riesgo. El sexo masculino conlleva un riesgo 25% mayor de sufrir un episodio. El riesgo de desarrollar un ACV se duplica cada década después de los 55 años de edad. Los otros factores de riesgo para el desarrollo de ACV son la hipertensión, enfermedad cardiovascular, enfermedad periférica vascular, diabetes, obesidad, hiperlipidemia y fumar cigarrillos.

La presencia de hipertensión aumenta el riesgo de ACV 6 veces, el fumar 4 veces, el abuso del alcohol 3 veces, la diabetes 3 veces y la enfermedad cardiovascular hasta 20 veces.

Un factor bien importante en el desarrollo de una apoplejía es el haber tenido episodios de Ataques Isquémicos Transitorios (TIA - siglas del inglés) comúnmente llamados "derrames de aviso" o "pequeños derrames" que suceden cuando un coágulo o placa obstruye una arteria cerebral por poco tiempo, que, generalmente, dura de 2 a 30 minutos. Rara vez dura de 1 a 2 horas. Cuando están afectadas ramas de la arteria carótida, puede ocurrir ceguera en un ojo y debilidad de un lado del cuerpo; cuando son las arterias vertebrales ocurre mareo, visión doble y debilidad general. Puede ocurrir una variedad de síntomas transitorios, como debilidad repentina de un brazo o pierna, pérdida parcial repentina de la visión, visión doble, inhabilidad para hablar, dificultad para recordar una palabra específica, dolor de cabeza repentino, mareo y caídas repentinas. Es un proceso de poca duración, sin daño permanente en el cerebro. El ultrasonido con un estudio de flujo de Doppler de las arterias carótidas del cuello puede revelar obstrucción de éstas por placas ateromatosas. Fragmentos de estas placas o acumulación de plaquetas, fibrina o colesterol relacionados con ellas, pueden haber embolizado una arteria cerebral, lo que se considera la causa más común de un TIA.

La mejor forma de lidiar con un ACV es evitarlo atendiendo a los factores de riesgo. Algunos de estos no se pueden modificar, como la edad, el sexo y el historial familiar de ACV. La modificación de otros factores es de ayuda en la reducción del riesgo. De existir la presión arterial alta, es vital controlarla. Esto conlleva el tomar religiosamente los medicamentos recetados por el médico y, además, seguir una dieta baja en sal, reducir el consumo de alcohol, hacer ejercicio con regularidad, mantener el peso ideal y seguir una dieta baja en grasa y rica en frutas y vegetales. Si la persona fuma, debe descontinuar el hábito. Si el paciente es diabético debe mantener un control estricto de los niveles de glucosa en la sangre. Si un paciente con enfermedad del corazón y niveles altos de colesterol recibe medicación con estatinas, se disminuye el riesgo de desarrollar un ACV.

El paciente que ha tenido TIA debe ser tratado para evitar un ACV. Esto conlleva, además de atender a los factores de riesgo, tres posibles medidas de tratamiento: 1) medicinas que inhiben la agregación de plaquetas, 2) anticoagulantes orales y 3) cirugía de las arterias carótidas en pacientes con oclusión carotidea de 50% o más. Entre los inhibidores de plaquetas existen la aspirina, el dipiridamol, la ticlopidina y el clopidogrel. Cuando hay enfermedad del corazón y ritmos cardíacos que pueden ser fuente de émbolos, se justifica la anticoagulación con warfarina, la cual debe ser supervisada por el médico. El cambio en ritmo que más frecuentemente causa embolia cerebral es la fibrilación atrial que tiende a ocurrir junto con la enfermedad coronaria, hipertensiva o valvular del corazón. La ecocardiografía transtorácica y transesofágica es de ayuda en la evaluación de estos pacientes. Cuando existe la estenosis carotidea (estrechamiento de la arteria carótida) sintomática confirmada por ultrasonografía o arteriografía (tinte en una arteria), està indicada la endarterectomía (cirugía para remover obstrucción dentro de la arteria).

El aspecto más importante, desde el punto de vista médico, sobre ACV es prevenirlo; pero, si ocurre, se requiere acción inmediata. Si una persona piensa que ella u otra persona está teniendo un ACV, debe llamar inmediatamente al servicio de emergencia o llevar a la persona al hospital más cercano sin ninguna demora. Se pueden puede minimizar las complicaciones, y hasta salvar una vida, si se reconocen a tiempo los síntomas y se actúa con rapidez.

Como los ACV son trombóticos o hemorrágicos, el médico tiene que diferenciarlos para instituir el tratamiento, especialmente evitando agravar la hemorrhagia. Esto usualmente conlleva obtener una tomografía computadorizada (CT) o un estudio de resonancia magnética nuclear (MRI).

Para aquellos pacientes con ACV trombóticos (no hemorrágicos), atendidos en el hospital, dentro de las 3 horas siguientes al ataque, está disponible el uso del activador tisular del plasminógeno (rt-PA) aprobado por la Administración de Fármacos y Alimentos (FDA) para este uso con una oportunidad de 55% más alto de retornar a la normalidad y de lograr disminuir la mortalidad de la condición. El rt-PA disuelve coágulos.

Los pacientes que sobreviven al ACV pueden manifestar diferentes incapacidades, como parálisis de extremidades y dificultad en el hablar. El uso inmediato y continuo de medidas intensas de rehabilitación con terapia física y del habla pueden llegar a controlar muchas de estas limitaciones.

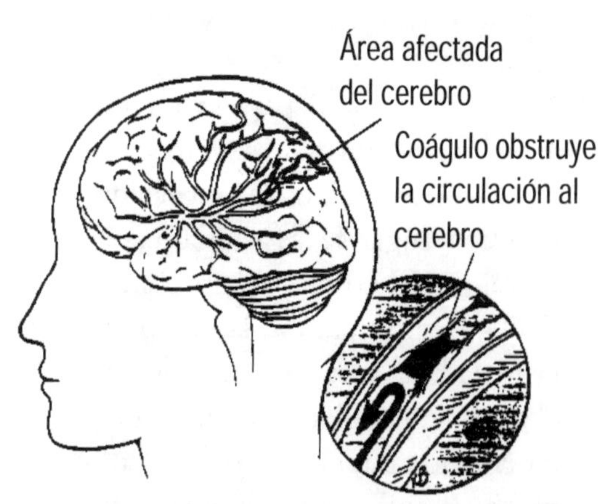

Las células del cerebro necesitan sangre, oxígeno y nutrientes para funcionar. Cuando la circulación se obstruye se puede sufrir un derrame cerebral

TRASTORNOS DEL SUEÑO

El Nuevo Día
27 de diciembre de 1998

¡Qué bien nos sentimos al despertar de un buen sueño! Trabajamos con buen ánimo, sonreímos y estamos de buen humor. Por el contrario, cuando no dormimos bien nos levantamos malhumorados, irritables y nos parece que todo nos da trabajo o no nos va bien.

Dormir es un estado normal fisiológico que se repite todas las noches y en el que entramos en un periodo de inconsciencia reversible. Es durante el sueño cuando recargamos nuestras energías. Aunque es un estado en el que no estamos haciendo nada ni respondemos a los estímulos del ambiente, sí estamos activos en el cerebro. La actividad eléctrica cerebral pasa por diferentes estados, y dividimos el sueño en dos grandes grupos: sueño sin movimientos rápidos de ojos (NREM) y sueño de movimientos rápidos de ojos (REM) (siglas en inglés).

La cantidad necesaria de sueño varía con las diferentes edades. Los recién nacidos se pasan casi todo el tiempo durmiendo. Los envejecientes tienden a fragmentar su sueño entre siestas y la noche. Nuestro cerebro tiene memoria de las horas dormidas, y, si por casualidad, una noche no dormimos bien, lo recuperamos durante una siesta o durmiendo en las mañanas durante el fin de semana. En general, los adultos duermen de 6 a 10 horas pasando un 75% en la etapa de NREM y el 25% en REM. El NREM se caracteriza por sueño profundo, de respirar suave y pulso regular, mientras que el REM se caracteriza por respiraciones rápidas y aceleración del pulso. En REM ocurren los sueños o pesadillas. La mayor cantidad del sueño sucede de madrugada y, por eso, frecuentemente nos acordamos de que estába-
mos soñando.

Hay dudas sobre la cantidad de horas que debemos dormir para sentirnos bien. Quién determina cuánto debe dormir cada persona es la persona misma analizando cómo se siente durante el día. Si una persona duerme 7 horas, y, al levantarse, se siente bien, trabaja con buen ánimo, puede hacer todo el trabajo esperado, se puede concluir que durmió la cantidad que necesitaba. Si, por el contrario, se siente irritable, lenta en el pensar y con episodios de sueño durante su trabajo, se entiende que no durmió lo suficiente. Situaciones que alteran el patrón de sueño son, comúnmente, el uso de medicamentos que alteran los ciclos del sueño, la ingestión de cafeína, el abuso de bebidas alcohólicas, las trasnochadas de los adolescentes (altera el sueño de padres e hijos), trabajar turnos que alternan de día a noche, y las preocupaciones.

Tanto los adultos como los niños pueden presentar problemas relacionados con el sueño. En los Estados Unidos hay 40 millones de habitantes con trastornos del sueño. Es común oír a los padres comentar que su hijo o su hija hablan de noche, se asustan en el sueño o son sonámbulos. Estos disturbios ocurren en su mayoría durante la etapa del NREM, sobre todo temprano en la noche. Usualmente hay otras personas en la familia que hacían lo mismo. Afortunadamente no son dañinos y muchas veces se resuelven espontáneamente con el crecimiento. El *pavor nocturno* se describe en niños que súbitamente se levantan de su sueño agitados y asustados, pueden estar sudorosos, incoherentes y con palpitaciones. No nos hablan, y, aunque parecen estar despiertos, no lo están; luego de un rato se duermen tranquilamente y no recuerdan nada al otro día. Solamente los padres quedan asustados y sin poder dormir.

De ocurrir el *sonambulismo* (la persona que se levanta, anda y habla) se debe revisar la casa removiendo objetos que pueden precipitar caídas, proteger las escaleras y asegurar las puertas de salida evitando así accidentes. De encontrar al sonámbulo caminando, no es necesario despertarlo, sino guiarlo gentilmente a la cama.

Otro problema se encuentra en los niños de edad preescolar que no quieren dormir, cuando les llega la hora, tienden a llorar, y tratan de negociar con los padres un ratito más despiertos. Este ratito adicional altera el patrón del sueño, haciendo más difícil el levantarlos en la mañana, y que se levanten irritables y llorosos. Debe mantenerse la hora de acostarse, para asegurar una cantidad de sueño efectiva, y hacer la hora de dormir agradable, leyéndole, por ejemplo, cuentos o escuchando música suave.

El problema de sueño más común en los adultos es el *insomnio*. El insomnio puede presentarse con dificultad en comenzar a dormir o el despertar de madrugada. La razón más común de insomnio son las preocupaciones que se llevan a la cama. El tratar de resolver problemas mientras se duerme puede precipitar el despertar de madrugada sin reconciliar el sueño. Problemas crónicos que interrumpen el sueño se pueden combinar con depresión que también altera los patrones de sueño. Otro problema que ocurre en los adultos es la *apnea del sueño*, que consiste en la suspensión transitoria de la respiración durante el sueño.

La *apnea obstructiva del sueño* se caracteriza por interrupciones repetidas del flujo de aire por las vías respiratorias producidas por el relajamiento de las estructuras de la garganta al dormir, provocando ronquidos intensos y somnolencia diurna. Usualmente son hombres de más de 50 años con cuello corto con más de 17 pulgadas de circunferencia y con sobrepeso. Puede ocurrir con el agrandamiento de las adenoides o las amígdalas, pólipos nasales y desviación del tabique nasal.

Además existe la *apnea del sueño central*, en la que la interrupción de la respiración se debe a una disfunción cerebral.

Es importante evaluar a las personas que tienen ronquidos al dormir, especialmente si presentan sueño durante el día o se quedan dormidos en su trabajo o conduciendo el auto. En Estados Unidos el dormirse guiando causa 56,000 accidentes al año con 1,500 muertes. La apnea del sueño está acompañada, con frecuencia, de hipertensión, y se puede complicar con problemas cardíacos y/o pulmonares. El diagnóstico se establece con un estudio de laboratorio conocido por polisomnograma en el que se cuantifica durante el sueño la actividad cerebral; el movimiento de los ojos; el flujo de aire por nariz y boca; los movimientos respiratorios del pecho y el abdomen; y la oxigenación de la sangre.

De confirmarse la presencia de la apnea del sueño obstructiva, el afectado debe dejar de conducir automóviles, para evitar accidentes; debe también perder peso, no tomar bebidas alcohólicas antes de acostarse y evitar medicamentos sedativos o hipnóticos. Debe evitarse dormir boca arriba prefiriéndose dormir de costado. Si estas medidas no son eficaces, se puede usar la Presión Positiva Continua de Aire por la nariz con un aparato que requiere el uso de una mascarilla al dormir. Esta terapia debe ser supervisada por un médico adiestrado en su uso.

Hay otros trastornos del sueño, como la *parálisis del sueño* (al acostarse o al despertarse la persona no se puede mover por unos segundos), y la *narcolepsia* (ataques de sueño durante el día quedándose dormidos repentinamente). Estos no son un riesgo para la salud, pero se podría provocar un accidente.

Pacientes con enfermedad cardíaca o con asma pueden desarrollar falta de aliento o ahogos mientras duermen o cuando se acuestan. Los síntomas pueden desaparecer al sentarse. Si tiene dificultad para respirar al dormir consulte a su médico para establecer el diagnostico y el tratamiento indicado.

Los envejecientes pueden presentar dificultad en quedarse dormidos por la sensación de dolores, pinchazos, o ardor en las piernas. Esto les obliga a mover las piernas, lo que es conocido por el síndrome de las *piernas inquietas*. El uso de múltiples medicamentos es usual en los envejecientes, y puede alterar el ciclo de sueño. Los sedantes e hipnóticos producen dependencia y alteraciones del sueño, por lo cual deben evitarse. Si su uso es necesario, siempre los debe prescribir, por tiempo limitado, un médico.

Para un buen dormir se debe mantener una higiene del sueño. Requiere asegurar una temperatura agradable en el dormitorio; ropa de dormir cómoda; descontinuar medicinas que interfieren con el sueño; pérdida de peso por el obeso; hacer ejercicios regularmente; evitar siestas (a menos que sea mayor); evitar comidas pesadas, ingesta de alcohol o cafeína al acostarse y mantener un horario de sueño regular.

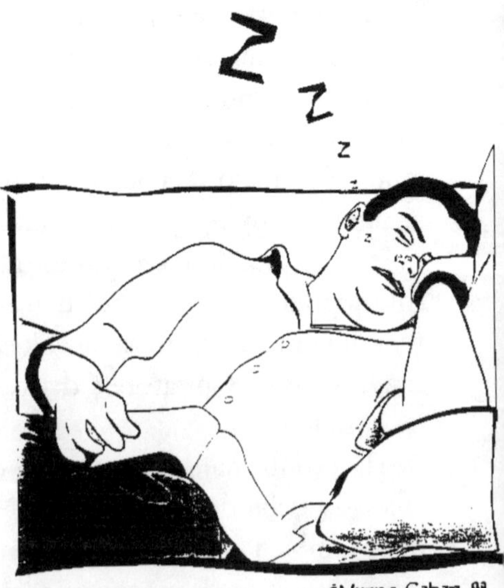

ENFERMEDAD DE PARKINSON

El Nuevo Día
2 de agosto de 1999

La enfermedad de Parkinson (EP) fue descrita en 1817 por un médico inglés, el Dr. James Parkinson. En escritos de la época egipcia se describen condiciones compatibles con esta enfermedad. Afecta a personas mayores de edad, pero un 5% de la totalidad se da en pacientes de 40 años o menos. En los Estados Unidos se informan de 50,000 a 60,000 casos nuevos anualmente, y hay de medio a un millón de personas afectadas. Ocurre en una de cada 100 pesonas de más de 65 años de edad y es más frecuente en varones.

Esta enfermedad es un trastorno crónico del sistema nervioso central que causa la pérdida del control de los movimientos y el equilibrio. Se da en ella una progresión gradual que se caracteriza por lentitud de los movimientos, rigidez muscular y por un temblor de las manos que generalmente ocurre estando en reposo. Según avanza la enfermedad las personas pueden tener problemas para mantener el balance y revelan inestabilidad postural.

En la parte profunda del cerebro humano existe un área conocida como los ganglios basales cuyas células transmiten, mediante una sustancia química neurotransmisora, dopamina, mensajes y señales para regular los movimientos y para coordinar los cambios en posición. La enfermedad se debe a que las neuronas (células del cerebro) que producen dopamina en los ganglios basales se van degenerando, especialmente las de un área que se llama Substancia Nigra. Al morir el 70-80% de esas neuronas, se presentan los síntomas característicos de la enfermedad. La sustancia nigra es importante para regular el movimiento de nuestro cuerpo. Además de las células que generan dopamina, se afectan otras células que producen serotonina, norepinefrina y acetilcolina. Esto explica otros síntomas asociados a la enfermedad, como son la depresión en 40% de los pacientes, y los problemas de memoria. La demencia ocurre en el 30% de los pacientes sobre 65 años años de edad.

A pesar de lo mucho que se ha estudiado esta enfermedad, no se sabe su causa. Se cree que es multifactorial, envolviendo factores ambientales y genéticos. En estudios en diferentes partes del mundo se mencionan como factores de riesgo el vivir en áreas rurales, la agricultura, el uso de pesticidas y el beber agua de pozo. En los últimos años se le ha dado importancia a una teoría del estrés oxidativo como posible explicación de la degeneración de las células dopaminérgicas (que liberan dopamina).

La enfermedad de Parkinson se diagnostica por sus características clínicas, esto es: lentitud, rigidez muscular y temblor. Antes de esto los pacientes presentan síntomas no específicos como dolor o tensión en los músculos del cuello, espalda, hombro y brazo, así como cansancio, debilidad general y cambios de personalidad.

El *temblor* empieza en un lado del cuerpo y luego envuelve el otro lado. Se manifiesta en el 75% de los pacientes. Se presenta, característicamente, en las manos, ocurre en reposo y desaparece o se atenúa con la acción. Al principio es intermitente. Varía en intensidad durante el día y se agudiza con el estrés.

La *lentitud* (bradicinesia) es el signo más incapacitante de la enfermedad. Al inicio, se presenta en los músculos distales (escritura, movimientos secuenciales de los dedos) y luego envuelve todo el cuerpo produciendo una cara inexpresiva, dificultad para levantarse de una silla y lentitud en todos los movimientos voluntarios.

La *rigidez de los músculos* ocurre en casi todos los pacientes y también empieza unilateral, varía durante el día y se exacerba con el estrés. El abotonar una camisa o amarrarse los cordones de los zapatos puede ser muy dificultuoso.

El tratamiento de la enfermedad debe ser individualizado, porque lo que es bueno para un paciente no lo es necesariamente para otro. Aunque no hay cura, se dispone de una gran variedad de medicamentos que sirven para mejorar la calidad de vida de los pacientes. La terapia médica considerada como la principal es la Levodopa-carbidopa (Sinemet CR, Sinemet regular). En los pacientes jóvenes, en etapas iniciales, se recomiendan otros medicamentos que actúan de manera parecida a la dopamina –agonistas de dopamina–, como son pramipexol (mirapex), ropinirol (Requip) pergolide (Permax) y bromocriptina (Parlodel), debido a que estos pacientes pueden desarrollar tempranamemte efectos adversos con el levodopa incluyendo movimientos anormales (discinesias). La levodopa-carbidopa se comienza con la dosis efectiva menor, y, antes de subir la dosis, se añaden otros medicamentos, como los inhibidores de COMT (Tolcapone, Tasmar), agonistas de dopamina, selegilina (Eldepryl), amantadina (Symmetrel) y anticolinérgicos para tratar de controlar los síntomas.

En los pacientes con enfermedad avanzada, con fluctuaciones motoras y movimientos anormales que no pueden ser controlados con medicamentos, existe la opción de cirugía. Hay 3 tipos de cirugía. La primera es *la Ablativa,* en la que se localiza un área del cerebro y se hace una lesión pequeña - Palidotomia/Talamotomia (referentes al globo pálido y al tálamo). Esa cirigía es útil para las discinesias, para la lentitud y la rigidez. La segunda opción, que es de valor para el temblor, es *la Estimulación* (Deep Brain Stimulation, DBS) en la que se implanta un electrodo en el cerebro que estimula un área específica, lo que previene que esa área genere impulsos eléctricos que actúan en el globo pálido y en el núcleo subtalámico. La tercera es *el Transplante* de células dopaminérgicas a los ganglios basales. La estimulación (DBS) es más segura en cuanto a evitar efectos adversos, como la dificultad para hablar y los déficit cognoscitivos.

A pesar del progreso y de los nuevos enfoques de tratamiento, el manejo de esta enfermedad ofrece retos para el médico, y, en múltiples casos avanzados, es motivo de frustraciones. Hay gran esperanza en que en un futuro cercano el desarrollo de nuevos fármacos y mejores técnicas quirúrgicas mejorarán las oportunidades del control de esta enfermedad.

GANGLIOS BASALES DEL CEREBRO

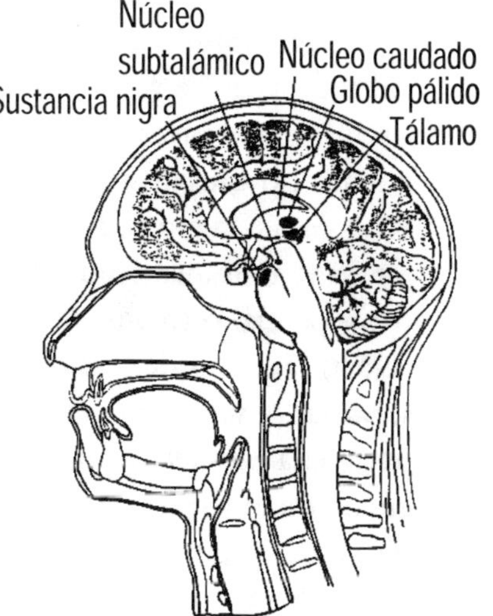

LAS PIEDRAS EN LOS RIÑONES
¿QUÉ COMER? ¿QUÉ TOMAR?

El Nuevo Día
12 de julio de 1998

Estudios en los Estados Unidos y en Puerto Rico sobre la frecuencia de las piedras en los riñones (cálculos renales) han demostrado que ésta varía sustancialmente por área geográfica. La probabilidad de tener piedra en los varones que viven en las latitudes más al sur, como la de Puerto Rico, era 60% mayor, y el de las mujeres un 45% mayor que la de sus pares en estados bien al norte. Se ha demostrado que los patrones alimentarios influyen significativamente en el desarrollo de este mal. La presencia de piedras renales tiende a aumentar con la edad hasta los 70 años, y la de un segundo ataque en los 5 años subsiguientes al primer episodio, es de un 40 a un 50%.

Las piedras en las vías urinarias se llaman de acuerdo al sitio donde ocurren. Piedras en el riñón se conocen por cálculos renales, nefrolitiasis o litiasis renal. Puede haber piedras en la vejiga urinaria.

El tamaño de las piedras varía desde muy pequeñas hasta los cálculos de astas de venado que pueden llenar toda la pelvis (cavidad del riñón) y sus cálices (tubos que drenan en la pelvis). Cálculos bien pequeños no causan síntomas. Los situados en los riñones pueden causar dolor en la espalda baja. Los localizados en la vejiga pueden dar dolor en el abdomen bajo. El cólico renal ocurre cuando una piedra obstruye parcial o totalmente el ureter (tubo que conecta el riñón con la vejiga). Se considera el dolor más intenso que un ser humano puede soportar. Usualmente es intermitente, comienza en un flanco y migra hacia el abdomen, al área genital o a la parte interior del muslo. Frecuentemente se acompaña con náuseas y vómitos. La piedra lastima los vasos sanguíneos de las vías urinarias y se produce orina sanguinolenta. Puede haber frecuencia urinaria. Si la piedra obstruye por cierto tiempo, puede dilatar las estructuras sobre ésta, al no vaciar la orina, y predisponer a una infección superimpuesta (ver figura).

La mayoría (75%) de las personas con piedras en los riñones producen cálculos de oxalato de calcio. Las 2/3 partes de estos cálculos se deben a una excreción aumentada de calcio en la orina. El excreción de más de 300 miligramos por día se denomina hipercalciuria (calcio aumentado en la orina). Otra condición que puede o no estar presente es la excreción aumentada de oxalato en la orina. En el 90% de los casos de la hipercalciuria no se sabe su causa, y se la llama hipercalciuria idiopática. La hiperoxaluria (aumento de oxalato en la orina) es menos frecuente que la hipercalciuria. Usualmente es el resultado de hábitos alimentarios o de defectos intestinales que favorecen la absorpción de oxalato con una excreción aumentada del mismo en la orina.

Otras piedras, que constituyen un 15% del total, son de ácido úrico. Favorece su formación la presencia de una orina ácida, un volumen reducido de orina y la excreción aumentada de ácido úrico en la orina (hiperuricosuria). Toda persona con piedras en el riñón debe ser evaluado para identificar la composición de éstas y la presencia o no de aumento en la excreción de calcio, oxalato o ácido úrico en la orina. Los hallazgos determinarán el tratamiento a ofrecerse. Un pilar en el tratamiento de cualquier piedra consiste en aumentar el volumen de orina ya que, a menor volumen, la posibilidad de la formación de cálculos es mayor. La forma más fácil de aumentar el volumen urinario es aumentar la ingestión de líquidos. Las preguntas obligadas del paciente a esta recomendación siempre son: ¿Qué tipo de líquido debo tomar? ¿Qué tipo de bebidas debo evitar? ¿Qué cantidad debo de ingerir? Un estudio reciente, en 1998, con participación de 81,093 mujeres enfermeras (Nurse's Health Study), indica que, en aquellas personas que toman 2.6 ó más litros al día, hay una reducción de 62% en el riesgo de formar piedras que las que ingieren menos de 1.4 litros por día. El mismo estudio demostró que el café, tanto cafeinado como el decafeinado, el té, el vino y la cerveza conllevan una disminución en el riesgo de formación de piedras. La ingestión de jugo de toronja se asoció con un aumento en piedras. Un estudio previo en hombres demostró lo mismo. La información sobre la ingestión de las colas azucaradas o gaseosas es insecuente, pues se ha informado tanto un aumento como ninguna asociación con la formación de piedras.

Aunque la mayoría de las piedras se componen de calcio, el consumo de este elemento no debe ser restringido ya que podría contribuir a una deficiencia de calcio en los huesos. En personas que ingieren más de un gramo de calcio por día, hay menos riesgo de formar piedra que las que ingieren menos de 500 miligramos por día. La encomienda es disminuir el calcio en la orina y no su ingestión. Esto puede lograrse con una dieta baja en sal y proteínas y usando medicinas como los diuréticos. Dietas altas en sal y proteínas aumentan el calcio en la orina. Los diuréticos, especialmente las tiazidas, promueven una orina con calcio disminuido. Las medidas dietéticas y terapéuticas pueden disminuir la excreción de calcio en un 50%. Individuos con hiperoxaluria deberán reducir el consumo de alimentos altos en oxalato. La col y la espinaca, el chocolate y las nueces son altos en oxalato. La vitamina C es convertida por nuestro organismo en oxalato, así que conviene no ofrecer a estos individuos productos con esa vitamina.

El tratamiento de la piedra de ácido úrico se basa en controlar tres factores precipitantes: el volumen urinario, la acidez de la orina y la cantidad de ácido úrico producido. Es importante el mantener un volumen urinario de 2.5 a 3 litros de orina. La orina normal es ácida y favorece la formación de piedras de ácido úrico. Los formadores de piedra de ácido úrico deberán ingerir medicinas que les torne la orina alcalina, lo que evita la formación de piedras y puede disolver algunas de las piedras ya existentes. Las piedras de ácido úrico son de las pocas que se disuelven con tratamiento médico. El citrato de potasio es el medicamento más utilizado en estos casos. Al paciente se le educa para medir la alcalinidad de su orina y así asegurar la efectividad del tratamiento. Cuando hay un aumento en la excreción de ácido úrico en la orina, se debe disminuir el consumo de proteínas (carne, pescado y pollo) y, de ser necesario, añadir medicinas que disminuyen la producción de ácido úrico.

En la orina normal existen sustancias que inhiben la formación de piedras. El citrato es una de ellas. El citrato urinario está bajo en muchas personas con piedras de calcio. Frecuentemente se debe a una ingestión excesiva de proteínas. La disminución de proteínas en la dieta y la suplementación con citrato de potasio ofrece alivio para esta condición.

Un porciento menor de las piedras es de cistina, un aminoácido, excretado en la orina por pacientes con un desorden hereditario raro conocido por cistinuria. Otro tipo de piedra compuesta de magnesio, amonio y fosfato, ocurre solo en orinas infectadas, que se tratan con los antibióticos específicos.

Cálculos grandes en el riñón o sus complicaciones pueden requerir intervenciones urológicas, como la litotripsia o la cirugía. Cálculos impactados con obstrucción en una vía urinaria pueden requerir cirugía. Los cálculos renales pueden ser destruídos por ondas de impacto en el procedimiento conocido por Litrotripsia Extracorporea por Ondas de Choque.

La mayoría de las piedras se pueden controlar mediante modificaciones en la dieta y el uso de medicinas. Se enfatiza la importancia de una ingestión de líquidos de 8 a 10 vasos por día para generar un volumen alto de orina. Se debe reducir moderadamente la ingestión de proteína y de sal. Pacientes con piedras recurrentes ameritan una evaluación médica adecuada incluyendo el análisis de los componentes urinarios. Deben seguir un plan terapéutico diseñado a base de los resultados obtenidos. Las piedras del riñón se pueden prevenir y su tratamiento es eficaz.

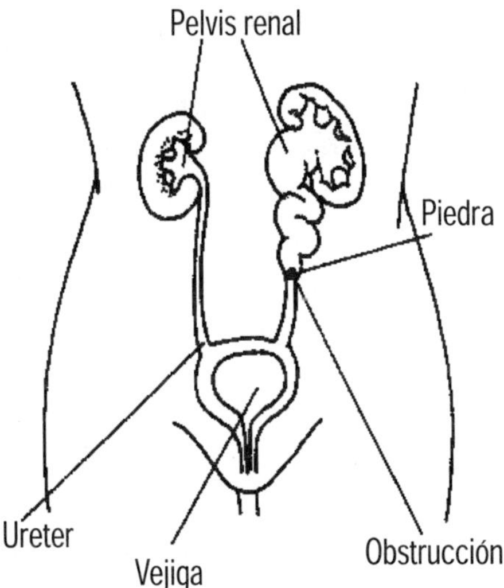

FALLO RENAL

El Nuevo Día
25 de octubre de 1998

Los riñones mantienen el equilibrio químico de nuestro cuerpo. Estos dos órganos del tamaño de un puño y de forma de frijoles están situados encima de la cintura y están protegidos por las costillas. El abasto de sangre circula a través de los riñones cada dos minutos. En cada riñón hay un millón de diminutas unidades de filtración llamadas nefronas que forman la orina para purificar la sangre del líquido excesivo, de los productos de desperdicio y de los elementos tóxicos. Además, los riñones contribuyen a regular la presión arterial, a la producción de glóbulos rojos en la sangre y a mantener la estabilidad de los huesos. La orina pasa de los riñones, a través de tubos (uréteres), hasta la vejiga y luego, a través de la uretra, hacia el exterior limpiando al cuerpo de los productos de desperdicio. Por enfermedad o trauma físico, los riñones pueden dejar de llevar a cabo sus funciones vitales y se produce un fallo renal. Este fallo renal puede ser agudo o crónico.

El *fallo renal agudo* se caracteriza por un deterioro repentino y severo del funcionamiento del riñón. Se asocia con infecciones graves, deshidratación, quemaduras extensas, envenenamiento con productos químicos o drogas y obstrucción al paso de orina. La gran mayoría de los pacientes recobran la función parcial o totalmente, pero un porciento pequeño desarrolla fallo permanente. Los pacientes con fallo renal agudo pueden ser tratados con dietas bajas en proteínas y en sal y en casos extremos con diálisis para purificar la sangre. En algunas condiciones de fallo renal la persona sigue orinando, al parecer, normalmente, (hasta puede orinar sobre la cantidad normal) pero, al no eliminar los productos tóxicos, ocurre el envenenamiento de la sangre llamado uremia.

El *fallo renal crónico o permanente* es una condición progresiva en la que se deteriora la función renal y no puede ser revertida como el fallo renal agudo. Hay diferentes grados del fallo renal crónico. Una disminución leve o moderada de la función renal requiere un control de la presión arterial si está elevada y una vigilancia de las químicas de la sangre para evitar complicaciones. Cuando el deterioro de la función renal es severo se desarrolla uremia. Este paciente requiere el reemplazo de la función renal con la diálisis o el trasplante renal.

El fallo renal crónico ocurre a cualquier edad. Enfermedades asociadas al fallo renal permanente son diabetes, glomerulonefritis, hipertensión, arteriosclerosis, enfermedad poliquística del riñón, anormalidades congénitas del tracto urinario, obstrucción del sistema urinario, toxinas, traumas y cálculos renales. La causa más frecuente del fallo renal permanente en Estados Unidos y Puerto Rico es la diabetes. El riñón puede ser villano y víctima ya que puede producir hipertensión arterial, y, de no ser controlada, fallo renal. La diabetes y la glomerulonefritis pueden ser acompañadas por hipertensión, y es vital su control para evitar la progresión de la enfermedad renal.

Los síntomas del fallo renal crónico incluyen náuseas, vómitos, pérdida de apetito, cansancio, debilidad, visión borrosa y fatiga. Se pueden desarrollar movimientos descontrolados de las extremidades, convulsiones y estado de coma. El paciente, en el estadio más avanzado de la enfermedad, tiene opción a varios tratamientos. Los dos principales son la *diálisis* y el *trasplante renal*. El especialista del riñón, llamado nefrólogo, tiene adiestramiento para supervisarlos.

La diálisis es un proceso mecánico de filtración usado para limpiar la sangre de las impurezas de desperdicios, eliminar el líquido en exceso y regular la química del cuerpo. Además el paciente debe seguir dieta, control de presión y tomar medicinas como vitaminas y atrapadores de fósforo, entre otras. Existen dos métodos de diálisis: *hemodiálisis y diálisis peritoneal*. En la hemodiálisis (conocida por riñón artificial) se circula la sangre fuera del cuerpo y se filtra con una máquina a través de una membrana artificial. En la diálisis peritoneal se usa como filtro el peritoneo, la membrana que cubre los órganos dentro de la cavidad abdominal. Existen dos tipos: la Diálisis Peritoneal Ambulatoria Continua (CAPD) y la Diálisis Peritoneal Cíclica Continua (CCPD). En la CAPD los cambios de solución se hacen manualmente y en CCPD, los cambios se hacen automáticamente en una máquina.

La hemodiálisis requiere acceso repetido a la circulación sanguínea y se hace por cirugía, uniendo una arteria y una vena. La vena se agranda y se puede insertar una aguja para remover la sangre del cuerpo. En la diálisis peritoneal se usa un tubo flexible a través de la pared abdominal para introducir soluciones dializadoras (ver figura).

El nefrólogo, el paciente y su familia, deben determinar cuál es la mejor opción de tratamiento. Algunos pacientes prefieren hemodiálisis en la clínica, otros la prefieren en la casa. Unos prefieren la opción de CAPD porque la dieta es menos rigurosa y otros prefieren el CCPD porque los intercambios se hacen a máquina de noche y el paciente puede hacer labores de día.

El *trasplante renal* conlleva implantar un riñón sano en el paciente. Hay dos fuentes de riñones para trasplantes; donantes vivos, que pueden o no ser parientes, y donantes muertos. Se necesita un solo riñón para trasplante y para mantener la función renal. Debe existir compatibilidad entre el paciente y su donante para asegurar que el riñón no sea rechazado. Para obtener un trasplante de cadáver hay una lista de espera que va de varios meses hasta años. Una vez que el riñón es trasplantado, existe el riesgo de rechazo y hay que tomar medicamentos a diario para evitarlo.

A pesar de haberse evitado muchas muertes prematuras con el tratamiento de personas con la enfermedad renal permanente, los casos nuevos han aumentado en Puerto Rico. En 1980 se informaron 290 casos nuevos y en el 1995, 834 casos nuevos. En 1980 se informaron 213 y en 1995 hubo 701 pacientes por millón de habitantes. El aumento en las enfermedades renales permanentes en Puerto Rico podría ser explicado, en parte, por el aumento en la expectativa de vida (el 70% de esta enfermedad renal permanente ocurre de los 50 a los 70 años de edad) y porque la diabetes y la hipertensión arterial no han sido controladas en forma adecuada.

Una de las causas principales de la enfermedad renal crónica es la diabetes mellitus. La diabetes ha tenido un patrón ascendente en los últimos 20 años, con una proporción dos veces mayor en las mujeres que en los varones. Quince de cada 100 puertorriqueños son diabéticos. Los factores que explican esta alta prevalencia en diabetes incluyen la longevidad de nuestra población en la que la expectativa de vida al nacer, para el hombre, es de 69 años y de 78 años para la mujer, la predisposición genética, la obesidad y los cambios en estilos de vida. En el programa de enfermedad renal crónica sufragado por Medicare en Puerto Rico, ha habido un incremento en el número de pacientes con diabetes que se comienzan en diálisis. Datos del Consejo Renal de Puerto Rico revelan que un 50% de casos nuevos en diálisis en 1995 y un 57% en 1996 es debido a diabetes. También revela que de los 3,000 pacientes en diálisis en Puerto Rico 1,760 pacientes sufren nefropatía diabética. Estos 3,000 pacientes son tratados por 65 nefrólogos en Puerto Rico. En Estados Unidos la diálisis por nefropatía diabética de 1991 a 1993 fue de 35.2% y en Latinoamérica fue de 16.9%, ambos porcientos mucho más bajos que en Puerto Rico. En Puerto Rico existen 21 unidades de hemodiálisis, ocho programas de diálisis peritoneal y un centro de trasplante renal para tratar la enfermedad renal permanente.

Desde el año 1977 hasta 1995 se habían realizado 546 trasplantes del riñón en Puerto Rico, un 58% de donantes vivos y 42% de donantes muertos. Los resultados locales son similares a los grandes centros de trasplante de Estados Unidos.

Para prevenir el desarrollo de fallo renal permanente se requiere primordialmente el control adecuado de la hipertensión arterial y de la diabetes. La presencia de albúmina en la orina en el diabético requiere supervisión y tratamiento adecuado para evitar el desarrollo de daño renal permanente. Los médicos deben estar atentos al prescribir fármacos que, con uso indiscriminado, pueden ser tóxicos a los riñones especialmente algunos antibióticos, los antinflamatorios no esteroidales y otros.

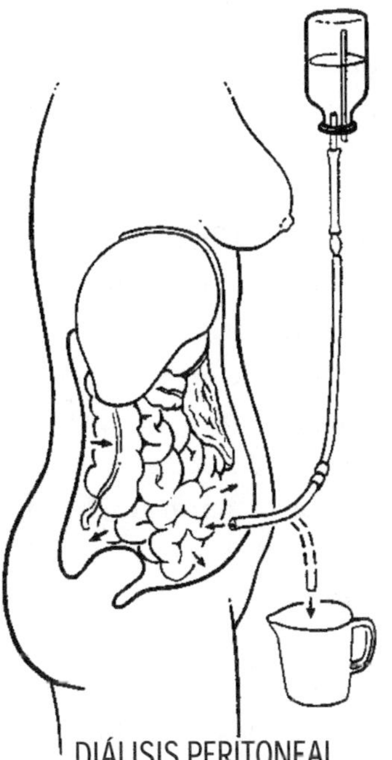

LA PRÓSTATA Y SUS ENFERMEDADES

El Nuevo Día
15 de noviembre de 1998

La próstata se encuentra debajo de la vejiga urinaria y rodea parte de la uretra, el tubo que lleva la orina desde la vejiga al exterior. Es una glándula del tamaño de una nuez y está compuesta de tejido glandular y ductos que drenan a la uretra. Es importante en el sistema reproductor masculino pues provee parte del volumen y nutrientes del semen y ayuda a la transportación y nutrición de los espermatocitos. Hay dos zonas en la próstata; la zona externa y la interna. La externa consta del 75% del tejido glandular de la próstata, y se puede examinar con un examen rectal. El 80% de los tumores prostáticos ocurren en la zona externa. La zona interna rodea la uretra y si aumenta de tamaño causa síntomas urinarios obstructivos. El crecimiento de la próstata está sujeto a hormonas masculinas, especialmente, la testosterona. Las células prostáticas convierten la testosterona en dihidrotestosterona (DHT), que tiene mayor afinidad celular.

Las condiciones de la próstata generan síntomas en el bajo vientre, periné, y urinarios por su proximidad a la vejiga urinaria y al recto. Las tres condiciones prostáticas que más afectan al hombre son la *Prostatitis, la Hiperplasia Benigna Prostática* (*BPH* siglas del inglés) *y el Cáncer de Próstata.*

La *prostatitis* es una infección y/o inflamación de la próstata. La *Prostatitis aguda* es una infección de la próstata causada usualmente por una bacteria gram negativa que causa fiebre, escalofrío, dolor en el periné(entre piernas), más dificultad para orinar y al evacuar. Usualmente, está asociada a una infección de vejiga que ocurre en personas de entre los 25 y 40 años de edad. Con estos síntomas se debe ver al **médico, ya que debe ser tratata con antibióticos intravenosos.**

La *prostatitis crónica* es una infección e inflamación no aguda de la próstata causada por bacterias, micoplasmas, chlamidia y algunos tipos de virus. Produce síntomas al orinar, como ardor, urgencia y frecuencia junto a malestar perineal y rectal. El examen físico revela una próstata suave y dolorosa. El cultivo de las secreciones prostáticas puede, o no, identificar un microorganismo. Se trata con Trimetroprin-Sulfa y Fluorquinolonas. Los baños de asiento con agua tibia son efectivos para aliviar los síntomas de esta condición. Si la condición recurre, requiere tratamiento prolongado.

La *hiperplasia benigna de próstata (BPH)* es el crecimiento benigno más común en el hombre. Afecta a más del 50% de los varones mayores de 50 años de edad. Comienza con una fase microscópica alrededor de los 35 años de edad y, con el tiempo, se agranda la glándula. El crecimiento ocurre en la parte que rodea el cuello de la vejiga y de la uretra prostática, lo que va cerrando la uretra y causa síntomas obstructivos (prostatismo). Esta condición es benigna y no se riega a otras partes del cuerpo.

Dos factores deben existir para el desarrollo de la BPH. Estos son la edad avanzada y la presencia de andrógenos y estrógenos. El efecto estimulador de ambas hormonas causa el agrandamiento. La célula prostática convierte la testosterona en DHT a través de la enzima 5 alfa reductasa. El efecto regulador de DHT en su interacción con el DNA intranuclear es vital en el crecimiento de la próstata. El crecimiento prostático causa reducción del flujo urinario por la uretra (componente mecánico). Existe, además, un aumento en los receptores alfa en la próstata cuya estimulación la contrae disminuyendo el flujo urinario (factor dinámico). El factor mecánico junto al factor dinámico pueden causar una obstrucción persistente. Al aumentar la obstrucción se decompensa el músculo de la vejiga, y causa, en algunos casos, una interrupción total de la micción.

Los síntomas más frecuentes de la BPH son la sensación de que la vejiga no queda vacía aun acabando de orinar; frecuencia urinaria de día y de noche; necesidad de parar y empezar varias veces mientras se está orinando; hacer un gran esfuerzo para comenzar a orinar; no poder controlar el empezar o acabar de orinar; un goteo al concluir la micción; un chorro débil y falta de control de la orina.

La evaluación de pacientes con estos síntomas requiere un examen físico, incluyendo el examen digital rectal de la próstata. Esto ayuda a identificar cambios en la próstata, y permite, además, reconocer otras condiciones, como cáncer de próstata. Notar un nódulo sospechoso en el tacto rectal requiere hacer biopsia y estudiar el tejido. Se debe hacer la prueba de antígeno prostático específico (PSA), ya que puede ayudar a detectar un cáncer oculto de próstata.

Personas con síntomas de obstrucción significativa, deben ser tratadas. El tratamiento puede ser quirúrgico (prostatectomía transuretral o cirugía abierta), si la obstrucción es significativa. Alternativas quirúrgicas menos invasivas son evaporización del crecimiento prostático utilizando laser, inserción de tubos permanentes (stents) intraprostáticos, y ablación de la hipertrofia a través de hipertermia con microhondas o ultrasonido.

El tratamiento médico de BPH trata de disminuir la concentración de DHT para reducir el tamaño de la glándula o el usar antagonistas de receptores adrenérgicos alfa 1 reduciendo el tono del músculo liso en el cuello de la vejiga y uretra prostática. El finasteride inhibe la enzima 5 alfa reductasa, disminuyendo el nivel intracelular de DHT sin alterar el nivel sanguíneo de testosterona. Se observa una reducción de 20% en la próstata después del tratamiento. Los bloqueadores alfa, como fenoxibensamina, terazosina, doxazosina y tambusolin, son eficaces en el tratamiento de los síntomas causados por BPH. Se nota una mejoría a los 14 días de ser ingeridos. Si junto al BPH, se tiene hipertensión arterial, el médico puede tratar ambos con un bloqueador alfa. Se recomienda que los bloqueadores alfa sean ingeridos antes de acostarse para evitar hipotensión al pararse.

El *cáncer de la próstata* se caracteriza por un crecimiento descontrolado de células glandulares prostáticas que pueden diseminarse a otras partes del cuerpo, especialmente los ganglios linfáticos, huesos y vísceras. Este cáncer es el tumor maligno más frecuente en el hombre en Estados Unidos y Puerto Rico. En Estados Unidos ocurren 250,000 casos nuevos al año y en Puerto Rico sobre 1,000 casos al año. El riesgo de desarrollar este cáncer aumenta con la edad; a los 50 años, el 30% de los hombres lo tienen, y a los 80 años, el 75% desarrolla cáncer. El aumento en edad y la raza africana son factores que aumentan el riesgo del cáncer de próstata. Aumenta, además, si familiares lo desarrollan y con el consumo alto de grasas saturadas.

El cáncer de próstata es un tumor silente y puede tardar años en ocasionar síntomas. El hombre de 50 años debe tener un examen digital de próstata y una prueba de PSA. Con historial familiar debe haber un examen anual desde los 40 años. Si el urólogo encuentra anormalidad en la palpación de la próstata y/o una elevación en el PSA, se recomienda una biopsia guiada por ultrasonido. Si la biopsia es negativa, el paciente debe ser examinado por su urólogo dos veces al año. Si la biopsia revela cáncer, se le harán estudios para establecer el estadio (del I al IV) para decidir el tratamiento. El tratamiento adecuado en una etapa temprana puede curar la enfermedad. En la *fase I* el tumor está localizado en el interior de la próstata y no causa síntomas. Pacientes sobre 75 años de edad, no requieren tratamiento. En varones en la cuarta, quinta o sexta década, se recomienda seguimiento médico cada 3-4 meses; remoción radical de próstata y/o tratamiento de radioterapia. En la *fase II* el tumor está localizado en el interior de la próstata, pero puede palparse durante el examen rectal y usualmente sin síntomas. El tratamiento es remoción radical de próstata o radioterapia. En la *Fase III* el tumor traspasa la barrera de la cápsula y su tratamiento es deprivación hormonal y radiación externa a próstata y ganglios linfáticos. En la *Fase IV* el tumor se ha regado a otras partes del cuerpo, usualmente, los gánglios linfáticos y/o huesos. El tratamiento es deprivación hormonal con agonistas de RH-LH y anti-andrógenos y la remoción de las células del testículo que producen testosterona.

Lo más importante para tratar las enfermedades de la próstata es un diagnóstico temprano. Por eso se recomienda un examen rectal digital anual en todo varón de más de 45 años.

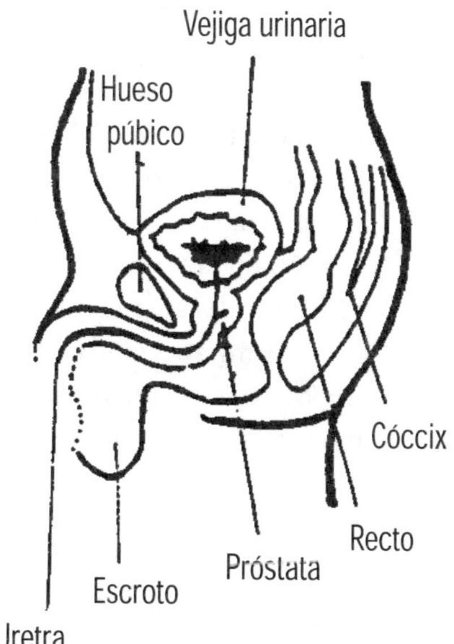

Infección Urinaria

El Nuevo Día
31 de enero de 1999

En las personas saludables la orina normalmente está libre de bacterias u otros organismos infecciosos. La infección urinaria se refiere a la presencia de microorganismos en cualquier parte del tracto urinario. Estas infecciones pueden clasificarse, de acuerdo con su localización, como de tracto urinario superior (alto) y de tracto urinario inferior (bajo). Las del tracto urinario inferior incluyen la vejiga urinaria y la uretra (el conducto que lleva la orina de la vejiga al exterior). Las del tracto urinario superior incluyen los riñonres y los uréteres (conductos que llevan la orina del riñón a la vegiga urinaria).

Las infecciones ocurren cuando se introducen bacterias en las vías urinarias, desplazándose por la uretra ascendiendo hasta la vejiga, ya que la uretra se comunica con el exterior y puede contaminarse. Los microorganismos de la vejiga pueden ascender por los uréteres, y colonizar los riñones. Otra posible ruta es que el torrente sanguíneo traiga las bacterias directamente hasta los riñones. Puede ocurrir con infección en la sangre (septicemia) o con infección de las válvulas del corazón (endocarditis infecciosa), común en drogadictos.

Los microorganismos más frecuentemente aislados en las infecciones del tracto urinario son bacterias (de éstas el Escherichia coli) y, en menor grado, pueden ser virus, hongos o protozoarios.

Las infecciones bacterianas de tracto urinario inferior son comunes. Son más frecuentes en los niños recien nacidos que en las niñas, pero a la edad de 1 año es 10 veces más frecuente en las niñas. La uretra femenina es más corta y fomenta la invasión de la vejiga por bacterias. Ocurre en el 5% de las niñas adolescentes. En personas de 20 a **50 años de edad las infecciones urinarias son un 50% más comunes en** las mujeres que en los hombres. En edades superiores no hay tanta diferencia entre los sexos.

Varios factores favorecen la instalación de los microorganismos en la infección urinaria. Todo lo que dificulta el drenaje urinario, como la presión de la matriz aumentada en tamaño durante el embarazo, cálculos renales, estrecheses congénitas en los conductos urinarios, la hipertrofia prostática en el varón de más de 50 años, el prolapso genital que desplaza la vía uretral en las ancianas, favorece el desarrollo de la infección urinaria. La disfunción de la vejiga con vaciamiento inadecuado por lesiones nerviosas (vejiga neurogénica), el reflujo uretrovesical, y la inserción de catéteres urinarios también facilitan el desarrollo de infección.

Los síntomas que apuntan hacia el diagnóstico difieren de acuerdo con la edad de los afectados. Los recien nacidos pueden tener hipotermia o fiebre, vómitos, rechazo de la vía oral más ictericia (color amarillo de ojos y piel) tardía. En lactantes y pre-escolares, además de algunos de los síntomas mencionados, pueden tener diarrea y orina maloliente. Los niños de edad escolar, además de diarrea, fiebre, vómitos y orina maloliente pueden desarrollar manifestaciones idénticas a las de los adultos, como ardor al orinar, frecuencia, urgencia urinaria y dolor abdominal. La presencia de dolor lumbar junto a fiebre apunta a infección en el riñón.

La *uretritis* es la infección de la uretra. Es más común en la mujer que en el hombre por razones anatómicas. En el hombre produce una descarga de pus por la uretra si es causada por gonorrea o de mucosidad si por otros organismos. Se acompaña de ardor, dolor y frecuencia urinaria. Una uretritis por gonorrea requiere tratamiento con antibióticos, y el no hacerlo puede complicarse con el desarrollo de estrecheses en la uretra que pueden predisponer a infecciones urinarias recurrentes.

La *cistitis* es la infección de la vejiga urinaria. Es más común en la mujer en la edad reproductiva y pueden ocurrir episodios múltiples. En algunas es precipitada por la actividad sexual. En el hombre usualmente comienza en la uretra, se extiende a la próstata y de ahí a la vejiga. La causa más común de cistitis recurrente en el hombre es infección de la próstata. La cistitis produce ardor, dolor y frecuencia urinaria y genera dolor en el abdomen bajo sobre el hueso púbico. La orina se pone turbia y un 1/3 de los pacientes puede tener sangre visible. La cistitis puede ocurrir en forma asintomática, especialmente en el envejeciente y su presencia puede reconocerse en un examen de orina. Una persona con disfunción nerviosa de su vejiga o con un catéter continuo dentro de la vejiga puede tener infección sin síntomas, quizás reconocida si desarrolla fiebre. La cistitis se puede diagnosticar por los síntomas más el examen de la orina cuya muestra se toma a la mitad de micción. Esta se examina en el microscopio para células blancas y rojas al igual que para bacterias. Se hacen cultivos para identificar las bacterias y constatar su sensibilidad hacia una serie de agentes antimicrobianos, usualmente antibióticos. A veces es necesario obtener la muestra de orina con un catéter (sonda) introducido por la uretra hasta la vejiga.

Casos complicados de cistitis requieren estudios más elaborados, como la cistouretrografía al vaciamiento (poner sustancia radiopaca en la vejiga y registrar su salida), el uretrograma retrógado (insertar sustancia radiopaca en la uretra) o la cistoscopía (mirar la vejiga con un fibroscopio pasado por la uretra) para buscar anormalidades que predisponen a la infección recurrente.

El tratamiento de la cistitis requiere la ingestión abundante de líquidos más la administración de los agentes antimicrobianos requeridos para la bacteria envuelta. De haber anormalidades en la vejiga, el urólogo (especialista en enfermedades del sistema urinario), las atiende según sea el caso.

En mujeres de edad mediana puede existir la *cistitis intersticial* en la que la inflamación no se debe a infección. Causa dolor al orinar, y la orina contiene pus y sangre. Se diagnostica por cistoscopía, es más difícil para tratar y debe ser manejada por un urólogo.

La *pielonefritis* es la infección urinaria que envuelve los riñones, y el 90% se debe a la bacteria Escherichia coli. Lesiones obstructivas al flujo de orina como una próstata grande, piedra renal, o reflujo de la orina debe la vejiga a los uréteres facilita desarrollar pielonefritis. Es frecuente en el embarazo, la diabetes y en condiciones con baja resistencia a las infecciones.

Los síntomas en la pielonefritis tienden a ocurrir súbitamente con fiebre, escalofríos, dolor en la parte baja de la espalda, náuseas y vómitos. Una tercera parte tiene síntomas del tracto urinario inferior, como ardor y dolor al orinar acompañados de frecuencia urinaria. Los síntomas pueden ser leves y más difíciles de reconocer en personas más jóvenes particularmente los niños preescolares. En la pielonefritis crónica (infección de larga duración) puede haber dolor, pero muy vago, y la fiebre puede no ocurrir o ser intermitente. La *pielonefritis crónica* suele ocurrir en personas con una obstrucción urinaria concurrente no atendida. De no ser reconocida o adecuadamente tratada, puede causar daño permanente a los riñones. Para el diagnóstico se ordena un examen microscópico de la orina y el cultivo de ésta para identificar la bacteria específica que ha causado la infección. Estudios, como los Rayos X y el ultrasonido (ecografía renal), son útiles para identificar obstrucciones urinarias, como cálculos renales y anormalidades estructurales del sistema. El tratamiento requiere el uso de antibióticos que usualmente son orales, pero, en algunos casos, es preferible por vía intravenosa. El tratamiento de antibióticos depende de la bacteria envuelta y de la sensibilidad de ésta a los antibióticos. Usualmente se trata por dos semanas, aunque los pacientes mejoren de las 48 a las 72 horas de instituir el tratamiento. Es conveniente repetir la orina de las 4 a las 6 semanas después de comenzar los antibióticos para asegurarse que la infección ha sido erradicada. En los casos en que persiste la infección se debe ver a un urólogo para las decisiones correspondientes al caso específico.

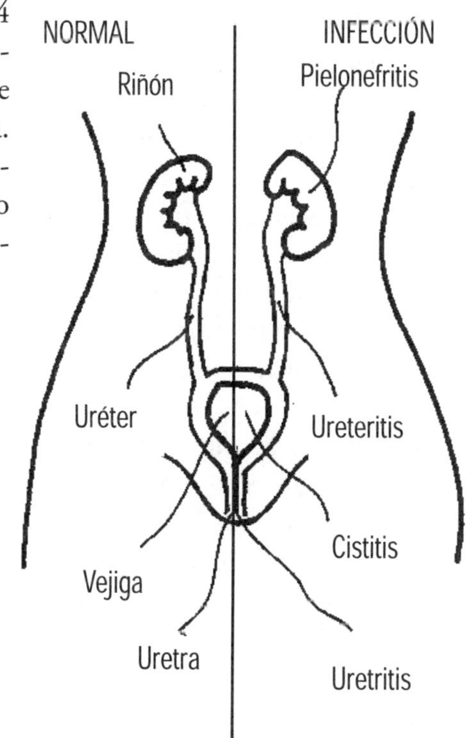

INCONTINENCIA URINARIA

El Nuevo Día
26 de julio de 1998

La incontinencia urinaria es un problema de grandes implicaciones sociales, económicas y de salud. No existen estudios para cuantificar la magnitud del problema en Puerto Rico. En el año 1995 se estimaba que afectaba a 13 millones de personas en Estados Unidos. Su incidencia calculada era de 15 a 35% en los envejecientes que vivían en sus hogares y más de un 50% en la población recluida en hogares para envejecientes. El costo estimado en tratamiento fue de 26 billones de dólares.

La incontinencia urinaria es la imposibilidad de controlar la pérdida involuntaria de orina. Para poder entender cómo se llega a desarrollar esta condición es necesario conocer cómo funcionan las partes del cuerpo que se ven afectadas. La vejiga urinaria es un órgano cuya función es almacenar la orina que se produce en los riñones. Tiene una capacidad usual de 500 ml, o sea, medio litro. Cuando se alcanza este volumen de orina la persona normal debe sentir el deseo de orinar. Para evitar que la orina se escape mientras es almacenada en la vejiga deben funcionar de manera eficaz unos esfínteres (músculos en forma de anillo que abren o cierran un orificio) que sirven de válvulas que ocluyen el paso del flujo urinario. El sistema nervioso controla el funcionamiento de estos órganos a través de centros en el cerebro, el cordón espinal y nervios periféricos. Cualquier desequilibrio en estas partes del cuerpo puede dar origen a la incapacidad de retener la orina en la vejiga, y las causas son múltiples (ver tabla).

La evaluación del paciente con incontinencia requiere un historial médico bien detallado con especial atención a cirugías previas, medicamentos que ingiere, trauma o accidentes con envolvimiento del sistema nervioso y/o genitourinario. El historial de síntomas debe ser minucioso, incluyendo: duración y características de la incontinencia, frecuencia de episodios, alteración en movimientos intestinales o en la función sexual y un diario del patrón de micción del paciente.

En el examen físico se debe prestar especial atención al sistema genitourinario y neurológico. Se deben realizar pruebas de esfuerzo poniendo al paciente a toser, y observar si hay salida de orina por la uretra. El laboratorio que nos puede brindar la información más valiosa es el análisis de orina. En esta prueba podemos identificar la presencia de bacterias, proteína, azúcar (glucosuria), sangre o células blancas. A menudo debemos realizar estudios radiográficos para evaluar la presencia de alteraciones anatómicas en el aparato urinario o posibles lesiones en el sistema nervioso.

En muchas ocasiones es necesario realizar pruebas diagnósticas más especializadas, como la cistoscopía o los estudios urodinámicos. A través de la cistoscopía (se inserta un tubo fino con un dispositivo luminoso por la uretra) podemos visualizar internamente la vejiga, la uretra y la próstata. En los estudios urodinámicos se pueden evaluar las presiones dentro de la vejiga y de la uretra, así como el funcionamiento de los esfínteres.

Podemos clasificar la incontinencia urinaria en los siguientes tipos: incontinencia *de urgencia*, incontinencia *al esfuerzo*, incontinencia *mixta*, incontinencia *por rebosamiento* (*overflow*) o incontinencia total.

La incontinencia de *urgencia* se caracteriza por un deseo fuerte de orinar que está asociado a la pérdida involuntaria de la orina. Esto es el resultado de una inestabilidad del músculo de la vejiga (detrusor) que causa hiperactividad de la vejiga. La podemos observar en pacientes varones con hiperplasia (agrandamiento) benigna de la próstata, enfermedades neurológicas (esclerosis múltiple, derrames cerebrales, espina bífida, etc) y en otras condiciones no tan comunes. El tratamiento va dirigido a la enfermedad primaria o se pueden utilizar medicamentos anticolinérgicos, como: oxybutinin, hyosyamine y tolterodine.

La incontinencia *al esfuerzo* se caracteriza por la pérdida involuntaria de orina durante la tos, estornudo, risa o cualquier actividad física que aumente la presión intra-abdominal. Este tipo de incontinencia es muy común en mujeres que han sufrido múltiples procedimientos ginecológicos y en varones que han tenido tratamiento (radioterapia, cirugía radical) para el cáncer en la próstata. El tratamiento va dirigido a reforzar el mecanismo de oclusión de la salida de la orina ya sea a través de ejercicios de Kegle para fortalecer los músculos de la pelvis, reparación quirúrgica o el implante de esfínter artificial.

Cuando, tanto la incontinencia de urgencia y el esfuerzo están presentes, llamamos a la incontinencia *mixta*. Es importante determinar cuál de las dos produce más molestia al paciente para poder dirigir en forma acertada la intervención diagnóstica y terapéutica.

Incontinencia *por rebosamiento* ocurre cuando hay sobredistención de la vejiga ya sea por pérdida de la contracción del detrusor (músculo de la vejiga) o por obstrucción a la salida de orina. La podemos ver en pacientes con obstrucción prostática o en condiciones con desórdenes nerviosos que afectan al vaciamiento de la vejiga. El tratamiento va dirigido a resolver la obstrucción o drenar la vejiga a través de sondas o catéteres urinarios. El paciente con incontinencia urinaria total no acumula orina en su vejiga, pues ésta sale inmediatamente hacia fuera, ya sea a través de una fístula o por la uretra. Estos pacientes requieren tratamiento a través de cirugía correctiva de la condición primaria, implante de un esfínter artificial o sondas urinarias permanentes.

El problema de la incontinencia urinaria puede ser extremadamente incapacitante social y profesionalmente. Puede ser motivo de situaciones embarazosas y humillantes y puede ser el primer síntoma de alguna enfermedad oculta (ej. esclerosis múltiple). Es imprescindible una mejor educación y orientación al público en general para poder mejorar la calidad de vida de quienes la padecen. La incontinencia urinaria puede deberse a condiciones que se tratan fácilmente o a otras que indican un problema más serio para su tratamiento. Si se sufre de episodios de incontinencia, véase al médico.

INCONTINENCIA
Causas

- ◆ Hiperplasia de la próstata
- ◆ Lesión cordón espinal
- ◆ Esclerosis múltiple
- ◆ Enfermedad de Parkinson
- ◆ Derrame cerebral
- ◆ Menopausia
- ◆ Partos múltiples
- ◆ Diabetes
- ◆ Distrofia muscular
- ◆ Demencia
- ◆ Enfermedad de Alzheimer
- ◆ Embarazo (temporal)
- ◆ Infección urinaria
- ◆ Abuso de alcohol
- ◆ Cáncer de la próstata
- ◆ Obesidad

E L   A S M A

El Nuevo Día
26 de julio de 1998

En los Estados Unidos más de 14 millones de personas padecen de asma, de las cuales 5 millones son niños. En dicho país 3 de cada 100 niños mejicoamericanos, 5 de cada 100 niños cubanoamericanos y 11 de cada 100 niños puertorriqueños padecen de esta enfermedad. Los niños puertorriqueños de 6 meses a 11 años de edad que residen en los Estados Unidos son de 2 a 4 veces más propensos a desarrollar asma que los niños norteamericanos. De acuerdo con la Asociación Puertorriqueña del Pulmón, en el año escolar 1996-97, un total de 78,598 estudiantes de las escuelas públicas de Puerto Rico tenían asma, que corresponde al 13% de la matrícula total de las escuelas públicas.

Esta no es una enfermedad derivada de la civilización o de la contaminación industrial y ambiental, ya que hace 3000 años, el emperador rojo Shen Nong utilizó la planta ephedra (cola de caballo), que contiene efedrina, para tratar asma. Hoy día, la mortalidad causada por asma es un problema en crecimiento, sin que se conozca una explicación clara del fenómeno.

Al respirar, el aire entra por la nariz y la boca, pasa por la garganta (faringe) llega a la tráquea y de ahí a 2 tubos (bronquios, uno para cada pulmón). Estos bronquios se subdividen en tubos más pequeños (bronquiolos) en los pulmones que terminan en sacos de aire (alveolos) donde ocurre el intercambio de oxígeno y bióxido de carbono.

El asma, según está definido por el Panel de Expertos del Programa de Educación en Asma de los Institutos Nacionales de Salud (NIH, siglas en inglés), es una entidad inflamatoria crónica de la vía respiratoria, caracterizada por obstrucción reversible del árbol bronquial y aumento de la reactividad a los estímulos ambientales.

El proceso inflamatorio es mediado por la inmunoglobulina E (lgE) y por células conocidas como mastocitos, eosinófilos y linfocitos T, que producen una amplia gama de citocinas, incluyendo interleuquinas 4, 5 y 13, lípido,s incluyendo leucotrienos y prostaglandinas, y sustancias preformadas como la histamina. Todos, en conjunto, aumentan la permeabilidad vascular, inducen edema (hinchazón) en la pared del bronquio, broncoconstricción, descamación del epitelio (capa interior de células del bronquiolo) y reclutamiento de células inflamatorias. Durante este proceso aumenta la producción de moco, hay espasmo de los bronquios y bronquiolos (se contraen) e hinchazón, lo que produce obstrucciones a la entrada y salida de aire a los pulmones ya que las vías respiratorias se vuelven angostas o más pequeñas. Esto genera los síntomas de la enfermedad que son tos, silbido al respirar (pitillo, pito o ronquera), presión en el pecho, dificultad para respirar, y tanto la respiración como los latidos del corazón se tornan más rápidos. Los síntomas no están presentes todo el tiempo y se presentan en forma episódica. Un ataque de asma puede durar minutos, horas o días. Los pacientes asmáticos se agudizan en forma cíclica en respuesta a estímulos inmunológicos (alergenos) y no inmunológicos (frío, alcohol, ejercicio). Los alergenos son partículas capaces de producir alergia. Entre los factores relacionados con la susceptibilidad al asma, está la atopia, condición en la que existe una tendencia a producir cantidades altas de 1gE en respuesta a los alergenos del ambiente. La mayoría de los asmáticos son atópicos. Múltiples sustancias o condiciones en el ambiente pueden provocar un ataque de asma. Entre ellas están los ácaros del polvo (animales pequeñísimos que no se pueden ver y viven en telas o alfombras), escamas y piel o saliva de algunos animales peludos o con plumas (ejemplo el gato), excremento seco y restos de cucarachas, el polen de las plantas, humo del cigarrillo y la contaminación ambiental, entre otros. Además, pueden desencadenar un episodio asmático infecciones virales, medicinas, ejercicio, exposición al aire frío y experiencias emocionales intensas.

Medidas preventivas a ser seguidas por el paciente y su familia para evitar un ataque de asma incluyen no permitir que se fume en su casa o alrededor suyo; cubrir el colchón y la almohada con una funda

plástica a prueba de polvo; mantener los animales peludos o con plumas fuera de la casa; guardar siempre los alimentos y mantener la basura en recipientes cerrados para evitar cucarachas; conseguir quien pase la aspiradora por el paciente una o dos veces por semana; si aparecen síntomas del asma al hacer ejercicio, pararlo inmediatamente; no trabajar en el jardín si los niveles de polen son altos (si es alérgico al polen); evitar productos, como desodorantes en aerosol, perfumes y aerosol para el cabello; mantener los aires acondicionados y abanicos limpios; mantenerse alejado de personas con catarro y otras enfermedades respiratorias contagiosas.

Al tratar a un paciente, se aspira a mantener una función pulmonar adecuada y a evitar los síntomas, como intolerancia al ejercicio y la tos nocturna así como las exacerbaciones agudas de la enfermedad. Se trata de obtener el efecto beneficioso de las medicinas con el menor número de efectos secundarios posible. Es importante motivar a los asmáticos a que identifiquen y eviten los factores precipitantes.

Las medicinas consisten en broncodilatadores y antinflamatorios. Algunas medicinas son para control prolongado y otras de alivio rápido de síntomas por un período corto. Las medicinas de control prolongado se toman diariamente para evitar síntomas y controlar el asma. Un paciente con síntomas 3 veces o más, por semana, o síntomas en la noche tres veces o más, por mes, debe consultar su médico por si necesita tomar medicinas diariamente para el control prolongado del asma. Una vez que las comienza debe tomarlas diariamente, aunque se sienta bien.

Las mejores medicinas para el control prolongado son las que tienen efecto antinflamatorio, como los esteroides inhalados, el cromolin sódico y el nedocromil. Los esteroides inhalados sirven para prevenir los síntomas y controlar el asma leve, moderado y severo. La medicina va directamente a los pulmones, donde se necesita. Para tratar a niños con asma leve se prefiere el cromolin sódico y el nedocromil. Los agonistas beta 2 inhalados, de acción prolongada, se usan en el asma moderado y severo. Como no son antinflamatorios necesitan el uso concurrente de esteroides inhalados.

La teofilina de liberación sostenida o las tabletas de agonistas beta 2 de liberación sostenida pueden ayudar a prevenir los síntomas nocturnos. Estas medicians se usan, junto a esteroides inhalados, el nedocromil o el cromolin sódico.

Recientemente han ganado popularidad, entre los antinflamatorios, el zileuton (inhibidor de la 5-lipoxigenasa) y el zafirlukast (antagonista de los receptores para leucotrienos). Aunque no tan eficaces como los esteroides, son útiles en asma leve en pacientes de 12 años de edad y mayores y en el tratamiento del asma inducida por el ejercicio o por antinflamatorios no esteroideos. En junio de 1998, se publicó un estudio de 50 centros clínicos con 681 asmáticos que usaron montilukast sódico, un antagonista del receptor de lecucotrienos, con buenos resultados a las 24 horas de recibir una dosis oral. Fue, además, beneficioso en pacientes que usaban esteroides inhalados.

Las medicinas para alivio rápido relajan y abren con rápidez las vías respiratorias por alrededor de 4 horas. Para evitar la reaparición de síntomas se necesitan medicinas de control prolongado.

Para personas con asma moderado o severo su médico puede recomendarles un medidor de flujo máximo pulmonar, el cual le ayuda a

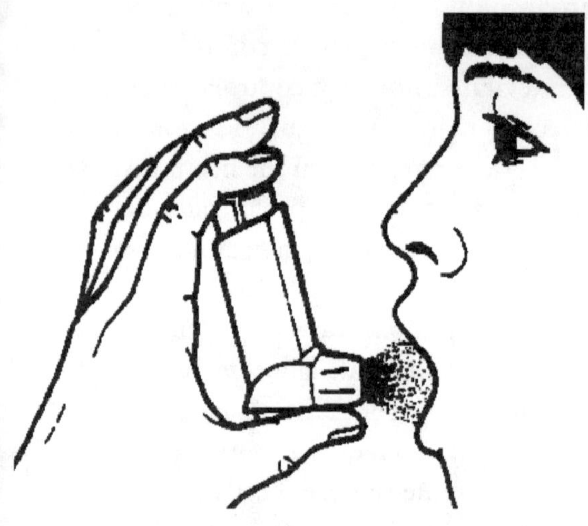

saber cuán bien controlada está su enfermedad. Consúltese con el médico acerca de su uso.

El médico puede decir cómo evitar los ataques de asma y cómo y con qué medicinas controlar los que surjan. Con la atención médica indicada los asmáticos pueden vivir una vida normal, útil y productiva y, a la vez, gozar de la tranquilidad de no sentir síntomas o de reducirlos a un mínimo.

L A   R I N I T I S   A L É R G I C A

El Nuevo Día
22 de noviembre de 1998

La rinitis alérgica, comúnmente conocida como alergias nasales, posee un componente hereditario. Existen las "taras familiares" en las que hay una prevalencia bien alta en algunas familias de fenómenos alérgicos, como el asma, la rinitis, el eczema atópico y reacciones a diferentes alimentos y medicamentos. La alergia se define como una hipersensibilidad a una sustancia que se tolera normalmente y que se considera inofensiva. El sistema inmune reconoce esta sustancia como ajena y reacciona contra ella produciendo anticuerpos específicos (de tipo inmunoglobulina E), los cuales se acoplan a una célula determinada (la célula cebada), la cual se activa y libera productos proinflamatorios cuando vuelve a tener contacto con esta sustancia. Las alergias nunca ocurren al primer contacto con el alérgeno (o sustancia ajena) sino en exposiciones posteriores.

La liberación de substancias por las células activadas produce síntomas inmediatamente (histamina es la más conocida) y además se generan otras moléculas, como leucotrienes y prostaglandinas con efectos horas y días después, y que pueden reclutar, dirigir y activar otras células, generando un ambiente pro inflamatorio. El proceso inflamatorio causa las complicaciones de la alergia, las quejas de los pacientes y el proceso al cual se dirige el esfuerzo preventivo.

Las alergias nasales son la quinta condición crónica más común. Una de cada 5 o 6 personas padece esta enfermedad. Entre un 10-22% de adultos y de 10-42% de niños están afectados por ella. En los Estados Unidos causa más de 9 millones de visitas al año a los médicos, se gastan 2.5 billones de dólares anualmente, y es la causa de 2 millones de días de escuela perdidos. Afecta no sólo al funcionamiento físico sino también a la calidad de vida, interfiriendo con la capacidad social, energía y estado mental del paciente.

No se sabe por qué algunos desarrollan síntomas y otros no. Hace falta que ocurran algunos eventos de exposición en determinados momentos del desarrollo para padecer la enfermedad. Con qué bagaje genético se nace y qué ocurre durante la vida determinan el tipo de enfermedades que se van a sufrir. Por lo tanto, es posible prevenir la enfermedad en personas susceptibles evitando la exposición temprana a ciertas sustancias.

La rinitis es una inflamación de la mucosa nasal. Esta inflamación puede ser producida por alergia o por otros factores no alérgicos. Las principales causas de inflamación nasal demás el tipo alérgico son la rinitis vasomotora, la rinitis medicamentosa, la rinosinusitis neutrofílica, la rinitis estructural, los pólipos nasales y la inestabilidad vasomotora. Los síntomas son similares, pero la causa de la enfermedad es diferente. Cuanto mejor se defina el problema, más racional será el tratamiento y mejores las oportunidades de éxito.

La causa más común, en Puerto Rico, de alergias nasales es el polvo casero y sus diferentes componentes como los ácaros (ver foto, organismo microscópico ampliado), cucarachas y otros insectos. Estos causan síntomas todo el año junto a algunos hongos y caspa de animales. Otros alérgenos (pólenes de gramas, árboles y hierbajos al igual que hongos) producen síntomas por temporadas o en algunas épocas del año solamente. La rinitis se caracteriza por estornudos, congestión, goteo nasal y picor en la nariz, la garganta, los ojos y oídos. Los síntomas aparecen antes de los 20 años, pero pueden ocurrir antes del primer año de edad si existe historial familiar fuerte de alergias, al introducir algunas comidas temprano en la dieta o si existen fumadores en la casa.

La base del tratamiento es la prevención. Si el paciente es alérgico al polvo casero y sus componentes, el énfasis será evitar el contacto con el polvo usando forros plásticos para el colchón y la eliminación de alfombras, muebles forrados con telas, libros, papeles, periódicos y cortinas de tela. Si se demuestra sensitividad a animales caseros, éstos deben mantenerse fuera de la casa. Baños semanales a estos animales disminuye la cantidad de alérgenos significativamente.

Los antihistamínicos, especialmente los no sedantes y de uso tópico nasal, bloquean la acción de histamina, importante mediados o causa de los síntomas alérgicos. El uso de descongestionantes orales, solos o en combinación con antihistamínicos, mejoran el goteo y la congestión. Los medicamentos por inhalación nasal, como el cromolin y los corticoesteroides, poseen un perfil de seguridad excelente y son bien tolerados. La inmunoterapia, o vacunas contra la alergia, es un tratamiento preventivo sumamente eficaz en casos seleccionados. Debe usarse en aquellos cuyos síntomas son el resultado de un mecanismo alérgico comprobado. Este es un tratamiento largo de 2 años que requiere inyecciones regularmente.

La *rinitis vasomotora*, o irritativa, es de causa desconocida, precipitada por vapores, cambios en temperatura, humedad relativa, presión barométrica, humo y emisiones de combustibles y otros irritantes. Su tratamiento son descongestionantes y esteroides (corticoesteroides) tópicos. Las pruebas de piel para alergia son negativas.

La *rinitis medicamentosa* se produce por el uso (o abuso) de descongestionantes tópicos (aerosoles nasales). Éstos no deben usarse por un periodo mayor de 3 días. El paciente comienza usando el producto una o dos veces al día, y, poco a poco, necesita usarlo con más frecuencia y con mayor dosis para conseguir su efecto. El tratamiento es descontinuar la medicina.

La *rinosinusitis neutrofílica* es causada por infecciones de senos paranasales, "catarros", flu y otras infecciones respiratorias. Hay drenaje pos nasal, dolor en los senos paranasales y secreciones purulentas. Los antibióticos, lavados con salina y descongestionantes orales son beneficiosos.

La *rinitis estructural* es debida a anormalidades en el septo o tabique nasal causadas por trauma o congénitas. El tratamiento es quirúrgico.

Los *pólipos nasales* son un crecimiento de la mucosa nasal que causa congestión y disminución en el sentido del olfato. Los síntomas son todo el año, pueden estar asociados a asma, sensibilidad a la aspirina y sinusitis recurrente. Los descongestionantes, los esteroides tópicos y la remoción quirúrgica producen mejoría considerable. Algunos medicamentos (especialmente antihipertensivos) producen cambios en los vasos sanguíneos nasales causando vasodilatación y congestión. El tratamiento es descontinuar el medicamento.

Una tercera parte de las mujeres embarazadas con asma y rinitis tiende a empeorar durante el embarazo. Descongestionantes, esteroides tópicos nasales y pulmonares, cromolin, broncodilatadores beta adrenérgicos, teofilinas y esteroides orales y parenterales (por inyección) se usan con un buen perfil de seguridad. No se recomienda comenzar tratamiento de vacunas para la alergia durante el embarazo, pero mujeres embarazadas que reciben vacunas deben continuarlas. La mujer embarazada con alergia debe lactar a su hijo por lo menos 6-12 meses, ya que la incidencia de alergia en los niños que lactan es menor. La cantidad de antihistamínicos, descongestionantes y broncodilatadores en la leche materna es mínima. La inmunoterapia no afecta al bebé y algunos investigadores sugieren que podría ser beneficiosa.

El diagnóstico de las condiciones alérgicas se hace mediante un historial y examen médico acompañado de pruebas de piel indicadas para alergia. Estudios de células en secreciones, radiografías y niveles de Ig E se usan de acuerdo a la situación.

La base del tratamiento es la prevención. Cuando el agente causal puede evitarse el disminuir la exposición puede ser suficiente.

Las vacunas para la alergia ofrecen una medida preventiva excelente, segura y eficaz. El uso de los medicamentos eficaces disponibles, con efectos secundarios mínimos, le proporcionan al paciente alternativas razonables con una calidad de vida superior. El viejo adagio, *Más vale precaver que tener que remediar*, tiene aplicación en el tratamiento de las alergias.

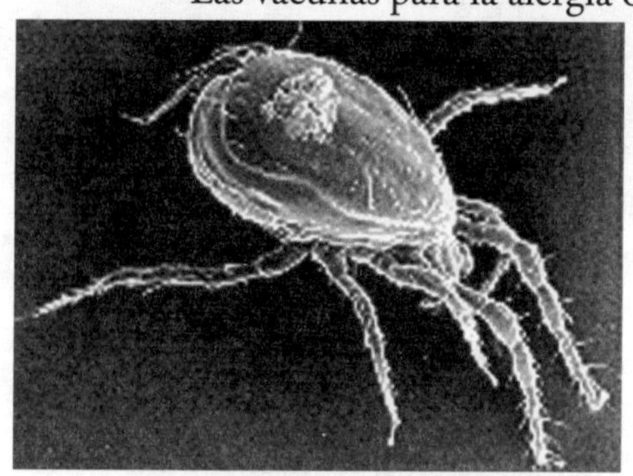

Ácaro ampliado 300 veces

BRONQUITIS

El Nuevo Día
17 de marzo de 1998

La bronquitis es una inflamación aguda o crónica de los tubos bronquiales. Estos tubos, llamados bronquios, comunican la tráquea con los pulmones. Si el proceso inflamatorio incluye la tráquea junto a los bronquios se conoce por traqueobronquitis. Si la inflamación se localiza en los bronquios de menor calibre (bronquiolos) se habla de bronquiolitis. Cuando la inflamación, usualmente infección, incluye el propio tejido pulmonar se llama broncopneumonía o broncopneumonitis (ver ilustración).

Los bronquios, de modo diferente a las vías respiratorias altas (nariz, faringe y laringe), son normalmente estériles y no contienen microorganismos. El proceso inflamatorio de los bronquios puede ocurrir en forma aguda o en forma crónica si ocurre por tres meses consecutivos.

La **bronquitis aguda**, es una reacción inflamatoria frecuente de los bronquios, ya que prácticamente no existe una persona que no la haya padecido más de una vez. Es una condición causada frecuentemente por virus comunes que han afectado las vías respiratorias superiores. Se puede complicar con infección bacteriana, y, usualmente, no reviste gravedad, y tiende a sanar sin dejar residuos. La causa puede ser infecciosa, como una complicación frecuente de síndromes gripales, y ocurre a menudo con el sarampión y la tosferina. En las personas jóvenes hay predilección por los virus sobre las bacterias para causar la bronquitis. La condición usualmente se debe a microorganismos (virus, bacterias, hongos, parásitos) que invaden por vía aerógena. Otra causa incluye substancias tóxicas como el tabaco, gases, vapores y sustancias químicas suspendidas en el aire que se respira. Contribuyen a su desarrollo factores predisponentes ambientales físicos, como un ambiente polvoriento, exposición a cambios bruscos de temperaturas, frentes atmosféricos y mojaduras. Puede haber un factor alérgico con sensibilización a bacterias o sustancias que son alergénicas.

El síntoma principal es la tos por irritación de la mucosa bronquial, debido al proceso inflamatorio y al moco segregado por la pared bronquial que actúa como cuerpo extraño. Puede ocurrir en accesos. Puede haber dolor retroesternal debido a los esfuerzos musculares asociados al toser. Los síntomas generales, como fiebre, malestar y fatiga, son más frecuentes en los extremos de edad (ancianos o niños). La tos es normalmente seca al principio, pero puede producir un esputo blanco, amarillento o verdoso según que exista infección o no.

El curso es usualmente favorable y se cura dentro de 2 semanas. Si es causado por virus los antibióticos no son útiles. El reposo en cama es valioso, y es conveniente el aumentar la ingestión de líquidos. Si hay infección bacteriana se requiere el uso del antibiótico adecuado. Normalmente los casos con esputo amarillo o verdoso lo requieren. En presencia de fiebre y malestar, el uso de aspirina o acetaminofen es de utilidad. Los fármacos mucolíticos son útiles para mantener las secreciones bronquiales fluidas. La tos es un mecanismo de defensa para eliminar el exceso de secreciones y se combatirá con calmantes de la tos sólo si es estrictamente necesario. Si hay persistencia de los síntomas, se indica un estudio de Rayos X para excluir la presencia de pulmonía.

La **bronquitis crónica** está presente si hay tos y catarro por 3 meses consecutivos desde hace más de 2 años. Hay 3 factores que favorecen el desarrollo de la bronquitis crónica: el humo del cigarrillo, la contaminación atmosférica y las infecciones de las vías respiratorias. Predisponen a su desarrollo la bronquitis aguda y los cambios estructurales presentes en los bronquios causados por enfermedades como el asma bronquial, la sinusitis crónica, la influenza, alergias respiratorias y la tuberculosis. La inhalación de vapores químicos y sustancias tóxicas, especialmetne en los ambientes industriales, son muy perjudiciales. Entre ellos están el amoniaco, la acetona, los ácidos acético, y el **clorhídrico** y el dióxido de sulfuro.

El humo del cigarrillo es un factor precipitante dañino por su disponibilidad y porque causa la producción de mucosidad por las células bronquiales que favorece la superposición de infección.

El síntoma principal es la tos con o sin catarro (secreción bronquial) con dificultad respiratoria. Esto se debe a que la luz de los bronquios está reducida por las secreciones de la mucosa y por el engrosamiento e hinchazón de la pared bronquial. La tos, al principio, es seca, luego húmeda y productiva. En los niños la expectoración pasa desapercibida porque se la tragan. Puede haber accesos de tos que duren horas.. La tos tiende a ser peor por las mañanas. Se pierde la elasticidad de los tejidos, lo cual afecta a los movimientos respiratorios y a la capacidad para oxigenar la sangre, y el paciente demuestra reducción en su capacidad para ejercitarse. Usualmente no hay fiebre. Hay predisposición a la infección bacteriana y al desarrollo de bronconeumonía.

Es imprescindible la prohibición de fumar. Si el paciente reside en áreas con contaminación atmosférica hay que considerar el traslado a zonas no contaminadas. Si el área de trabajo es foco de irritación por la presencia de gases o vapores es necesario cambiar de trabajo.

En el tratamiento se usan fármacos con la acción de licuar las secreciones bronquiales, y broncodilatadores para permitir la entrada y salida de aire por los bronquios hasta los pulmones. Algunos pacientes requieren terapia por inhalación, que pueden ser mucolíticos (sustancias que disuelven moco), broncodilatadores, antiinflamatorios y antibióticos.

La terapia de antibióticos debe aplicarse cuando están presentes signos claros de infección (fiebre), aumento del catarro y de la tos, junto a expectoración purulenta. Se debe identificar, mediante cultivo,

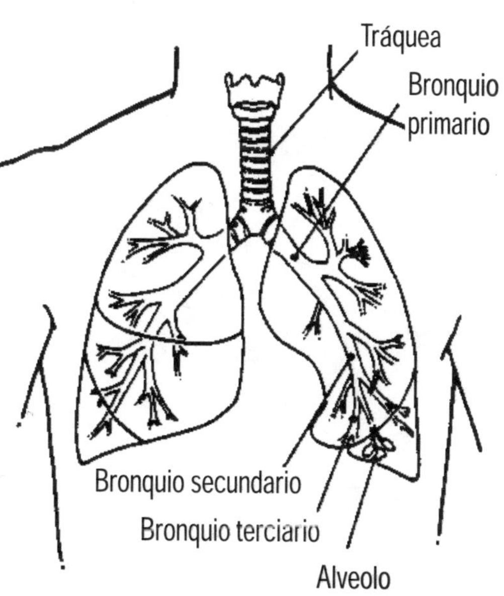

el organismo para escoger el antibiótico indicado y erradicar la infección y evitar la complicación con infección del pulmón que causa broncopulmonía.

Si el enfermo padece de bronquitis crónica debe visitar a su médico tan pronto tenga síntomas de catarro. Debe mantener una buena nutrición, hacer ejercicio de 30 a 45 minutos al día, preguntar a su médico sobre la vacuna para la influenza, no fumar, no permitir fumar en su presencia y evitar exponerse a ambientes contaminados.

LAS PULMONÍAS

El Nuevo Día
18 de octubre de 1999

Las pulmonías son unos procesos inflamatorios del pulmón usualmente producidos por un agente infeccioso que pueden ser bacterias, virus, hongos y otros microbios. Estos agentes afectan a los pequeños sacos de aire (alveolos) y a los tejidos que los rodean en los pulmones. Un proceso inflamatorio pulmonar puede también ocurrir al inhalar polvo, alimento (después de vomitar) o irritantes químicos El aire inspirado llega por la nariz y la boca a unos tubos (bronquios) que comunican la tráquea con los alveolos pulmonares donde la sangre capta el oxígeno y libera dióxido de carbono (ver ilustración). Microorganismos pueden entrar por las vías respiratorias pasando por los bronquios hasta el tejido pulmonar causando pulmonía.

En los Estados Unidos todos los años mueren de 40,000 a 70,000 personas por causa de esta enfermedad. Ocurre primordialmente en mayores de 65 años de edad.

La severidad de la enfermedad varía de una condición relativamente leve hasta una condición que compromete la vida del paciente. La infección puede ocurrir en uno o en los dos pulmones (pulmonía doble). La pulmonía puede ser una complicación de un catarro o de una influenza, o puede ocurrir espontáneamente.

Su severidad dependerá, en gran medida, de la condición de salud del paciente antes de desarrollarla y de su edad. Si el paciente es de edad avanzada, y padece de condiciones previas, como insuficiencia cardíaca, diabetes, alcoholismo, asma o una condición pulmonar crónica, la severidad de la pulmonía y el riesgo de muerte es mayor. La mayor parte de los pacientes de edad avanzada y con insuficiencia cardíaca deben vacunarse contra la influenza para evitar desarrollar pulmonía.

Una clasificación útil de las pulmonías se basa en las circunstancias en que se presentan, como: *adquirida en la comunidad, adquirida en el hospital* y *pulmonía por aspiración.* Esta clasificación es útil ya que el organismo que lo causa y la evolución de la pulmonía es diferente, por lo cual da una orientación al médico sobre cómo manejar al paciente.

La pulmonía *adquirida en la comunidad,* por lo general, se debe a un microrganismo como el pneumococo (bacteria), el Mycoplasma o el virus de influenza.

La pulmonía *adquirida en el hospital* conlleva el riesgo de la presencia de agentes más infecciosos, usualmente más resistentes, que generan una pulmonía más severa.

La pulmonía de *aspiración* se debe a la inhalación de materia extraña a los pulmones, comúnmente después de vomitar. Los síntomas en la pulmonía pueden variar. A veces es precedida por un cuadro característico de una afección catarral con el desarrollo de fiebre, tos y pulso acelerado. Las respiraciones pueden ser dificultuosas y causar dolor al respirar o al toser. Puede haber un esputo productivo de color amarillento, verdoso u oscuro, dependiendo del organismo que causa la infección. El paciente puede percibir cansancio, dolor de cabeza y una sensación de malestar general. En pacientes de edad avanzada puede que haya muy pocos síntomas del sistema respiratorio y que ocurra confusión, desorientación y falta de apetito. Pacientes con pulmonía en la parte baja del pulmón pueden tener dolor abdominal al irritar el diafragma. El médico, al auscultar al paciente, podrá identificar unos hallazgos en los sonidos respiratorios que son compatibles con la pulmonía. Para confirmar el diagnóstico será de ayuda una radiografía del tórax que identifique la localización y la extensión de la infección. Un contaje completo de sangre revela células blancas aumentadas (leucocitosis) cuando la infección es bacteriana; pero, si es viral, puede ser normal. Pruebas de sangre pueden demostrar anticuerpos a algunos organismos. El organismo causal no se puede establecer por los Rayos X, pero ciertas siluetas son más típicas de algunos organismos que de otros. El examen microscópico del esputo ayudará a reconocer el microorganismo, y el cultivo de esputo a identificarlo.

La causa puede ser sospechada por el cuadro clínico. Un historial de pituita o faringitis sugiere un virus respiratorio o pulmonía por

Mycoplasma. La presencia de diarrea apunta a *Legionella*. Una tos persistente no productiva sugiere *Mycoplasma*. Escalofríos ocurren más en pulmonía por *Pneumococo*. Sudores nocturnos apuntan a *Tuberculosis* u *Hongos*. La presencia de confusión mental apunta a pulmonía por bacterias probablemente Pneumococo. La causa de pulmonía en adultos jóvenes tiende a ser *Mycoplasma* o *Chlamydia*.

Las pulmonías son tratadas de acuerdo con el agente que las causa. Las causadas por bacterias se tratan con antibióticos. Frecuentemente se usa penicilina y eritromicina, pero el médico determinará qué otros antibióticos necesita el paciente de acuerdo con la bacteria envuelta. A veces el organismo responsable es resistente a algunos antibióticos, y se requiere usar aquel al cual es vulnerable, lo cual se determina con pruebas especiales de susceptibilidad bacteriana.

Las pulmonías causadas por los *virus de varicela* o *influenza* pueden ser tratados con medicinas antivirales. No hay medicinas eficaces para los otros virus que causan pulmonía. La pulmonía por mycoplasma se trata con antibióticos, pero puede tardar de 4 a 6 semanas para que el paciente se recupere totalmente.

Además de las medicinas dirigidas a los microorganismos causales, el médico puede añadir otras para reducir la fiebre, para aliviar el malestar y para aliviar la tos. Si la tos es productiva se prefiere no controlarla en su totalidad para ayudar a limpiar los pulmones eliminando el esputo infectado. Cuando el cuadro clínico es severo, el paciente, al hospitalizarse, puede recibir los antibióticos por vía endovenosa y recibir oxígeno por la nariz.

Los pacientes con pulmonía por lo general responden bien al tratamiento después de las primeras 72 horas, aunque a veces toma varias semanas para que se aclaren los hallazgos en la placa de pecho. Si el paciente no responde como se ha esperado, hay que sospechar la presencia de un organismo resistente o inesperado u otra causa para la fiebre, como una complicación o como una infección de la pleura. Esto requiere instaurar el tratamiento correspondiente.

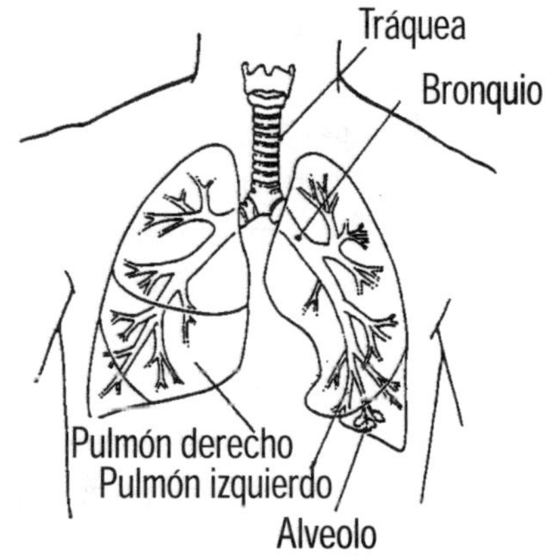

SINUSITIS

El Nuevo Día
15 de noviembre de 1999

Las sinusitis agudas y crónicas son las enfermedades más frecuentes de los senos paranasales, las cavidades adyacentes a las fosas nasales con las que se comunican por medio de conductos y orificios. Estos senos paranasales (nasales) son espacios entre los huesos de la cara y la cabeza. Hay cuatro pares de senos nasales: los senos *frontales* en la frente sobre los ojos; los senos *etmoidales* entre los ojos; los senos *maxilares* en ambos lados de la nariz, por debajo de las mejillas, y los senos *esfenoidales* delante de los oídos (ver ilustración).

Los senos nasales están revestidos por una mucosa (tejido con células que segregan moco) que es la continuación de la mucosa de las fosas nasales, y, por lo tanto, responde a los mismos estímulos. La presencia de estos espacios dentro de los huesos de la cara permiten tanto humidificar como calentar el aire que se respira. Además, facilita el sentido del olfato y mejora el sonido de la voz. En ellos se libera moco que ayuda a mantener limpio y a humidificar los pasajes nasales. Dentro de los senos existen unos vellos pequeños llamados cilias que barren el moco desde los senos hasta la nariz y la garganta. Los senos drenan a la nariz por unos orificios conocidos por ostias. Si las ostias se obstruyen el moco se acumula en los senos. En presencia de obstrucción las bacterias normalmente presentes en el moco se multiplican y causan infección. La infección bacteriana genera hinchazón e inflamación que obstaculiza el drenaje de los senos, favoreciendo así el desarrollo de sinusitis.

La sinusitis es un proceso inflamatorio de los senos paranasales causado por una infección ya sea por virus, por bacteria por hongos o por alergia. Puede ocurrir en cualquiera de los 4 grupos de senos.

Las sinusitis se consideran *agudas* (corta duración) cuando duran hasta 2 ó 3 semanas, aunque alguna puede continuar hasta 12 semanas. La mayoría de las sinusitis son *crónicas* (larga duración) y duran 12 semanas o más. Las sinusitis *agudas* y *crónicas* producen síntomas como hinchazón y dolor a la palpación de la cara sobre el seno afectado. La sinusitis de los senos maxilares produce dolor sobre los cachetes debajo de los ojos, la sinusitis frontal causa dolor de cabeza en el frente de la cabeza. La sinusitis etmoidal causa dolor detrás y entre los ojos y dolor intenso en la frente. El dolor generado por los senos esfenoidales no tiene localización específica y puede sentirse tanto en la parte anterior como en la de atrás de la cabeza.

Los síntomas de la sinusitis *aguda* y de la *crónica* son similares, y puede haber variaciones en su intensidad. Además de los dolores ya descritos, tiende a ocurrir malestar general y la fiebre. Frecuentemente, el paciente con sinusitis reclama que, mientras se estaba recuperando de un catarro, desarrolló una recaída con malestar nasal, congestión nasal y una descarga nasal amarilla-verdosa acompañada de tos, dolor de garganta y pérdida transitoria del sentido del olfato.

La sinusitis a menudo es el resultado de un resfriado u otra infección de las vías respiratorias superiores que se complica con la invasión de bacterias presentes en la garganta y en la nariz. Otra causa de sinusitis puede ser el respirar substancias a las cuales el paciente es alérgico, creándose una hinchazón de los tejidos que obstruye los orificios entre los senos y la nariz. El humo del cigarrillo puede interferir con el funcionamiento de los cilia, afectando el drenaje de moco, y finalmente causar sinusitis. No fume.

La presencia de pólipos nasales, crecimientos parecidos a uvas, puede obstruir las ostias evitando el drenaje del moco y causando sinusitis. Aunque menos frecuentemente, pueden ocurrir las infecciones sinusales por hongos. Dolor concurrente en los dientes superiores implica como posible causa de la sinusitis una infección dental con extensión de la infección de la raíz del diente al seno maxilar. Defectos de desvío en el tabique nasal (cartílago que divide la nariz), de origen congénito o postraumático, pueden interferir con el drenaje de moco, causando también sinusitis.

Los síntomas característicos, obtenidos en la historia médica junto al examen físico, principalmente de la zona buconasal, la radiografía convencional de los senos nasales o la tomografía computarizada se usan para establecer el diagnóstico. En el examen médico se puede usar la transiluminación en la que se pone una luz dentro de la boca cerrada en un cuarto obscuro. Normalmente se ve la luz pasando por los senos maxilares. Si hay líquido o pus en un seno maxilar no pasa la luz.

La sinusitis *aguda* usualmente se trata restableciendo el drenaje de los senos, aliviando el dolor y controlando o eliminando la causa de la inflamación. Se puede, además, usar agentes descongestionantes, pero por un número limitado de días. Los antibióticos son esenciales para combatir la infección causada por bacterias. La sinusitis *crónica* es usualmente el resultado de sinusitis aguda sin atender y más difícil para tratar, y el uso de antibióticos de espectro amplio es más favorecido al ocurrir otras bacterias con frecuencia. El uso de mucolíticos (agentes que licuan el moco) ayudan al drenaje cuando los conductos sinusales están estrechados. La aplicación de toallas húmedas calientes en la cara, 3 ó 4 veces al día, de 5 a 10 minutos, o la inhalación del vapor de un envase de agua hirviendo, ayudan a mejorar los síntomas. Inhalaciones nasales con esteroides se utilizan a veces con buenos resultados. No se recomienda el uso de antihistamínicos por su efecto de secar secreciones, interfiriendo con el drenaje de los senos, a menos que el origen de la sinusitis sea alérgico, que es cuando estos medicamentos pueden estar indicados por el médico. Se puede dormir con la cabeza de la cama elevada para facilitar el drenaje de los senos. El paciente debe estar bien hidratado tomando de 6 a 10 vasos de agua por día.

Cuando el tratamiento médico no es eficaz se recurre a la cirugía. La cirugía funcional endoscópica de los senos (FESS, siglas en inglés) es el procedimiento más usado, el cual agranda los orificios entre la nariz y los senos, mejorando el drenaje. No conlleva in-

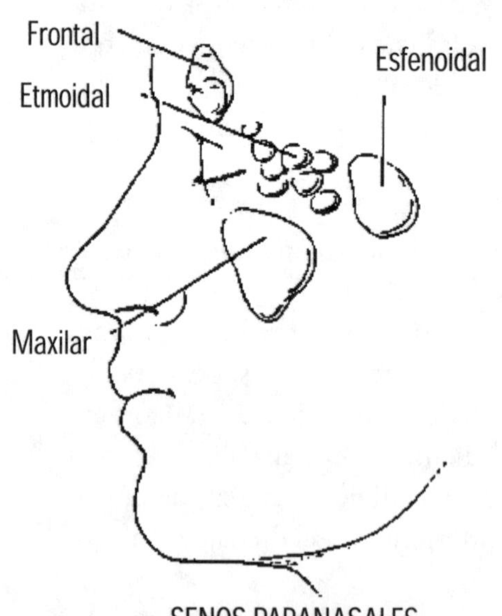

cisión externa ni cicatriz. Los endoscopios son instrumentos en forma de lápiz de varios tamaños. Con instrumentos minúsculos también se pueden eliminar pólipos u otro tejido anormal presente que cause obstrucción. Para este procedimiento el cirujano usa la imagen agrandada y proyectada en un monitor desde el endoscopio. Si la cirugía endoscópica no está disponible, o no se puede hacer, se puede acudir a la cirugía convencional, usando, en este caso, anestesia local. En ella se hace una apertura entre el hueso y el seno afectado y los senos se lavan con agua estéril limpiando el área afectada.

OSTEOARTRITIS

El Nuevo Día
2 de agosto de 1998

Artritis es un proceso inflamatorio de las articulaciones. La osteoartritis es el desorden más común en ellas. Es una condición crónica que se caracteriza por la degeneración del cartílago y del hueso adyacente que causa dolor articular y rigidez. Otro nombre para la osteoartritis es osteoartrosis, artritis hipertrófica o enfermedad degenerativa de las articulaciones. Esta condición, que se conoce más frecuentemente por osteoartritis, tiene un nombre incorrecto pues no es un proceso inflamatorio de las articulaciones.

Se calcula que la osteoartritis afecta al 80% de las personas de más de 65 años de edad, y la padecen millones de personas de más de 40 años de edad. Afecta tanto a los hombres como a las mujeres. Las mujeres tienen mayor riesgo de padecer de la enfermedad especialmente después de la menopausia. La obesidad es otro factor de riesgo asociado al desarrollo de la enfermedad, primordialmente en la rodilla. Estudios con gemelos homocigóticos apuntan a que puede heredarse la predisposición a la osteoartritis de la cadera y de la rodilla. Puede ocurrir prematuramente por trauma o uso repetitivo de las articulaciones asociado a ciertas ocupaciones, como las rodillas de los jugadores de fútbol o los dedos de las dactilógrafas.

Las articulaciones normales tienen un nivel de fricción bajo y usualmente no se desgastan a menos de tener sobreúso o de ser lesionadas. La osteoartritis tiene predilección por las articulaciones interfalángicas distales (coyunturas entre los huesos de la punta de los dedos) en la que ocurren unas prominencias visibles llamadas nódulos de Heberden. Afortunadamente, esta anormalidad no incapacita para el uso de las manos. También afecta a las otras articulaciones interfalángicas de los dedos de las manos (nódulos de Bouchard) y a las articulaciones de las caderas, de las rodillas y de la columna vertebral (lumbar y cervical). La enfermedad es principalmente del cartílago, el tejido elástico que rodea y protege los extremos de los huesos. Comienza con una anormalidad de las células que sintetizan los componentes del cartílago, como el colágeno (proteína fibrosa en el tejido conectivo) y los proteoglicanos (substancia que le da elasticidad al cartílago). El cartílago puede adelgazarse, degenerarse y rajarse. En esta condición las metalproteinasas, unas enzimas que catalizan la degradación del colágeno y los proteoglicanos, están aumentadas en el cartílago articular. El envolvimiento, además de afectar al cartílago, afecta al crecimiento del hueso asociado. Puede desarrollarse hueso en los bordes de la coyuntura causando protuberancias de hueso (osteofitos) que se pueden ver y sentir. Los cambios ocurridos interfieren con la función normal de la articulación y pueden causar dolor.

A la larga, todos los componentes de las articulaciones, el hueso, cápsula articular (tejido que cubre la articulación), tejido sinovial (tejido que cubre el interior de la coyuntura), tendones y cartílago quedan afectados.

La mayoría de la gente con osteartritis no sabe que la padece porque no siente dolor. La edad es el factor principal determinante para la aparición de los síntomas. Estos usualmente se desarrollan gradualmente, y en su origen, afectan a una o a pocas articulaciones. El dolor de la coyuntura afectada, agravado por el ejercicio, es comúnmente el primer síntoma. El dolor aumenta con el uso de la articulación y disminuye con el reposo. En algunos casos, la coyuntura se vuelve rígida o inflexible al dormir, pero normalmente esta rigidez desaparece a la media hora de mover la articulación. La rigidez vuelve a presentarse cuando la articulación se mantiene en reposo por períodos prolongados. Según se agrava la enfermedad, la coyuntura tiende a hacerse menos movible. En algunas articulaciones, como en las rodillas, los ligamentos que la sostienen se pueden aflojar y la coyuntura se vuelve inestable. Cuando afecta a la cadera, ésta se vuelve más rígida. Cuando afecta a la columna vertebral puede ocurrir el dolor de espalda. De ocurrir en las vértebras del cuello, puede causar dolor, adormecimiento, hormigueo o debilidad en los brazos debido al crecimiento de hueso en los espacios que hay entre las vértebras; crecimiento que irrita a los nervios que van del cordón espinal a los brazos. A pesar de los síntomas, esta enfermedad generalmente no incapacita, excepto en los casos más avanzados.

Durante el examen físico puede producirse crepitación en la articulación comprometida, y el paciente puede narrar que él percibe la crepitación al mover la coyuntura. En estados avanzados de la enfermedad, especialmente en las rodillas, puede haber hinchazón por acumulación de líquido sinovial. Si ocurre en la rodilla, puede requerir la aspiración del líquido para mejorar al paciente.

El diagnóstico se confirma al obtener una serie de hallazgos radiológicos característicos, como presencia de osteofitos, estrechamiento asimétrico del espacio articular, esclerosis del hueso subcondral (debajo del cartílago), quistes subcondrales y deformidad ósea. No hay otra prueba de laboratorio para diagnosticar la enfermedad.

El tratamiento se enfoca de forma individual de acuerdo con las articulaciones comprometidas y con la severidad del envolvimiento articular. El tratamiento se considera paliativo (que mitiga los síntomas, pero no cura la enfermedad), ya que no hay medicinas que cambien el curso de la enfermedad. El alivio del dolor mejora la calidad de vida del paciente.

El tratamiento requiere el seguir un orden. Inicialmente se usan medidas no farmacológicas, como reducción de peso, terapia física y ejercicio regular. Luego se utilizan medidas farmacológicas, y finalmente la cirugía en casos más avanzados, que no responden a tratamiento médico y pueden requerir el reemplazo articular.

Estar activo es de importancia para mantener la enfermedad bajo control, pero es prudente limitar el trabajo de las coyunturas especialmente las rodillas. Es más aconsejable caminar en vez de trotar o correr. Es de vital importancia el perder peso, pues el sobrepeso contribuye a perpetuar el daño articular, en especial en la rodilla.

La terapia física, en sus diferentes modalidades, es de gran ayuda. A veces es útil la terapia de calor. Por ejemplo, usando cera de parafina caliente con aceite mineral; al introducir los dedos en un baño de parafina se puede controlar el dolor en los dedos. Las rutinas de estiramiento muscular y ejercicios aeróbicos (entre ellos la natación) mejoran la función articular. Se recomienda que los mayores de edad que hacen ejercicios aeróbicos cambien a movimientos que no requieran saltar.

La presencia de dolor frecuentemente requiere el iniciar terapia con medicinas. Un analgésico como la aspirina, o acetaminofén, o un medicamento anti-inflamatorio no esteroidal, como el ibuprofeno, la indometacina, el piroxican, etc, se pueden usar para bajar el dolor y la hinchazón. Si una coyuntura se pone roja, hinchada y dolorosa puede requerir que se inyecte corticortiroides en la articulación para aliviarla. Un medicamento nuevo, el hialuronato sódico se ha usado recientemente, y se informa mejoría en los casos tempranos de la enfermedad.

La cirugía, incluyendo el reemplazo de la articulación comprometida, se reserva para pacientes en que el dolor no se ha podido controlar, a pesar de todo el tratamiento, y si el compromiso de la articulación envuelta les limita llevar a cabo las funciones normales de esa articulación. La cirugía más común es la realizada en las rodillas y en la cadera.

La investigación médica actual está orientada a desarrollar fármacos que modifiquen la enfermedad y que detengan los daños a nivel del cartílago y del hueso subcondral. Mientras tanto, el control de los factores de riesgo y la educación del paciente constituyen la mejor estrategia para lidiar con la enfermedad.

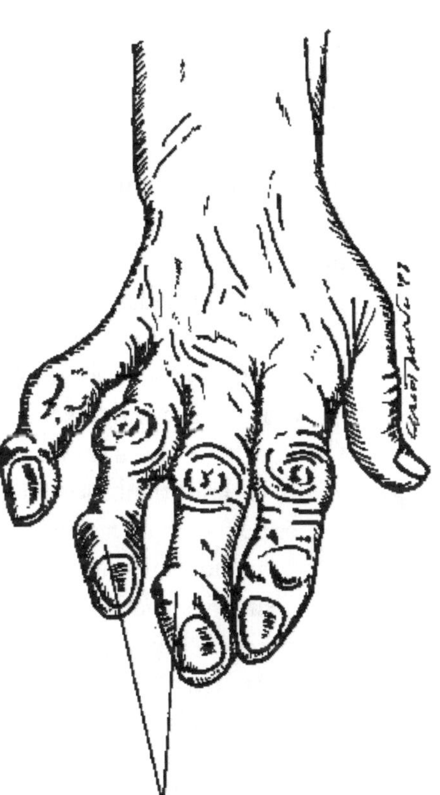

NÓDULOS DE HEBERDEN

LA ARTRITIS REUMATOIDE

El Nuevo Día
30 de septiembre de 1999

Las extremidades de los huesos se unen en unas articulaciones que están alcochonadas con una lámina de cartílago que absorbe parte del choque o del peso generado por los movimientos. Las articulaciones contienen un líquido llamado líquido sinovial, una capa protectora llamada cápsula y unas bandas de tejido fibroso conocidas por ligamentos, que entre todos forman la articulación. En el borde de las articulaciones existe un tejido conectivo conocido como membrana sinovial cuya inflamación genera una sinovitis.

La artritis reumatoidea es una enfermedad inflamatoria, principalmente de las articulaciones, que afecta, en primer lugar, a las articulaciones pequeñas de las manos y de los pies, luego a las muñecas, las rodillas, los hombros, los tobillos y los codos. En esta artritis, la membrana sinovial se engrosa, acumulándose en ella las células blancas de la sangre. El proceso inflamatorio genera la liberación de sustancias químicas que, a través del tiempo, engrosan el sinovio y afectan al cartílago, los tendones, ligamentos y huesos, provocando a la destrucción de la articulación.

A pesar del progreso realizado en la investigación médica en relación a las causas de las diferentes artritis, la causa de la artritis reumatoide sigue siendo desconocida. La hipótesis más aceptada es la que afirma que se trata de un fenómeno inmunológico, ligado a la formación de anticuerpos que atacan a las articulaciones y a sus vasos.

Puede ocurrir a cualquier edad, pero normalmente afecta a personas desde los 20 a los 50 años, y ocurre tres veces más en las mujeres que en los hombres. De manera diferente a otras artritis, que se circunscriben a las articulaciones solamente, la artritis reumatoidea afecta a otros órganos del cuerpo, como el corazón, los pulmones y los ojos.

Comúnmente, la enfermedad comienza, en forma insidiosa, con manifestaciones generales, como cansancio, inapetencia, sensación de malestar general y pérdida de peso. Luego comienzan las manifestaciones articulares que afectan a más de una articulación al mismo tiempo. Las articulaciones afectadas con mayor frecuencia son las pequeñas, las interfalanginas (entre las falanges de los dedos) y las metacarpo falanginas (entre el dorso de las manos y los dedos) y causan desviaciones de los dedos (ver ilustración). Luego se afectan las articulaciones más grandes. Es característica de la artritis reumatoide la afección bilateral simétrica de las articulaciones, como las 2 muñecas o las 2 rodillas. Las articulaciones afectadas se hinchan y presentan dolor, reduciendo la capacidad de movimiento. Los síntomas son más evidentes por la mañana o después de períodos de descanso.

La enfermedad presenta un curso extraño, a modo de brotes, porque hay períodos de tranquilidad relativa, en que las articulaciones aparecen sin síntomas, alternando con ataques agudos acompañados de dolores fuertes. Afortunadamente, la enfermedad no conduce a la muerte, pero las deformaciones articulares pueden generar invalidez.

El diagnóstico de la enfermedad no plantea problema alguno por lo típico de sus manifestaciones clínicas junto al historial típico. El laboratorio frecuentemente revela la presencia de anemia y aumento en la velocidad de sedimentación de los glóbulos rojos. La detección del factor reumatoide, mediante pruebas serológicas, en el suero del enfermo ocurre en el 80% de los casos. El examen radiológico es de ayuda, especialmente según avanza la enfermedad.

El tratamiento consiste en una combinación de reposo, ejercicios especiales, protección de las articulaciones, medicamentos y cirugía. Debe existir un equilibrio entre el reposo y el ejercicio. Cuando la enfermedad está activa, con agravación de los síntomas, es prudente el descanso y la inmobilización de la articulación afectada para evitar más daño a los tejidos con el movimiento. De igual forma, durante los períodos de remisión, es importante hacer ejercicio y llevar a cabo las actividades normales para evitar la anquilosis articular.

El tratamiento medicamentoso se basa en el empleo de toda una serie de medicinas de acción analgésica y antirreumática, antiinflamatoria, es decir, capaz de bloquear los procesos inmunopatológicos en las células. Los productos a usarse deben elegirse según sea el caso, tomando en consideración el juicio del médico y la reacción del paciente. No hay medicinas que curen la artritis reumatoide, pero hay medicamentos para aliviar el dolor y para retrasar el progreso de la enfermedad.

Hay tres tipos principales de medicinas.

Las medicinas antiinflamatorias no esteroidales (NSAID, siglas del inglés), entre las que se incluye la aspirina, son importantes para tratar el dolor y la inflamación. Se incluyen también Buprofen, Ketoprofen y Naxoproxen. Los NSAIDs pueden causar efectos secundarios, como zumbido en el oído, úlceras gástricas o fallo renal, por lo cual hay que supervisar adecuadamente su uso.

Los corticoesteroides (cortisona, prednisona, etc) reducen la inflamación y retrasan el daño articular, pero, si son usados por meses, puede haber efectos secundarios peligrosos. Usualmente se usan en episodios agudos y se reducen gradualmente.

Las medicinas antirreumáticas, que modifican la enfermedad (DMARD, siglas en inglés), han demostrado que retrasan o detienen su progreso. Su uso inapropiado puede causar efectos tóxicos. Las más frecuentemente usadas son el metratrexato, la hidrocloroquina, sulfasalasina, minociclina, penicilamina y el oro, o una combinación de estos.

Al no controlar el dolor, su uso requiere que se complemente con NSAID o corticoesteroides. La Administración de Alimentos y Medicina ha aprobado recientemente el uso de la leflunomida y el etanercept.

Cuando las lesiones continúan, se agravan y el tratamiento médico no es eficaz es indispensable orientarse hacia la terapia quirúrgica con fines preventivos para frenar la tendencia destructiva de la enfermedad o con fines reconstructivos para devolver mayor capacidad de función a la **articulación afectada.**

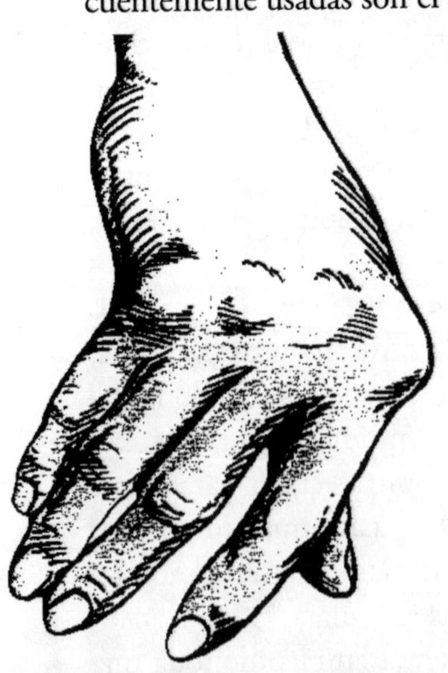

DEFORMIDAD TÍPICA DE ARTRITIS REUMATOIDE

La artritis reumatoidea es una enfermedad crónica que suele atacar y remitir por períodos de semanas o años. Puede causar mucho dolor y dañar articulaciones. También puede ser leve y apenas tener consecuencias mayores. El futuro del enfermo depende de establecer un plan terapéutico completo como cuidados generales, medicinas antiinflamatorias, rehabilitación y cirugía articular.

EL ENVEJECIMIENTO

El Nuevo Día
6 de septiembre de 1998

La vejez es el período de vida de las personas de edad avanzada. Usualmente se usa la cifra de 65 años, o más, de edad para identificar a las personas de edad avanzada; ésa era la edad en que los adultos se acogían al retiro. Las personas sobre 65 años componen un 11% de nuestra población en Puerto Rico, y, siendo el sector de mayor crecimiento poblacional, para el año 2020 alcanzarán cerca de un 20%. Dentro de este grupo, el mayor aumento se ha visto en los ancianos centenarios.

Hoy día, a pesar de los adelantos científicos, se desconocen los mecanismos responsables del envejecimiento. Una de las teorías es la del "daño acumulativo", la cual sostiene que las células del cuerpo, a lo largo de la existencia sufren lesiones repetitivas generadas por varias sustancias químicas, como los radicales libres, que dañan las células. La otra teoría se basa en la "senectud programada", según la cual, el envejecimiento está predeterminado por los genes, lo cual ayudaría a preservar la especie, muriendo los ancianos para dejar espacio libre a los jóvenes.

El proceso de envejecimiento se refiere a cambios irreversibles que ocurren con el paso del tiempo en los sistemas biológicos, una vez que la capacidad vital máxima ha sido alcanzada. Es importante distinguir los cambios naturales que ocurren en todos los seres humanos con la edad como la menopausia en la mujer, de los cambios provocados por enfermedades frecuentes en la edad avanzada, como la enfermedad de las arterias coronarias. Ésta, aunque común en los envejecientes, no es normal porque no ocurre obligatoriamente en todos.

La duración máxima de vida se refiere al potencial máximo de sobrevivencia de una especie bajo condiciones ideales, en ausencia de trauma o enfermedad. Esto es específico para cada especie y está determinado genéticamente. La duración de la vida humana puede llegar hasta 115, e, incluso, hasta120 años, y no ha variado en el último milenio, ni se anticipa cambio en el futuro.

La esperanza de vida (expectativa de vida) se refiere al tiempo de vida promedio que le queda por vivir a cada persona dependiendo de su edad. La esperanza de vida promedio al nacer, en Puerto Rico, en 1900, era de 47 años. Hoy en día, es de 73.5 años para ambos sexos, 69.0 para varones y 78.0 años para la mujer. Este aumento dramático se atribuye a las medidas sanitarias, a los adelantos en el tratamiento y curabilidad de enfermedades anteriormente mortales, a la prevención de las enfermedades, a la nutrición y a la erradicación de enfermedades infecciosas con los programas de vacunación.

La influencia genética en el envejecimiento está clara. La supervivencia es mayor entre gemelos idénticos que entre gemelos fraternos. Hay dos grupos de factores que determinan la supervivencia de una persona: la velocidad en los cambios de su envejecimiento y la presencia o ausencia de la enfermedad y la muerte. Las modificaciones del ambiente y de nuestro estilo de vida logran modificar los factores que determinan la longevidad. Desde el punto de vista preventivo es conveniente conducir nuestra vida en un ambiente saludable, y, además, mantener unos estilos de vida sanos, para garantizarnos una mayor longevidad.

Los cambios usuales que ocurren con el envejecimiento incluyen: disminución del flujo de sangre a los riñones, hígado y cerebro; disminución en la capacidad del riñón para eliminar toxinas y medicinas; disminución de la capacidad del hígado para contrarrestar toxinas y metabolizar medicinas; disminución en la sangre expulsada por el corazón; disminución en la tolerancia de la glucosa; también la capacidad del pulmón para mover aire disminuye, la capacidad de las células para combatir infecciones se reduce. Sin embargo, la mayoría de las funciones vitales se mantienen a un nivel adecuado para una vida normal. Estos cambios obviamente reducen la capacidad del cuerpo para confrontar situaciones adversas como las enfermedades.

Las enfermedades que ocurren primordialmente en la edad avanzada son la demencia Tipo Alzheimer, la hipertrofia de la próstata (en el varón) las cataratas (opacidad en el lente de los ojos), la diabetes Tipo 2, la osteoartritis (degeneración del cartílago de las coyunturas), la osteoporosis (pérdida de calcio de los huesos), cáncer de la próstata, la hipertensión y la enfermedad coronaria, entre otras.

Se debe diferenciar qué cambios ocurren, con la edad avanzada, atribuibles al envejecimiento de por sí, y cuántos se deben a hábitos nocivos de vida o a la presencia de factores de riesgo no controlados que generan, a través de los años, alteraciones en el organismo humano.

Hábitos inadecuados de vida, como inactividad física, dieta pobre, fumar cigarrillos, tomar alcohol, uso de drogas, ingestión alta de sal, obesidad y factores de riesgo, como el colesterol elevado, tensión arterial alta e hiperglucemia, pueden lastimar varios órganos del cuerpo a través de los años creando problemas y enfermedades en la edad avanzada incorrectamente adjudicados al proceso de envejecimiento. Personas expuestas a ambientes ruidosos y encerrados pueden perder parte de su audición.

El enfoque, ante el proceso de envejecimiento y los riesgos de desarrollar enfermedades con los años, es tomar las medidas preventivas para poder lograr llegar a una edad avanzada con un deterioro físico mínimo y evitando la ocurrencia de enfermedades. Esto requiere establecer unos hábitos y estilos de vida muchos años antes de llegar a la edad avanzada.

Las sugerencias para las personas jóvenes y los adultos que llegarán a envejecer y quisieran lograr una vejez más activa, productiva, alegre y con menos problemas de salud, acompañada de más calidad de vida y más longevidad, son las siguientes: 1) Aceptar y entender que el envejecimiento es parte de la vida normal del ser humano y que hay que preocuparse por llegar a él en las mejores condiciones posibles, 2) Fomentar la salud mental evitando el estrés, la tensión innecesaria y la depresión, causas importantes de envejecimiento prematuro, 3) Ejercitarse diariamente - es lo más parecido a una pastilla antienvejecimiento con beneficios innumerables; por lo menos caminar de 30 a 45 minutos todos los días. Subir escaleras. Se recomienda el ejercicio en todas las edades, incluyendo la edad avanzada (ver figura). El ejercicio, entre otras cosas, ayuda a mantener el peso corporal, reduce riesgo de desarrollar enfermedad coronaria, hipertensión, diabetes y osteoporosis y aumenta la fuerza muscular y mejora la apariencia personal. 4) Llevar una dieta equilibrada sin comer en exceso sin peligro de

malnutrición, reducir la ingestión de grasa y de sal (eliminar el salero).
Comer frutas y vegetales. 5) Dormir de 7 a 8 horas por noche. Si padece de insomnio busque ayuda. 6) No tomar más de 2 tragos de alcohol por día. 7) No fumar, mancha los dientes, huele mal y ha mata-
do más personas que muchas guerras juntas. 8) Evitar el sobrepeso y
la obesidad. Se debe tener una balanza y pesarse periódicamente. 9)
Hacer un examen médico anualmente. Las enfermedades reconocidas
temprano suelen ser curables. 10) Si se es mujer y se tienen 55 años de
edad, consultar con su médico sobre terapia de reemplazo hormonal.
11) Protegerse de la exposición excesiva al sol tropical, que causa arru-
gas y cáncer de la piel. 12) Tomar de 8 a 10 vasos de agua al día. 13)

Mantener relaciones amistosas con
gente joven para seguir viendo y dis-
frutando la vida como ellos. Se debe
pensar como si se fuera joven, y, a la
vez, mantener relaciones con personas de edad avanzada (familia y amigos) y conocer sus inquietudes. 14)
Aclarar los compromisos económicos
y poner un plazo para saldar las deu-
das. Los problemas económicos causan estrés, depresión e insomnio. 15)
Aceptar que se está avanzado en
edad, pero no se está poniendo viejo;
comenzar un plan anti-envejecimien-
to hoy mismo.

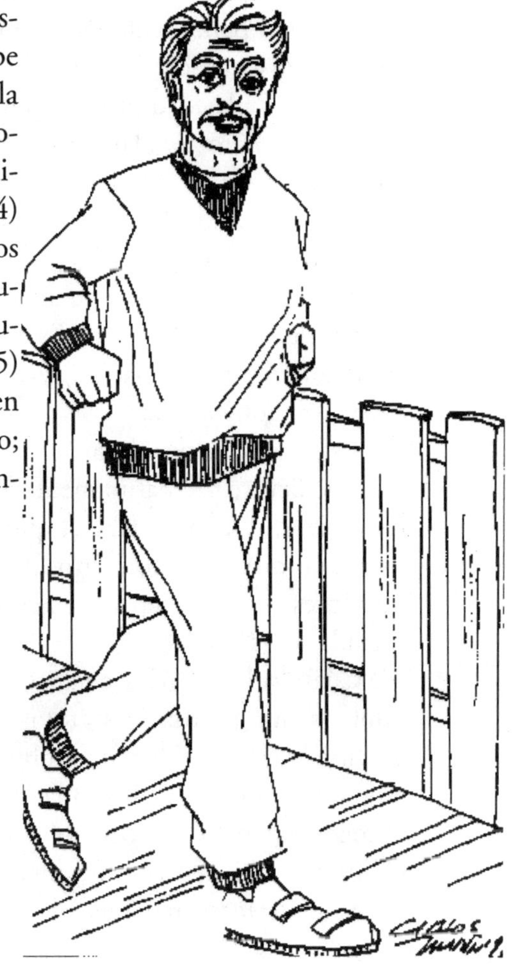

ENTENDIENDO LA MENOPAUSIA

El Nuevo Día
20 de septiembre de 1998

Es la realidad de la vida: todas las mujeres pasan por la menopausia, este es el período en que los ovarios dejan de producir estrógeno y cesa la menstruación. Es el fin de la capacidad reproductora de la mujer, y ocurre a la edad promedio de 51 años. La expectativa de vida de la mujer es aproximadamente 80 años y, por lo tanto, ésta pasa una tercera parte de su vida luego de la menopausia.

El significado de la palabra menopausia es una "pausa en la menstruación". El diagnóstico definitivo se hace cuando la menstruación desaparece por el período de un año, o cuando en las hormonas sexuales hay una disminución de los niveles de estradiol (el estrógeno más abundante en la circulación) y/o la hormona estimulante folicular se encuentra aumentada.

Existen dos tipos de menopausia: la que ocurre de forma natural y la que ocurre prematuramente cuando, en una cirugía, se remueven los ovarios. A esto se debe el que las mujeres experimenten la menopausia en distintos momentos de sus vidas; con cambios emocionales diferentes en cada etapa, pero con un mismo resultado fisiológico, la pérdida de estrógeno.

Cuando los ovarios dejan de producir estrógeno, la mujer sufre cambios que producen síntomas como los sofocones y los sudores nocturnos, los cuales son cambios vasomotores con un aumento de flujo de sangre a la piel como consecuencia de la pérdida de actividad estrogénica en los centros de control de temperatura en el cerebro. Ocurren problemas genitourinarios como infecciones vaginales y urinarias recurrentes, resequedad vaginal con falta de lubricación e incomodidad durante las relaciones sexuales. Estas molestias pueden ser muy perturbadoras. Se pueden producir cambios en el estado de ánimo, ya que los síntomas físicos no son la única manifestación de la menopausia. Algunas mujeres la consideran una fase nueva en su vida en la cual están libres de embarazos no deseados y de períodos menstruales. A veces los efectos emocionales son negativos. Se puede sentir nerviosa, irritable, sufrir insomnio o deprimirse. Es importante entender y aceptar que la menopausia es parte normal de la vida de la mujer y que los síntomas, aunque molestosos, no ponen en peligro su vida. La pérdida de la hormona femenina favorece el desarrollo de problemas del sistema óseo y del cardiovascular. La reducción del estrógeno afecta al esqueleto óseo con disminución de la densidad de los huesos, los vuelve porosos, pierden su grosor, aumenta su fragilidad y predispone a fracturas; esto es la osteoporosis. Cuatro de cinco personas con osteoporosis son mujeres. Una mujer después de la edad de 50 años tiene un riesgo de 40% de tener una fractura.

La incidencia de enfermedad coronaria aumenta luego de la menopausia hasta convertirse en la principal causa de muerte en esta edad. La falta de estrógeno causa cambios en los lípidos de la sangre que incluyen un aumento en el colesterol total y los triglicéridos. Particularmente aumenta la fracción del colesterol malo, el unido a lipoproteínas de baja densidad (LDL) y disminuye el colesterol bueno, el unido a lipoproteína de alta densidad (HDL). El estrógeno tiene, además, un efecto beneficioso sobre el endotelio (capa interior) de los vasos sanguíneos. Aumenta la producción del óxido nítrico (agente vasodilatador) y disminuye la endotelina-1 (hormona vasoconstrictora del endotelio), lo cual se traduce en vasodilatación y reducción en la formación de placas ateromatosas, dando una protección contra la enfermedad coronaria.

Se ha establecido una relación entre la menopausia y la función cognitiva. Aunque en controversia, se cree que el estrógeno es necesario para la función de ciertas estructuras cerebrales y ciertos procesos mentales, como la memoria visual inmediata y la percepción visual. También se piensa que la deficiencia estrogénica tiene algún papel en la enfermedad de Alzheimer. Investigadores finlandeses informan sobre la asociación de ciertos estados de depresión con la falta de estrógeno.

Otro problema con este grupo de edad es la incidencia de cáncer. El cáncer es la segunda causa de muerte en la mujer postmenopáusica, siendo el cáncer de seno y pulmón los más frecuentes.

La Sociedad Americana del Cáncer promueve una serie de medidas para la prevención del cáncer, a saber: dejar de fumar; reducir el consumo de alcohol, una dieta baja en grasa y rica en fibra; pruebas de cernimiento regulares (Papanicolaou, mamografía, colonoscopía, etc.); autoexamen hecho por el paciente en su hogar (senos y piel principalmente); exposición limitada al sol; y ejercicio regular. Las pruebas de cernimiento son aquellas pruebas de detección temprana de hallazgos o anormalidades que apuntan a una enfermedad.

El examen médico anual, así como las pruebas de cernimiento, permiten una detección temprana del cáncer del seno, colon, recto, cervix y piel, entre otros. El autoexamen de los senos y la piel juegan un papel importante en la identificación y la intervención temprana. Se estima que más de la mitad de los casos de cáncer ocurren en sitios accesibles al cernimiento. La sobrevida (duración de 5 años o más después del diagnóstico) de estos pacientes se estima en un 80%, y podría aumentar a un 90%, si todas las mujeres participaran en los programas de cernimiento.

El Colegio Americano de Obstetricia y Ginecología estimula a los médicos a detectar y tratar temprano a las pacientes menopáusicas. La terapia de reemplazo hormonal es una de las estrategias farmacológicas más empleadas en la actualidad debido a sus efectos benéficos sobre la salud femenina. Estudios clínicos confirman la seguridad y eficacia de dichos compuestos. Tanto la terapia de reemplazo hormonal, que combina el estrógeno con un progestágeno, como el tratamiento con los estimuladores selectivos de receptores de estrógeno (raloxifen), los cuales actúan como estrógeno en algunos tejidos y como antiestrogénicos en otros, mejoran la sintomatología de la menopausia. Además, se estará haciendo prevención de osteoporosis y de enfermedad coronaria.

En el estudio PEPI ("Postmenopausal Estrogen Progestin Intervention Trial") un total de 875 mujeres con edad de 45 a 64 años fueron asignadas a recibir placebo o reemplazo hormonal. Se hizo la densitometría ósea para evaluación de osteoporosis. El uso de hormonas aumentó la masa ósea, demostrando su utilidad para atender el problema de la osteoporosis que acompaña a la menopausia.

El estudio de las Enfermeras ("Nurse´s Health Study") que incluyó a 48,470 mujeres entre 30 y 67 años de edad, seguidos por 10 años, demostró que el reemplazo de estrógeno redujo en 50% la incidencia de enfermedad coronaria y de mortalidad por esa causa.

El uso del reemplazo hormonal durante y después de la menopausia es una opción valiosa que amerita ser estudiada y considerada por toda mujer. La decisión de iniciar tratamiento requiere un diálogo entre el médico y su paciente para que la decisión sea la más juiciosa.

Tanto las mujeres como los profesionales de la salud deben estar bien informados acerca de los riesgos a los cuales se enfrentan en este período y de las estrategias de salud a largo plazo. Éstas consisten en una dieta que incluya un gramo de calcio al día (ver tabla incluida), ejercicio de 30 a 45 minutos diarios, exámenes médicos regulares, pruebas de cernimiento que incluyan colesterol sérico, mamografía anual y una densitometría ósea para detectar osteoporosis y conocer el riesgo de fracturas. Estas medidas, junto a las modalidades terapéuticas descritas, permitirán evitar muchos problemas, y, de esta forma, poder disfrutar de los años de la postmenopausia manteniendo una óptima salud. Después de todo, "la menopausia no es una enfermedad, es sólo parte de la vida".

ALIMENTOS RICOS EN CALCIO
→ Leche descremada (300 mg/vaso)
→ Yogur bajo en grasa
→ Requesón 2% de grasa
→ Salmón rosado
→ Sardinas en lata
→ Ostras frescas
→ Nueces
→ Brécol fresco
→ Vegetales verdes
→ Tofú
→ Col rizada
→ Habichuelas blancas
→ Nabos
→ Queso parmesano

LAS VACUNAS

El Nuevo Día
4 de octubre de 1998

Ha habido dos grandes logros para combatir las enfermedades infecciosas. Uno ha sido el descubrimiento de múltiples antibióticos que exterminan la mayoría de los microorganismos que causan muchas de las enfermedades infecciosas. El otro ha sido el desarrollo de las vacunas para prevenir el desarrollo de un sinnúmero de enfermedades infecciosas.

La inmunidad en el ser humano se desarrolla cuando éste se enferma y produce anticuerpos para eliminar la bacteria o el virus que causó la enfermedad. Si el cuerpo vuelve a exponerse al mismo organismo, los anticuerpos presentes lo eliminarán antes de que se desarrolle la enfermedad. Las vacunas contienen sustancias de bacterias o virus debilitados o muertos que estimulan la producción de anticuerpos. Al recibirlas, los vacunados desarrollan inmunidad contra las enfermedades concernidas. Para que la inmunidad sea completa y permanezca activa se requiere una serie de vacunas durante la infancia y la adolescencia.

Varias condiciones pueden interferir con el desarrollo de inmunidad en el niño vacunado, como una enfermedad debilitante, uso de esteroides, transfusiones de sangre o algún producto sanguíneo, radiación o algún tratamiento que afecte a la producción de anticuerpos. Las vacunas se administran por vía oral o por inyección (éstas son la mayoría). Durante los primeros 6 meses de vida el niño debe recibir vacunas contra difteria, tétanos, tos ferina, polio, Hemofilus influenza tipo b y hepatitis B y, posteriormente, un refuerzo, excepto para la hepatitis B (ver tabla con itinerario de vacunación).

La DTP/DTaP (siglas del inglés, diphtheria, tetanus, pertussis) es una vacuna que ofrece protección contra la difteria, el tétanos y la tos ferina.

La *difteria* es una enfermedad contagiosa que se disemina cuando la persona habla, estornuda o tose. Causa fiebre, secreciones nasales serosanguinolentas o purulentas, dolor de garganta y dificultad respiratoria. Se caracteriza por la formación de una membrana en la nariz, en la garganta y en el tracto respiratorio. Puede afectar al corazón, y a los pulmones, producir parálisis y hasta la muerte.

El *tétanos* es una enfermedad que se adquiere a través de una herida contaminada. Afecta al sistema nervioso y causa espasmos musculares. Envolvimiento de los músculos respiratorios y de la laringe puede dar por resultado fallo respiratorio, convulsiones, coma y hasta la muerte.

La *tos ferina* se trasmite por contacto directo a través de secreciones respiratorias. Se caracteriza por una etapa catarral con síntomas respiratorios leves que progresa a tos severa con ahogo. Las complicaciones incluyen pulmonía, convulsiones y daño cerebral.

La OPV (oral), y la IPV (subcutánea), son vacunas atenuadas contra el virus de polio.

El *polio* es una enfermerdad viral que, en los casos leves, puede presentar fiebre, malestar general y dolores de garganta, de estómago, y de cabeza. Puede causar parálisis de las extremidades y de los músculos respiratorios. Con la vacuna oral el virus se excreta en las heces fecales y se transmite de persona a persona.

La vacuna contra *Hemofilus influenza tipo b* (Hib) protege contra la infección con la bacteria que causa la mayor parte de las meningitis en los lactantes. Esta bacteria, además, puede causar pulmonía, infección en la sangre, en las articulaciones y en los huesos. Un niño vacunado contra Hib puede desarrollar meningitis debido a otra bacteria o virus.

La *hepatitis B* es una enfermedad viral que da por resultado una afección del hígado. Usualmente comienza con pérdida de apetito, cansancio, náusea, vómitos, dolor abdominal e ictericia (el blanco de los ojos color amarillo). Algunos de los afectados se recuperan totalmente, pero otros pasan a una fase crónica por el resto de la vida. Estos portadores crónicos se convierten en fuente de infección para otras personas, y ellos pueden sufrir de enfermedad hepática crónica activa, cirrosis o cáncer del hígado. El virus de hepatitis B se transmite a través de la sangre u otras secreciones del cuerpo. En el adulto, la transmisión tiende a ocurrir durante relaciones sexuales, o al compartir artículos, como navajas o agujas usadas para inyectar drogas.

Al año de edad, el niño debe recibir la vacuna MMR (siglas del inglés, Measles-Mumps-Rubela) contra sarampión común, sarampión alemán (rubela) y paperas, y además la de varicela. La vacuna MMR requiere una dosis de refuerzo preferiblemente entre los 4 y los 6 años de edad.

El *sarampión común* es una infección viral que se transmite por medio de secreciones respiratorias. Se caracteriza por fiebre, tos, ojos inyectados, goteo nasal y una erupción en la piel. Las complicaciones más frecuentes incluyen infección de oído, pulmonía, *croup* y diarrea.

La *papera* es una enfermedad viral que afecta a las glándulas salivares. Las complicaciones más comunes son la inflamación del cerebro (encefalitis), artritis, inflamación de la glándula tiroides, del páncreas o de los testículos (puede causar esterilidad masculina).

El *sarampión alemán (rubela)* es una enfermedad viral leve que causa fiebre, erupción en la piel, hinchazón de las glándulas del cuello e inflamación de las articulaciones. Si una mujer embarazada desarrolla sarampión alemán, la infección puede provocar defectos congénitos en el feto.

La *varicela* usualmente presenta malestar general, fiebre y un salpullido que genera ampollas que luego se secan. La varicela, aunque benigna en los niños, puede complicarse y afectar al pulmón, las articulaciones, el hígado, el riñón y el cerebro, entre otros. La aspirina está contraindicada en la varicela, pues puede causar y desarrollar complicaciones mayores.

Las vacunas usualmente no producen efectos secundarios, pero puede ocurrir inflamación, enrojecimiento o hinchazón del área donde se puso la inyección, fiebre, somnolencia y pérdida de apetito. Se recomienda el uso de acetaminofen para aliviar estos síntomas. Problemas más serios son poco frecuentes e incluyen alergia a algún componente de la vacuna, convulsiones, pérdida de conciencia, y en casos **aislados, muerte.**

Recientemente se han desarrollado vacunas especialmente para adultos. Es aconsejable para los adultos el recibir dosis de refuerzo de vacunas administradas en la infancia. A veces se recomienda la revacunación para algunas enfermedades, como el tétanos o el sarampión. Se recomienda vacunar para tétanos/difteria a todo adulto que no la recibió durante la infancia. Se debe recibir una dosis de refuerzo para tétanos cada 10 años por toda la vida

Se recomienda una inyección anual de la vacuna contra la influenza para los mayores de 65 años de edad y los adultos con diabetes o con enfermedades del corazón o del pulmón. Para estos grupos también se indica una inmunización única para pulmonía por neumococos. El Comité Asesor para Inmunización de los Estados Unidos recomienda la vacunación masiva contra el neumococo para toda persona de 65 años ó más, aspirando a una cobertura del 60% de esta población en el año 2000. Hoy día solo el 10% de ellos recibe esta vacuna.

Todo adulto que corra peligro de contraer Hepatitis B, como los trabajadores de la salud, los hemofílicos y los familiares o parejas de personas con Hepatitis B, deben ser vacunados.

Gracias al uso de las vacunas en forma sistemática durante la infancia, enfermedades frecuentes en el pasado son muy raras hoy día, y algunas han desaparecido. La viruela, que causó miles de muertes, ha sido eliminada en su totalidad.

Toda persona debe conocer la importancia para ella y los suyos de estar vacunados. Los riesgos que presentan las vacunas son menores que los riesgos que implicaría desarrollar la enfermedad. Proteja su niño, vacúnelo. Protéjase usted, vacúnese.

ITINERARIO DE VACUNACION

Edad Recomendada	Vacuna (s)
2 meses	DTP-OPV-Hib-HepB
4 meses	DTP-OPV-Hib-Hep B
6 meses	DTP-OPV-Hib-Hep-B
12 meses	MMR-VAR
15 meses	DTP-Hib
4-6 años	DTP-OPV-MMR
13 años	HepB (no vacunado)
14-16 años	Td; y cada 10 años

DTP = Difteria, Tétanos, Tos ferina
HepB = Hepatitis B
Hib = Hemofilus influenza b
MMR = Sarampión, Paperas, Rubela
OPV = Polio-oral
VAR = Varicela
Td = Toxoide Tétanos y Difteria

TRASPLANTE DE ÓRGANOS

El Nuevo Día
6 de diciembre de 1998

El trasplante es la transferencia de células, tejidos u órganos vivos de una persona (donante) a otra persona (recipiente) o de una parte del cuerpo a otra (como transferencia de piel) con el propósito de restablecer una función perdida. Cuando los órganos vitales del ser humano, como los riñones, el corazón, pulmones, hígado y médula ósea dejan de funcionar normalmente, sin recobrar sus funciones, el trasplante del órgano concernido se convierte en la única oportunidad de sobrevivencia del paciente. El proceso más común de transferencia de células vivas lo constituyen las transfusiones de sangre.

El trasplante de órganos requiere el obtener un donante compatible, llevar a cabo los procesos quirúrgicos requeridos, enfrentar el rechazo del órgano trasplantado y el uso de medicinas inmunosupresores para combatir el rechazo.

Los tejidos u órganos donados se obtienen de donantes vivos o de alguien fallecido recientemente. Se prefieren donantes vivos preferentemente familiares. La donación de cadáveres se obtiene de personas saludables que, desafortunadamente, fallecieron por causas accidentadas.

Como el cuerpo tiene 2 riñones y se puede funcionar bien con uno solo, un familiar puede hacer la donación con un riesgo mínimo. Los órganos más frecuentemente obtenidos de donantes vivos son el riñón y la médula ósea. Algunos órganos sobreviven sólo horas fuera del cuerpo, otros se pueden mantener en frío por varios días.

Un área importante en el trasplante de órganos es el problema del rechazo generado por el proceso inmunológico. El cuerpo humano produce antígenos (substancias que pueden generar una respuesta inmune) en la superficie de cada célula del cuerpo. Cuando una persona recibe un tejido por trasplante, los antígenos en el tejido trasplantado transmiten un mensaje al cuerpo recipiente de que el tejido es extraño lo que genera un rechazo por el recipiente. Hay una serie de antígenos conocidos por antígenos HLA (del inglés "human leukocyte antigens") de gran importancia en el proceso de trasplante. Cuanta más compatibilidad hay en los antígenos HLA mayores son las probabilidades de éxito del trasplante. Normalmente los parientes son más compatibles. En la sangre hay unos antígenos específicos en la superficie de los eritrocitos (células rojas), los A, B y Rh, que determinan si una persona tolera o no una transfusión de sangre.

A pesar de que las personas envueltas en órganos trasplantados tengan antígenos HLA muy cercanos, el fenómeno de rechazo se manifiesta a menos que no se controle el sistema inmune con medicamentos. El rechazo puede ser leve o severo, inmediato o suceder semanas o meses más tarde. Además de destruir el órgano trasplantado, el rechazo genera síntomas como fiebre, escalofríos, náusea, cansancio y cambios en la presión arterial. Hay un grupo de medicinas que suprimen la respuesta inmune del recipiente, ayudando a la retención del órgano trasplantado. Al suprimir el sistema inmune, también se afecta su capacidad de combatir infecciones, por lo cual hay que seguir al paciente de cerca. Entre los medicamentos inmunosupresores están corticoesteroides (prednisona), azazioprina, tacrolimus, micofenolato mofetil, ciclosporina, ciclofosfamida, globulina antilinfocítica, globulina antitimocítica y anticuerpos monoclonales contra el linfocito T. Estos medicamentos deben ser supervisados por médicos entrenados en su uso.

El *trasplante renal* se hace de donantes vivos (90% funcionando al año de implantado) y de cadáveres (85-90% en función al año). Hay riñones trasplantados de más de 30 años de duración. A pesar del uso de medicinas para suprimir el sistema inmune, uno o dos episodios de rechazo tienden a ocurrir con retención de líquido, fiebre, dolor sobre el riñón trasplantado y deterioro de la función renal. Usualmente estos casos responden a los medicamentos. Si el trasplante falla, al paciente hay que pasarlo a diálisis, y se puede hacer otro intento de trasplante. El paciente tiene que tomar sus medicinas todo el tiempo. Del año 1977 hasta el 1995 se habían realizado 546 trasplantes de riñón en Puerto Rico, un 58% de donantes vivos y 42% de donantes cadáveres.

El *trasplante cardíaco* se usa para pacientes con las condiciones cardíacas más severas, que no pueden ser mejoradas por cirugía ni con los medicamentos adecuados, y están en fallo cardíaco a pesar del máximo tratamiento. Comenzó en 1967, y, para 1995, se habían hecho 2,000 trasplantes cardíacos en el mundo. El trasplante cardíaco permite que un 95% de los recipientes estén en mejor condición, en cuanto a calidad de vida y tolerancia a la actividad física, que antes del trasplante. Más del 70% de los trasplantados pueden regresar a su trabajo. Todo paciente con trasplante cardíaco necesita inmunosupresores. En el rechazo ocurre debilidad, fiebre, pulso rápido o irregular y retención de líquido (edema). Si se sospecha un rechazo, se hace una biopsia pasando una sonda al corazón para remover un pedacito de músculo cardíaco que se examina en el microscopio. A la luz de este examen, se deciden los medicamentos a ser utilizados. Desde 1999 se han llevado a cabo 17 trasplantes cardíacos en el Centro Cardiovascular de Puerto Rico y el Caribe.

El *trasplante pulmonar* conlleva una sobrevivencia de 85% en un año y de 70% a los 5 años. Puede trasplantarse un pulmón o los dos. No es fácil preservar el pulmón para trasplante, lo que requiere hacer el trasplante tan pronto se obtiene el pulmón. Puede recibirse la donación de donante vivo o de un cadáver. Hay un riesgo alto de desarrollar infección después del trasplante, ya que el pulmón está expuesto al aire que se respira. En el 80% de los pacientes ocurre el rechazo durante el primer mes de la operación, lo cual debe ser atendido con los medicamentos indicados. Si ocurre el rechazo, el paciente sufre de fiebre, de corta respiración, debilidad y falta de oxígeno en la sangre. Se puede hacer el trasplante de pulmón y el de corazón a la misma vez usando órganos obtenidos de cadáveres.

El *trasplante de páncreas* se ha usado para diabéticos, principalmente en pacientes con trasplante del riñón debido a daño renal causado por la diabetes. Este trasplante no conlleva salvar la vida del paciente sino evitar las complicaciones de la enfermedad. No está indicado para la mayoría de los diabéticos. Conlleva una sobrevivencia de un 70% al año de la operación. El trasplante de las células pancreáticas, más bien que el órgano, está bajo investigación.

El *trasplante de médula ósea* es el del tejido que produce las células rojas y células blancas de la sangre que está localizado en la parte interior de los huesos. Se usó primero como parte del tratamiento de leucemia (cáncer de la sangre) y de la anemia aplástica (la médula ósea no produce las células de la sangre). Cuando pacientes con cáncer reciben quimioterapia o radioterapia se puede destruir la médula ósea, lo que elimina la producción de las células de la sangre, a la vez que se destruyen las células cancerosas. La médula ósea normal del paciente se puede remover de antemano y luego se administra la quimioterapia que elimina la médula ósea y entonces se reinyecta la médula removida del paciente. La médula ósea puede recibirse de un donante a quien se le extrae del hueso de la cadera con una jeringuilla y se inyecta en una vena del recipiente que llega a los huesos donde se implanta. Hay 2 centros de trasplantes de médula ósea funcionando en Puerto Rico.

El *trasplante de hígado* es la única alternativa para un paciente con enfermedad severa de este órgano. Necesitan el trasplante pacientes con cirrosis biliar primaria, hepatitis crónica o con daño hepático irreversible por medicinas tóxicas. Del 70 al 80% de los recipientes sobreviven por lo menos un año. El trasplante hepático se ha usado para cáncer del hígado, pero sobreviven menos del 20%.

El *trasplante de córnea* conlleva reponer la parte transparente anterior del ojo para devolver la vista en córneas afectadas. Este trasplante es común y raramente es rechazado. Las córneas a ser trasplantadas se obtienen de cadáveres recientes. Desde 1984 a 1998 se han usado 2,524 córneas trasplantadas a pacientes en Puerto Rico.

Para realizar los trasplantes es fundamental la donación de órganos, y que la ciudadanía sepa cómo donarlos. Esto se cubrirá en un escrito posterior.

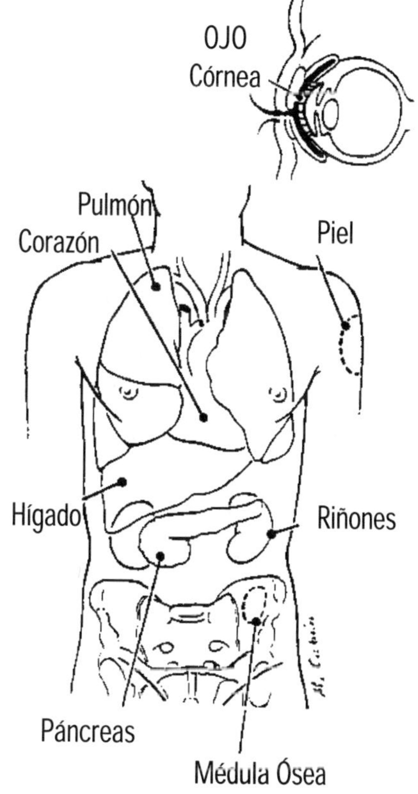

LA DONACIÓN DE ÓRGANOS

El Nuevo Día
13 de diciembre de 1998

Uno de los avances más significativos de la medicina es el éxito de los trasplantes de órganos y tejidos, tanto para salvar vidas como para mejorar la calidad de vida. El trasplante es el único tratamiento para aquellos que sufren de una enfermedad terminal de un órgano, como riñón, corazón, pulmón, páncreas o hígado. Cerca de un 90% de todos los que reciben este reemplazo de órganos recuperan su salud y pueden retornar a sus actividades diarias, a su escuela y a sus trabajos. Sin embargo, la necesidad de órganos es mayor que su disponibilidad pues la realidad es que el número de donantes es insuficiente para la demanda, y continúa siendo muy bajo.

Existe una organización, el *United Network for Organ Sharing* (UNOS por sus siglas en inglés), que mantiene una lista de las personas en Estados Unidos y Puerto Rico que necesitan trasplantes, asegurando la distribución justa de los órganos en base a unos criterios objetivos como son la urgencia médica y el tiempo en la lista. Actualmente hay unas 62,509 personas en la lista de espera para trasplante, y cada mes se anotan cerca de 2,000 nombres. Lo triste es que mueren de 9 a 10 personas, diariamente, mientras esperan por el trasplante de un órgano vital.

Existe una gran necesidad de aumentar el número de donantes y, por ende, de órganos y tejidos disponibles para trasplante. ¿Cuál es la situación en Puerto Rico y qué grupo o agencia es responsable de esta tarea? Las organizaciones dedicadas a la recuperación de órganos y tejidos para trasplante se denominan *Organ Procurement Organizations* (OPOs, por sus siglas en inglés). LifeLink de Puerto Rico es la organización sin fines de lucro certificada por el gobierno federal (sólo puede haber una para el área de Puerto Rico e Islas Vírgenes), con el endoso del Departamento de Salud y de la Junta de Disposición de Cuerpos, Organos y Tejidos Humanos de Puerto Rico (creada por la Ley Núm. 11 del 15 de abril de 1974, Ley de Donaciones Anatómicas). LifeLink evalúa a los posibles donantes y coordina el proceso de recuperación de órganos y de educación a los profesionales de la salud y al público, en general, en todos los aspectos de la donación de órganos y tejidos.

La donación tiene connotaciones de índole social, cultural y religiosa que ameritan divulgación. El primer punto de esa divulgación es promover el diálogo tranquilo en familia sobre el tema, antes de que surjan situaciones de crisis, como son el dolor de perder a un ser querido en forma súbita e inesperada. El segundo punto es hacer sentir la necesidad de educar al público, de forma continua, ofreciendo la información correcta y creando conciencia de que la donación es un acto de amor y generosidad. El tercer punto es lograr que los hospitales en Puerto Rico implanten un sistema de referido a Lifelink para cumplir con el derecho que tienen los familiares de conocer la opción de donar. La Ley 153 del 20 de agosto de 1996 establece el deber de todo hospital de notificar a los familiares del finado la opción de donar los órganos y tejidos, y además lo establece la ley federal para los hospitales que participan de Medicare y Medicaid ("Omnibus Reconciliation Act of 1986").

Como resultado del esfuerzo que realiza Lifelink en el área de hospitales, es alentador el aumento en el número de referidos, (llamadas) que se han recibido en los pasados tres años (1996, 61 referidos; 1997, 754 referidos, y para 1998, 1,390 referidos).

La mejor manera de expresar el deseo de ser un donante es completar la tarjeta de donación y llevarla en la cartera o billetera. Es importante compartir la decisión con la familia, y que, por lo menos, un miembro firme la tarjeta como testigo. No existe ningún registro de personas interesadas en donar órganos y tejidos; y si la persona cambia de parecer, simplemente rompe la tarjeta y mantiene a su familia informada. Con el consentimiento de los padres o representante legal, un joven menor de 18 años puede expresar su deseo de ser donante. El tratamiento médico que requiera una persona en situaciones de emergencia de ninguna manera se afectaría por tener una tarjeta como donante. Jamás se considera la donación hasta que los esfuerzos máximos por salvar la vida del paciente hayan fracasado.

Es importante saber que el cuerpo no se desfigura o se mutila como resultado de la donación y que los familiares del donante no incurren en costos adicionales con la donación.

El proceso de donación y trasplante de órganos y tejidos está estrictamente reglamentado por leyes federales y locales. El personal de LifeLink está especialmente entrenado, y posee una sensibilidad muy especial hacia la familia que vive momentos de dolor y que posiblemente encuentran en la donación una forma de consuelo. El hospital identifica al posible donante diagnosticado con muerte cerebral e informa a los familiares más cercanos. Luego notifica al personal del OPO, (LifeLink) que orienta y asiste a los familiares en la toma de decisión. Si éstos consienten en la donación, se procede con las debidas coordinaciones para la recuperación de órganos y tejidos. Es posible recuperar de un donante con muerte cerebral órganos sólidos, como son corazón, pulmón, riñones, páncreas, hígado e intestino. Tejidos que se pueden donar incluyen: córneas, piel, hueso y válvulas del corazón. Muerte cerebral se define como el cese total del funcionamiento del cerebro. Sucede cuando una persona recibe un daño catastrófico que causa el paro permanente de todas las funciones cerebrales. El corazón y los pulmones pueden continuar funcionando artificialmente con el uso de máquinas. La muerte cerebral es aceptada médica, ética y legalmente. Las normas para determinar la muerte cerebral son estrictas, y sólo se pueden recuperar órganos y tejidos en el donante con muerte cerebral. Por el contrario, al donante de tejido no necesariamente le fue diagnosticada muerte cerebral, y la recuperación puede hacerse hasta 18 horas después del fallecimiento.

El aspecto religioso juega un papel importante en la toma de decisión de la familia, y amerita saber que los líderes de las diferentes denominaciones religiosas en Puerto Rico apoyan la donación y la visualizan como un acto de amor al prójimo.

El Departamento de Salud, el Banco de Ojos del Leonismo Puertorriqueño , el Recinto de Ciencias Médicas, el Programa de Trasplante del Hospital Auxilio Mutuo y la Junta de Disposición de Cuerpos, Órganos y Tejidos Humanos colaboran estrechamente con LifeLink de Puerto Rico para cumplir con su misión de aumentar el número de donantes de órganos y tejidos para los puertorriqueños que tanto lo necesitan. Ante la necesidad de educar al público sobre donación de órganos y tejidos para trasplante, LifeLink, junto con la Junta de Disposición de Cuerpos, Órganos y Tejidos Humanos, inició en noviembre de 1997 la campaña educativa HAZ UN REGALO DE VIDA. Esta campaña ha aumentado las llamadas del público, y el número de donantes y de órganos recuperados, permitiendo que muchos pacientes tengan una segunda oportunidad de vivir. Sin embargo, se necesita aumentar las donaciones aún más. Las personas interesadas en obtener más información sobre la donación de órganos y tejidos deben llamar a LifeLink, a los teléfonos **277-0900** y **1-800-558-0977**. Los interesados en donar córneas del ojo deben llamar al Banco de Ojos del Leonismo Puertorriqueño al 763-8050 y al 751-6567.

La donación de órganos es un regalo muy especial de personas generosas preocupadas por los necesitados. Deja que tu vida trascienda, y toma la decisión de donar. HAZ UN REGALO DE VIDA para que la vida continúe **aún después de tu partida.**

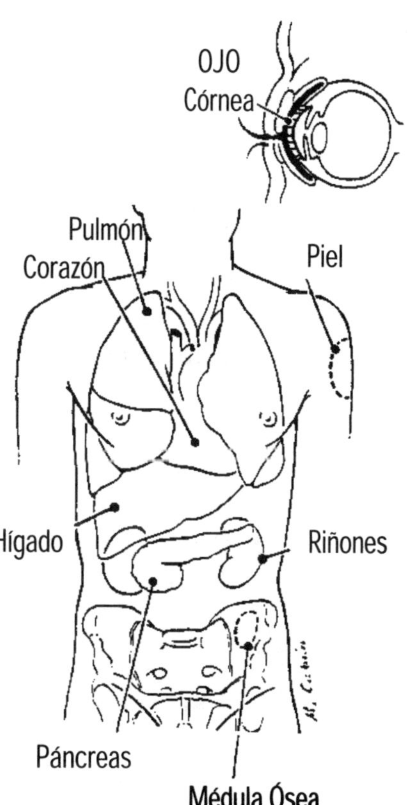

¿CUÁL ES LA DIFERENCIA ENTRE VIH Y SIDA?

El Nuevo Día
20 de diciembre de 1998

Aproximadamente 17 años después de entrar la epidemia de SIDA, y prácticamente finalizando esta segunda década, se hace más importante recalcar la diferencia entre VIH y SIDA, no tan sólo desde el punto de vista fisiológico, sino también desde el punto de vista terapéutico para el paciente.

La infección causada por el virus de inmunodeficiencia humana (VIH) sigue siendo una de las causas principales de muerte en los Estados Unidos y Puerto Rico, y representa la primera causa de muerte entre las mujeres de la raza negra e hispana entre las edades de 29 a 44 años. Se estima que ocurren mundialmente16,000 casos nuevos diarios y que para el año 2000 habrá 40 millones de personas infectadas. La afección por este virus es una infección por uno de dos virus (VIH-1 y VIH-2) que destruyen progresivamente los linfocitos (una de las células blancas de la sangre) causando el Síndrome de Inmunodeficiencia Adquirida (SIDA) y otras enfermedades que resultan de la destrucción de la protección inmunológica.

Inicialmente descrita como una condición que ocurre en homosexuales, hemofílicos, bisexuales, usuarios de droga endovenosa y recipiente de transfusiones infectadas, hoy día, de acuerdo con la Organización Mundial de la Salud, el 95% de todos los casos informados de VIH y SIDA a nivel mundial fueron causados por transmisión heterosexual. La transmisión conlleva contacto con líquidos del cuerpo tales como sangre, semen, secreciones vaginales y leche materna con células infectadas con el virus. También ocurre en las lágrimas, orina y la saliva.

Para establecer la infección, el virus penetra el linfocito y se incorpora al DNA de éste. Se reproduce y destruye la célula, lo que disemina la infección. Este retrovirus penetra el linfocito que tiene un receptor proteico CD4 que activa células del sistema inmune como los linfocitos B, macrófagos y linfocitos T citotóxicos (CD8) que atacan organismos invasores. Los linfocitos CD4, en los infectados, son reducidos en número en diferentes fases que varían de meses a años.

La enfermedad causada por el virus de inmunodeficiencia humana va desde una fase asintomática temprana en la infección, en la que el virus adquiere una capacidad de latencia clínica (aunque biológicamente activa), hasta un estadio ya avanzado con unas manifestaciones de enfermedades oportunistas que conllevan al diagnóstico de SIDA. Este intervalo de tiempo se ha ido alargando a través de los años posiblemente a causa de las estrategias de detección temprana, y al manejo del paciente. Se toma cerca de 12.5 años desde el momento de la infección hasta el desarrollo de enfermedades oportunistas y/o SIDA.

El diagnóstico de infección por el virus de inmunodeficiencia humana se establece mediante la prueba de ELISA y el *Western blot*. De ser positivo, se debe medir la carga viral (cantidad de partículas virales) y el recuento de linfocitos CD4 y la determinación de la relación CD4/CD8, que dan el grado del compromiso inmunológico. La carga viral ofrece una alta correlación con la tasa de progresión de la enfermedad.

En la infección temprana, el cuerpo se enfrasca en una batalla campal contra el virus para evitar la replicación del virus y la infección, por éste, de las células importantes para combatir infecciones en el cuerpo. Debido a los conocimientos obtenidos sobre el comportamiento, manifestaciones y patogénesis del virus, se recomienda un tratamiento agresivo y cercano al período de conversión o de infección primaria.

La infección primaria es el periodo que ocurre luego de la exposición al virus, la cual aparece dentro de los primeros 15 a 45 días manifestada por fiebre, adenopatía (crecimiento de las glándulas cervicales o axilares), dolor de cabeza, malestar general y erupción maculopapular en todo el cuerpo. Dichos síntomas persisten por más de una o dos semanas de duración.

El racional de tratamiento agresivo en la etapa primaria obedece y está dirigido tratar de disminuir el daño que ocurre en las subpoblaciones de células especializadas llamadas linfocitos CD4 y CD8, pues se sabe que una vez perdida su actividad, ya no se recupera, independientemente del tratamiento utilizado. Este tratamiento debe ser agresivo y comenzarse dentro de los primeros 3 a 6 meses luego de la aparición de los signos y síntomas de infección primaria. Al presente, la duración del tratamiento se desconoce, pero se sugiere que debe durar no menos de 6 a 7 años y bajo seguimiento médico. La duración total es todavía controversial y no definida. El propósito es frenar la progresión de la infección hacia SIDA que es la enfermedad manifiesta y potencialmente letal.

Luego de la infección primaria el paciente pasa un periodo que puede durar desde 8 hasta 10 años dependiendo de ciertos factores, que pueden acelerar dicho proceso, los cuales se deben controlar para evitar una progresión en detrimento del paciente. Las medidas protectoras son una buena nutrición, un buen seguimiento médico, un cambio en las prácticas de comportamiento asociadas y evitar infecciones concurrentes.

Se considera que el paciente ha evolucionado a tener SIDA cuando el contaje de linfocitos CD4 es menor de 200 por microlitro de sangre, o si desarrolla infecciones oportunísticas (infecciones por organismos que usualmente no causan enfermedad en personas con un sistema inmune normal). Entre estas infecciones ocurren por hongo en la boca (Candida albicans), por gérmenes atípicos en el pulmón (Pneumocystis carinii), infecciones con parásitos unicelulares (Toxoplasmasis) y tuberculosis. Desarrollan cáncer de la piel (Sarcoma de Kaposi) y de glándulas linfáticas (Linfomas). El Pneumocystis carinii es un organismo que puede residir en una forma inocua en el pulmón y solo causa enfermedad cuando las defensas inmunológicas del cuerpo se han debilitado. Más del 80% de los pacientes con SIDA que no reciben profilaxis desarrollan pulmonía por este organismo. El sarcoma de Kaposi es un cáncer que se origina en vasos sanguíneos, usualmente de la piel, que aparece como una mancha que puede ser rosada, roja o violeta. Frecuentemente ocurre en la cara y puede desarrollarse en los órganos internos, en nódulos linfáticos, y puede causar hemorragias internas.

Los estadios finales de la enfermedad, ya con el diagnóstico de SIDA, anteriormente se estimaba que duraban entre 18 a 24 meses. Sin embargo, debido en parte a la disponibilidad de nuevos tratamientos de combinación de alta actividad, este periodo parece alargarse en una forma significativa que todavía no es cuantificable, pero que, en definitiva y decididamente, ha cambiado el curso del manejo del paciente y de su sobrevivencia.

Los medicamentos antiretrovirales disponibles son los antagonistas de la transcriptasa inversa y los inhibidores de la proteasa. Todas las medicinas disponibles de este tipo reducen la concentración de partículas de virus en el plasma, aumentan el recuento de linfocitos CD4, retardan la progresión de la infección hacia la enfermedad (SIDA), pero su efecto se deteriora progresivamente. Estos medicamentos combinados proveen mejores beneficios para el paciente, especialmente la combinación de un inhibidor de la proteasa con dos antagonistas de la transcriptasa inversa. Cuestan aproximadamente $12,000 por año. Las medicinas deben ser manejadas por médicos preparados para atender esta enfermedad.

Estudios realizados en Nueva York, Miami, Chicago y San Francisco demuestran que la accesibilidad a tratamientos combinados de alta eficiencia de actividad cambian el curso de la infección y reducen las hospitalizaciones hasta en un 30%. La experiencia ha demostrado una diferencia significativa en evitar las complicaciones en los pacientes, además de prolongarles la sobrevida en aquellos centros de alta especialización.

Debido a lo que hemos aprendido a través de estos años, se hace imperativa la detección temprana en casos que se sospeche un historial de posible riesgo. Cuanto más temprano se haga el diagnóstico, mejores son las expectativas terapéuticas disponibles para el paciente.

PREVENCIÓN DE LA TRANSMISIÓN DE HIV

PERSONAS NO-INFECTADAS
- Educación
- Abstinencia
- Sexo seguro

HIV POSITIVOS
- Abstinencia
- Sexo seguro
- No donar sangre u órganos
- Evitar embarazos
- Informar parejas

PROFESIONALES DE SALUD
- Usar guantes de latex para manejar líquidos del cuerpo
- Disposición adecuada de agujas

REFLEXIONES DEL NUEVO AÑO

El Nuevo Día
3 de enero de 1999

Desde el 13 de mayo de 1998, todos los domingos, hemos presentado la columna "AL DÍA CON LA SALUD", orientada a ayudar a la ciudadanía al mantenimiento de su salud y la de los suyos y hacia la prevención de las enfermedades. Es importante que todo ciudadano tenga un caudal mínimo de conocimientos sobre la salud del ser humano y sus problemas. Esto conlleva poder reconocer temprano los síntomas y hallazgos que apuntan al desarrollo de algunas enfermedades, poder mantener hábitos de vida que eviten su desarrollo, conocer cómo actuar ante la presencia de problemas médicos comunes, saber prevenir o evitar el desarrollo de enfermedades, y tener alguna idea sobre los tratamientos más adelantados y eficaces a la altura del desarrollo de la tecnología.

Cuando comienza un año, nuestra población acostumbra hacer las resoluciones del nuevo año con la esperanza de tener una calidad de vida superior. Al comenzar el año 1999 invito a los lectores a reflexionar sobre su salud y a recordar unos principios que les ayudarán a mantenerla. Se incluye una exposición breve sobre varios problemas de salud discutidos durante 1998, y algunas medidas útiles a seguirse para preservar y proteger su salud durante 1999.

Todo adulto debe conocer su *tensión arterial,* su *colesterol total* y su *peso ideal.* Si tiene hipertensión arterial debe disminuir el consumo de sal y tomar las medicinas recetadas por su médico. Es bien importante lograr que su presión, con tratamiento, sea inferior a 140/90. Ninguna hipertensión es inocua, ya que hasta con niveles bajos de hipertenisón arterial se desarrollan complicaciones. No basta con identificar la hipertensión, lo importante es mantenerla controlada.

La *hipercolesterolemia*, (nivel alto de colesterol en la sangre) tiene efectos nocivos, ya que causa enfermedad y mortalidad coronaria. El nivel deseable de colesterol total es 200 mg% o menos. Si está elevado, aunque no se sienta nada, se debe ver al médico. Hay dos formas de disminuirlo. Una es modificar la dieta reduciendo la ingestión de grasas saturadas y de colesterol, y la otra es tomar medicinas.

La *obesidad* aumenta el riesgo de desarrollar aterosclerosis coronaria (ataque al corazón), la hipertensión arterial, la diabetes mellitus, los desórdenes del colesterol y los accidentes cerebrovasculares. El 30% de los obesos desarrollan cálculos biliares y apnea del sueño (se para la respiración al dormir). La obesidad se evalúa usando el índice de masa corporal (BMI) y la circunferencia de la cintura. Un BMI de 20-25 es normal. Sobrepeso es de 25 a 29.9 y obesidad es 30 o más. Una cintura de 40 pulgadas o más en el hombre y 35 pulgadas o más en la mujer, junto a un BMI de 25 a 34.9, conlleva un riesgo mayor de enfermedad. Para perder peso se debe reducir la ingestión de calorías, aumentar la actividad física y usar terapia de modificación de la conducta.

La *osteoartritis* afecta al 80% de las personas de más de 65 años de edad con predilección por las coyunturas interfalángicas (huesos de los dedos). Usualmente no incapacita pero causa dolor. Puede presentar rigidez en las articulaciones. Requiere reducción de peso, terapia física y ejercicio regular. Los medicamentos disponibles mitigan el dolor. Casos extremos requieren cirugía.

El *asma* ocurre en 78,598 estudiantes de escuelas públicas en Puerto Rico. Medidas sencillas preventivas incluyen no permitir que se fume en la casa, cubrir el colchón y las almohadas con plásticos, mantener animales peludos fuera de la casa, evitar cucarachas, no usar desodorantes o perfumes en aerosol y mantener los aires acondicionados y abanicos limpios.

El *síncope* es una pérdida de conciencia súbita, breve y transitoria asociada a una recuperación espontánea sin dejar residuos neurológicos. Puede ser algo inocuo, como el desmayo al ver sangre, algo fácil de controlar al descontinuar una medicina que lo causa, o puede ser el síntoma de un problema más serio. Un episodio de síncope requiere evaluación médica, más de un episodio requiere urgencia en obtener dicha evaluación.

La *diabetes mellitus* ocurre en 15 de cada 100 puertorriqueños. El Tipo 1 necesita insulina para sobrevivir, y el Tipo 2 produce insulina en forma insuficiente. La enfermedad se descontrola si se come demasiado, si no se hace la actividad física normal, si se gana peso, si no se toman las pastillas o no se inyecta la insulina requerida o si ocurre infección concurrente. El control depende de un plan alimentario individualizado, ejercicios en forma regular y el uso adecuado de insulina o medicamentos reguladores. El paciente que desarrolle descontrol de su diabetes debe comunicarse con su médico por si es necesario reajustar su plan de tratamiento.

En el *fallo cardíaco* el corazón pierde su capacidad para bombear suficiente sangre para llevar nutrientes y oxígeno a las células del cuerpo. Es la causa más común de hospitalización en personas mayores de 65 años de edad. El fallo cardíaco requiere dejar de fumar, perder peso si hay sobrepeso, abstención del consumo de alcohol y reducción en la ingestión de sal y grasas. Usualmente se requiere usar varias medicinas al mismo tiempo y, sin falta, se debe ver un cardiólogo.

El *envejecimiento* es un proceso normal dentro de la vida de todo ser humano. Se deben tomar medidas preventivas para llegar a una edad avanzada con poco deterioro físico y evitar la ocurrencia de enfermedades. Es importante el hacer ejercicio de 30 a 45 minutos cada día, llevar una dieta equilibrada con menos sal y grasas, dormir de 7 a 8 horas por noche, y no fumar. Hay que aceptar que se avanza en edad, pero manteniendo una actitud joven.

La *menopausia* es el periodo en que todas las mujeres dejan de producir estrógeno y cesa la menstruación. Es la realidad de la vida y hay que aceptarla. La reducción del estrógeno afecta al esqueleto óseo causando osteoporosis. El desarrollo de enfermedad coronaria aumenta luego de la menopausia. Toda mujer menopáusica debe consumir un gramo de calcio al día, ejercitarse 30 a 45 minutos diarios, someterse a exámenes médicos periódicos, hacer pruebas de cernimiento, como el colesterol sérico, mamografía anual y densitometría ósea. El uso de reemplazo hormonal durante y después de la menopausia es una opción valiosa que amerita ser considerada por toda mujer.

La *osteoporosis* se confirma con la densitometría ósea. Para su prevención se ofrece terapia hormonal. La prevención de la osteoporosis requiere una dieta adecuada desde la infancia, un programa de ejercicios, la ingestión adicional de calcio y no tener hábitos tóxicos como el fumar y el usar bebidas alcohólicas.

La *epilepsia* afecta a 80,000 personas en Puerto Rico. El registro videoelectroencefalográfico (VIDEO EEG) se considera esencial en la evaluación de los epilépticos y permite hacer un diagnóstico específico. El 70% de los epilépticos se controlan con medicamentos. De los intratables, muchos mejoran con cirugía.

Las condiciones de la *próstata* causan síntomas en el bajo vientre y vías urinarias en el hombre. La *hiperplasia benigna de la próstata* (BPH) es un crecimiento benigno que afecta al 50% de los varones mayores de 50 años de edad. El diagnóstico requiere el examen digital rectal de la próstata. El *cáncer de la próstata* es el tumor maligno más frecuente en el hombre. A los 50 años el 30% lo tiene y a los 80 años el 75%. Todo hombre de 50 años de edad debe tener un examen rectal digital y una prueba de PSA (antígeno prostático específico). El diagnóstico temprano de las enfermedades de la próstata permite tratarlas eficazmente antes de que se compliquen.

El *accidente cerebrovascular* (ACV) es la causa más frecuente de incapacidad física y se debe a la interrupción de una arteria cerebral por oclusión o rotura (hemorragia). Lo más importante es prevenirlo pero, si ocurre, requiere acción inmediata. Si piensa que una persona está teniendo un ACV, llame al servicio de emergencia o lleve a la persona sin demoras al hospital más cercano.

OBSERVACIONES SOBRE:
- hipertensión arterial
- Hipercolesterolemia
- obesidad
- osteoartritis
- asma
- síncope
- diabetes Mellitus
- fallo cardíaco
- envejecimiento
- menopausia
- osteoporosis
- epilepsia
- la próstata
- accidente cerebrovascular

TRASTORNOS DEL SUDOR

El Nuevo Día
7 de febrero de 1999

Sudar o transpirar constituye uno de los mecanismos usados por el cuerpo humano para regular la temperatura. El sudor lo generan las glándulas sudoríparas en la piel y es transportado a la superficie de la piel por ductos. La función del sudor es enfriar el cuerpo mediante la evaporación del agua. El transpirar es normal y aumenta cuando se realiza una actividad física intensa o cuando hace calor.

La sudoración, a excepción de la de las axilas, regiones genitales y pies, lleva a cabo la regulación de la temperatura del cuerpo. Al evaporarse el sudor ocurre una pérdida de calor que nuestro cuerpo provoca en forma refleja cuando hay un exceso de calor. La supresión del sudor, por ejemplo en la axila, por preparados en aerosol no ofrece riesgo alguno, pues en las axilas no ocurre la regulación térmica. El olor del sudor varía según la persona, y se debe a la secreción de las glándulas de tipo odorífico y por la descomposición de bacterias del sudor en áreas no ventiladas.

El sudar puede ocurrir cuando las personas están nerviosas o experimentan miedo u otros desórdenes emocionales. En algunas personas la ingestión de comidas picantes y muy condimentadas les aumenta la sudoración. Todas estas situaciones son reacciones normales de transpiración. En otras ocasiones el aumento o disminución del sudor es el reflejo de un problema de salud.

La secreción sudoral es controlada por el sistema nervioso autonómico, la parte de nuestro sistema nervioso que realiza las regulaciones inconscientes e involuntarias. Aumenta tras un esfuerzo muscular, con la temperatura ambiental alta, con alteraciones emocionales, ingestión de bebidas calientes, en colapsos circulatorios y al bajar la temperatura después de un estado febril. El sudor disminuye si el ambiente es frío, con el ejercicio físico prolongado (inicialmente lo aumenta), en inflamación de la piel y en lesiones nerviosas que afectan su regulación.

El sudor es primordialmente agua, pero además contiene sal (cloruro de sodio), una pequeña proporción de grasa y otros químicos, como un 0.04% de urea. Si una persona suda excesivamente es necesario reemplazarle la sal y el agua.

El exceso de sudor (hiperhidrosis) puede afectar a toda la superficie de la piel, pero con mucha frecuencia se limita a las palmas de las manos, a las plantas de los pies, a las axilas o a la ingle. De persistir la hiperhidrosis pueden implantarse bacterias u hongos y el afectado despedir un mal olor.

A menos que una persona no esté expuesta a un ambiente externo frío, su piel debe sentirse tibia y seca al tocarla. En algunas situaciones o enfermedades, unas leves y otras serias, el exceso de sudor cobra un aspecto frío y húmedo al tacto. Manos frías y pegajosas ocurren por alteraciones fisiológicas, comprobadas por episodios de *ansiedad*, (trastorno emocional caracterizado por temores irracionales y la sensación de catástrofe inminente). En estos casos la palidez de la piel y las palpitaciones tienden a acompañar al sudor frío.

La presencia de una piel fría y sudorosa, junto a la palidez, debilidad, irritabilidad y palpitaciones ocurren al desarrollarse *hipoglucemia* (nivel anormalmente bajo de glucosa en la sangre), en diabéticos, normalmente debido a demasiada insulina; también si la alimentación es insuficiente o si se hace mucho ejercicio sin comer. La *hipoglucemia* y la sudoración responden al ingerir dulces, jugos de frutas, agua de azúcar y, en casos más severos, a la inyección de glucosa o glucagón.

Una perspiración excesiva, que a veces empapa la ropa interior, acompañada de una piel fría y dolor intenso del pecho, puede ser de las primeras señales de un ataque al corazón en estado de *insuficiencia circulatoria* generada por el deterioro en la capacidad de bombeo del corazón.

La sudoración abundante durante la noche, apunta a la presencia de una *enfermedad infecciosa*, especialmente si coexiste la fiebre. Una enfermedad infecciosa, frecuentemente sin fiebre, que puede causar sudor abundante nocturno es la tuberculosis. Afortunadamente, esta enfermedad ha sido menos frecuente en los últimos 25 años.

La sudoración puede manifestarse en la presencia de *shock*. El shock ocurre cuando la presión arterial es tan baja que no puede mantener las funciones vitales. El cuerpo trata de compensar desviando la circulación de la piel, entre otros, hacia el cerebro, el corazón y los pulmones para preservar sus funciones vitales. Los síntomas de shock incluyen palidez, sudor frío, manos y pies fríos, pulso acelerado y otros. Las causas del shock incluyen pérdida de líquidos del cuerpo como hemorragia súbita (como en una herida), diarrea profusa y vómitos prolongados.

El sudor frío, acompañado de dolor severo en el estómago, náuseas y vómitos, puede representar una *gastritis aguda*, que es la irritación, inflamación o erosión de la mucosa del estómago después de un abuso, como la ingestión excesiva de alcohol o una comida altamente condimentada.

Normalmente el riñón elimina agua y desechos del cuerpo, incluyendo urea. Cuando ocurre el *fallo renal*, al no eliminarse los desechos del cuerpo adecuadamente (uremia), la urea sale junto al sudor y esta sustancia se deposita en algunos enfermos sobre la superficie de la piel, en forma de cristales. A veces se percibe un olor a orina al acercarse al paciente.

Entre las enfermedades sistémicas que reflejan cambios en el sudor está la fibrosis quística. Esta es una enfermedad genética, que se hereda de los padres, en la que el cloro y el sodio quedan atrapados en las células de los pulmones y generan cambios que impiden la función pulmonar y digestiva normal. El sudor de los pacientes de *fibrosis cística* suele ser anormalmente salado, y los padres notan que sus bebés tienen sabor salado. Al analizar el sudor del niño, los índices de sodio y cloro son altos. La seriedad de la enfermedad requiere tratarla inmediatamente.

La tiroides, glándula en forma de mariposa en el frente de la tráquea, produce la hormona tiroxina, que regula los procesos metabólicos del cuerpo. Si se produce demasiada tiroxina, ocurre el *hipertiroidismo* que causa sudoración profusa acompañada de una piel húmeda, nerviosismo, pérdida de peso y pulso acelerado. Los síntomas desaparecen al tratar la condición.

El sudor excesivo, además del hipertiroidismo, puede ocurrir en la *enfermedad de Hodgkin* (cáncer del sistema linfático), en la que los pacientes se empapan de sudor durante la noche; también *en SIDA* y en el *feocromocitoma* (tumor suprarenal).

El *golpe de calor* es el trastorno más común debido al calor, pero no tan serio como la insolación. Ocurre en la exposición prolongada a temperaturas altas, y las personas afectadas presentan palidez y sudor frío, mareos y desvanecimientos. El afectado debe ser atendido en una habitación fresca, darle agua fría con sal, aflojarle la ropa y aplicar compresas frías en la frente y en el cuerpo, y, si no mejora, se debe llamar al médico.

El sudor insuficiente puede ser causado por *ausencia congénita de glándulas sudoríparas*, por la enfermedad de Fabry (deficiencia enzimática que afecta a ojos, riñones y glándulas sudoríparas) y por efectos secundarios de medicinas, como la atropina y las fenotiazinas.

La *miliaria* (sarpullido por calor) es más frecuente en bebés y niños. Ocurre en los meses calientes y húmedos del verano debido a retención del sudor, porque los poros están bloqueados y las glándulas sudoríparas no pueden funcionar bien. Se debe mantener al bebé lo más seco posible y bañarlo frecuentemente con agua templada y secarlo bien después del baño. Casos severos pueden necesitar cremas de esteroides.

La inflamación de las glándulas sudoríparas puede presentar nódulos dolorosos en la axila comúnmente conocidos como golondrinos cuyo tratamiento requiere antibióticos y a veces cirugía.

De ocurrir un trastorno de la transpiración, es importante determinar la causa. Si hay una enfermedad subyacente su tratamiento debe corregir el trastorno. Cuando hay sudor excesivo en la axila, el uso de un antitranspirante tópico puede corregir el problema. Muchos de los trastornos caracterizados por sudor escaso o por el bloqueo de los conductos sudoríparos se pueden controlar con ropa ligera, bien ventilada, y evitando el calor extremo. La gran mayoría de los trastornos de transpiración no son peligrosos, pero algunos lo son. Por eso es básico el identificar la causa y atenderla.

SUDORACIÓN EXCESIVA

- Actividad física
- Ambiente caluroso
- Nerviosismo, ansiedad
- Miedo, pánico
- Comidas picantes
- Hipoglucemia
- Shock
- Enfermedad infecciosa
- Gastritis aguda
- Hipertiroidismo
- Feocrocitoma
- Enfermedad de Hodgkin
- Golpe de calor

CÁNCER

El Nuevo Día
7 de marzo de 1999

El cáncer ocupa el tercer lugar entre las causas de muerte en el ser humano. Una de cada 5 muertes se debe a este mal. El cáncer es un tumor maligno causado por un crecimiento de células descontrolado y anormal. El cuerpo está compuesto de muchos tipos de células que normalmente crecen, se dividen y se reproducen para mantener nuestro cuerpo saludable y funcional. Por razones desconocidas, a veces, diferentes células del cuerpo se descontrolan y se siguen dividiendo causando un crecimiento o tumor. Estos tumores (masas de células) pueden ser benignos o malignos.

Los tumores benignos no son cancerosos por lo cual se pueden extirpar y no reaparecen. No se extienden a otra parte del cuerpo y, por lo general, no conllevan amenaza de muerte.

Los tumores malignos son cancerosos. Sus células pueden invadir y hacer daño al tejido a su alrededor, y se dividen sin ningún orden ni control. Las células de cáncer pueden entrar al torrente sanguíneo o al sistema linfático y llegar a otras partes del cuerpo donde forman tumores nuevos. Este proceso se conoce por metástasis. El primer paso para que las células se vuelvan cancerosas es un cambio en el material genético provocado por un agente llamado carcinógeno (generador de cáncer). Éste puede ser un virus, una sustancia química, la radiación o la luz solar. Ciertas circunstancias pueden facilitar el que las células sean más susceptibles a volverse cancerosas, como, por ejemplo, la irritación física repetida. La presencia de una célula susceptible y un carcinógeno son usualmente requeridos para causar un cáncer.

A veces los cambios ocurridos en el material genético se pueden identificar. Así, el cromosoma Fidadelfia, que es anormal, está presente en el 80% de las personas con la leucemia mielocítica. En algunos casos ocurre una serie de cambios en los cromosomas. En la poliposis familiar del colon, condición intestinal hereditaria con tumores benignos, cuando estos se convierten en cáncer, hay diferentes alteraciones en los cromosomas 5, 18, 17 y el oncógeno RAS.

El riesgo de desarrollar cáncer aumenta por una serie de factores genéticos y ambientales. El historial familiar es importante en algunos cánceres. El riesgo del cáncer del seno es de 1.5 a 3 veces más frecuente si la madre o la hermana tuvo cáncer del seno. El riesgo de desarrollar leucemia aguda es de 12 a 20 veces mayor en las personas nacidas con el defecto congénito conocido como el Síndrome de Down en el que se tienen 3 en vez de 2 cromosomas 21.

Los riesgos de desarrollar cáncer aumentan con factores ambientales. Exposición excesiva a la luz solar y sus rayos ultravioleta causa cáncer de la piel. La radiación ionizante, a la que se expusieron los residentes de Hiroshima y Nagasaki con la bomba atómica, aumentó la ocurrencia de la leucemia en los supervivientes. El fumar cigarrillos aumenta el riesgo de cáncer del pulmón, boca, laringe y vejiga urinaria. La dieta puede influenciar el desarrollo de algunos cánceres. Así como el consumo de alcohol aumenta la ocurrencia del cáncer del esófago, el consumo de una dieta alta en fibra disminuye el riesgo del cáncer del colon.

La exposición a ciertos químicos puede generar cáncer. La exposición al asbesto está asociada al desarrollo de cáncer del pulmón y al mesotelioma (cáncer de la pleura). Si además de la exposición al asbesto se es fumador, el riesgo de desarrollar cáncer del pulmón es aún más alto. El cáncer del pulmón ha aumentado en los Estados Unidos de 5 por 100,000 habitantes en el 1930 a 114 por 100,000 habitantes en el 1990, y se estima que se debe principalmente al consumo de cigarrillos. El aumento de este cáncer en los últimos años en las mujeres ha sido dramático.

El cáncer es más común en las personas mayores, y el 60% de los cánceres ocurre en personas de más de 65 años de edad. Algunos ocurren sólo en niños como el tumor de Wilm (un cáncer del riñón).

El cáncer puede causar un sinnúmero de síntomas, como una herida o úlcera que no sana; cambios en el funcionamiento del intestino (diarrea o estreñimiento, sangre en las heces) y de la vejiga urinaria;

hemorragias inesperadas; pérdida inexplicada de peso; indigestión o dificultad al tragar; engrosamiento o nódulo en el seno o cualquier otra parte del cuerpo; tos o ronquera persistente y cambio en el tamaño y en el color de una verruga o lunar. Estos síntomas pueden ser causados por otras condiciones que no son cáncer, pero su presencia amerita ver a un médico sin dilación para establecer su causa e instituir tratamiento. No se debe esperar a sentir dolor para ver al médico, pues el cáncer en etapa temprana no causa dolor. La mejor forma de confirmar si hay cáncer presente, además del historial, del examen físico y de las pruebas especiales, es la biopsia. Durante la biopsia el médico remueve una muestra de tejido del área anormal, la cual se examina bajo el microscopio para identificar las células cancerosas.

¿Cómo se trata el cáncer? El tratamiento a instituirse depende del tipo de tumor, de su localización, si se ha extendido o no, y de la edad del paciente, entre los factores más importantes. Las formas de tratamiento pueden ser cirugía, quimioterapia, radiación, hormonas o terapia biológica. Algunos pacientes que están en una etapa incurable pueden ser mejorados con terapia paliativa (terapia que no cura, pero que mitiga la violencia de la enfermedad haciéndola más llevadera), mejorándole su calidad de vida. Se considera que el cáncer está curado cuando hay remisión y en ella desaparece toda la evidencia de cáncer. Las curas se estiman en periodos de sobrevivencia por periodos de 5 ó 10 años.

Algunos cánceres responden mejor a algunas modalidades de terapia que a otras. Algunos no responden bien a quimioterapia como el melanoma (tumor pigmentado de la piel) o el tumor cerebral, y se llaman resistentes a esta terapia. Otros, como el cáncer del seno y la leucemia, son mejorados con quimioterapia. La quimioterapia cura más del 90% del cáncer del testículo en el hombre y el 98% del coriocarcinoma, un tipo de cáncer de la matriz, en la mujer.

En los Estados Unidos el 64% de las personas con cáncer son tratadas con cirugía, que es la forma más común de tratar el cáncer.

La terapia de radiación destruye células tanto cancerosas como normales, y la terapia se dirige al área afectada. Usualmente se hace con un equipo conocido como un acelerador lineal. Esta modalidad de tratamiento es útil en el cáncer de células escamosas de cabeza y cuello, en el seminoma del testículo y en el cáncer temprano del seno, entre otros.

Para algunos cánceres la mejor terapia la constituye una combinación de cirugía, radiación y quimioterapia. La cirugía, o la terapia de radiación, trata cánceres que están localizados, mientras que la quimioterapia se usa principalmente para aquellos que se han escapado de la región local. A veces se otorga radiación o quimioterapia antes de la cirugía para reducir el tumor o después de la cirugía para destruir células de cáncer que puedan permanecer en el área operada. La quimioterapia combinada con cirugía, mejora las oportunidades de sobrevivencia en pacientes con cáncer del colon, de la vejiga y seno, que se ha regado a los nódulos linfáticos regionales. Múltiples otros cánceres son mejorados con diferentes modalidades de terapia combinada.

Casi todos los pacientes que reciben quimioterapia o terapia de radiación desarrollan efectos secundarios. Los efectos secundarios pueden variar mucho de un paciente a otro, y la posibilidad o no de su desarrollo no afecta al resultado del tratamiento. Entre los más comunes son cansancio, náuseas, vómitos y reducción en el contaje de células rojas, blancas y plaquetas de la sangre. Los de quimioterapia pueden además tener caídas del cabello. Exámenes frecuentes de sangre y otros tipos de exámenes permiten que el médico esté alerta a los cambios que pueden ocurrir con el tratamiento. La mayoría de los efectos secundarios desaparecen cuando termina el tratamiento, y las células sanas tienen la oportunidad de reproducirse para alcanzar su nivel normal.

Frecuentemente, los pacientes con cáncer tienen sentimientos de temor, enojo y depresión. Al lidiar con los cambios que la terapia puede causar, los pacientes necesitan la ayuda de amigos y familiares para reducir la tensión y la angustia generada por la enfermedad.

SOSPECHA DE CÁNCER

- Herida o úlcera que no sana
- Diarrea o estreñimiento, sangre en las heces
- Pérdida inexplicada de peso
- Tos o ronquera persistente
- Cambio en tamaño y color de una verruga o lunar
- Engrosamiento o nódulo en el seno u otra parte del cuerpo
- Indigestión o dificultad al tragar
- Orina sanguinolenta
- Flujo abundante después de la menopausia

REACCIONES ALÉRGICAS

El Nuevo Día
7 de junio de 1999

Las reacciones alérgicas, también conocidas como reacciones de hipersensibilidad son reacciones inmunitarias del cuerpo hacia sustancias que generalmente no provocan trastornos en sujetos normales. El cuerpo reacciona ante esa substancia como si fuera extraña (antígeno), desarrollando unas substancias neutralizantes o bloqueantes conocidas por anticuerpos. El enfrentamiento de los antígenos, llamados alergenos y los anticuerpos, principalmente la inmunoglobina E, determina la reacción alérgica con la liberación de substancias químicas que lastiman los tejidos afectados. Existe un gran número de alergenos desencadenantes de estas reacciones, como pólenes, escamas epidérmicas de diferentes animales, polvos de las habitaciones y los muebles, pelos de animales, cosméticos, distintos agentes físicos, algunos vegetales, fármacos y vacunas. Una gran variedad de alimentos, como la leche, huevos, pescados, carnes, cangrejos, luego de ser absorbidos por el intestino producen fenómenos de alergia alimentaria. Los antígenos que generan las reacciones alérgicas penetran en el organismo por múltiples vías de acceso, como por la inhalación a través del aparato respiratorio, por vía digestiva, por contacto con la piel, por agentes físicos o por inyección.

Las reacciones alérgicas fluctúan desde leves a severas. Algunas sólo consisten en la molestia de ojos enrojecidos que pican, estornudos o secreción acuosa por la nariz, y las más severas pueden comprometer la vida del paciente, como cuando se precipita la anafilaxis. Ésta es una reacción alérgica exagerada causada por la hipersensibilidad que ocurre en forma brusca, con dificultad respiratoria, con disturbios cardíacos, por bombear el corazón inadecuadamente, con baja en la presión arterial que causa choque conocido por choque anafiláctico. Tiende a ocurrir en personas sensibilizadas previamente a un alergeno y reexpuesta a él. Puede ocurrir después de comer algún alimento, como el cangrejo, de recibir algún medicamento, como la penicilina, o de picaduras por avispas. Durante la anafilaxis se libera histamina en cantidades apreciables, y el paciente tiene picor y enrojecimiento de la piel, palpitaciones, urticaria y colapso. Requiere tratamiento inmediato.

Las manifestaciones clínicas de las alergias pueden ser múltiples, dependiendo del portal de entrada, del alergeno envuelto, de su cantidad, del órgano u órganos que reaccionan. Alergias producidas por inhalación de pólenes, vapores, polvos, pelo animal, perfumes, se pueden manifestar a través del aparato respiratorio en forma de asma bronquial o de rinitis alérgica.

Substancias diseminadas por el aire pueden irritar la membrana que cubre los ojos causando conjuntivitis alérgica. Esto puede además representar sólo un órgano de varios envueltos en una reacción alérgica más extensa en el cuerpo.

Las alergias por contacto en las que los alergenos actúan sobre la piel, como cosméticos, plásticos, insecticidas, joyas, pieles, detergentes etc, pueden manifestarse a través del aparato cutáneo con picor, enrojecimiento en la piel y la aparición de habones.

Factores físicos, como el calor, el frío y la luz pueden precipitar reacciones alérgicas primordialmente en la piel y en las vías respiratorias. Es conocido que hay personas residentes en áreas templadas que, en el invierno, al salir de un ambiente caliente a otro frío, sufren un episodio de asma.

Existen las alergias medicamentosas que pueden aparecer en cualquier órgano del cuerpo. Es dificilísimo que un medicamento, aplicado por primera vez, cause alergia. Para que ocurra tiene que haber habido varios contactos previos. Si un enfermo ha experimentado cualquier reacción anormal al tomar algún medicamento debe advertir a su médico antes de usarlo de nuevo.

La alergia por ingestión puede ser generada por múltiples alimentos y la sensibilidad alérgica es más frecuente para algunos de ellos. Entre los de origen animal está la leche, huevos, carnes, camarones y cangrejos. Entre los de origen vegetal están las fresas, las nueces, el chocolate y el trigo. No existe alimento que no haya sido descrito como responsable de alergias. Las manifestaciones clínicas de la alergia alimentaria pueden afectar al aparato digestivo, al respiratorio, al cutáneo, al cardiovascular, al genitourinario y al articular. Las manifestaciones gastrointestinales son el malestar abdominal, cólicos, gases, náuseas, vómitos y diarrea. Las erupciones en la piel son frecuentes.

Como la reacción alérgica es precipitada por un alergeno específico el aspecto principal del diagnóstico es identificar el factor precipitante, por lo cual es vital que el afectado le dé un historial completo a su médico. Se pueden hacer pruebas en la sangre para inmunoglobulinas. Las pruebas de cutáneas con diferentes alergenos hechos por un médico alergista son de utilidad para identificar las substancias ofensivas. Una vez establecido el factor que causa la reacción alérgica lo más importante es proteger al paciente de exponerse a él de nuevo. Siempre es mejor el evitar el alergeno que tener que tratar la reacción alérgica. Esto puede requerir usar aire acondicionado con filtro electroestático, mantener la mascota fuera de la casa, eliminar alimentos de la dieta y usar plásticos para el colchón. Una vez que ocurre el episodio alérgico, se requiere tratamiento farmacológico que fluctúa desde el uso de antihistamínicos en los episodios más leves hasta cortisona en los más severos. En episodios

REACCIONES ALÉRGICAS	
CAUSA	**SÍNTOMAS**
Inhalación	**Cutáneo**
Pólenes, polvo	Picor
Vapores	Edema
Perfumes	Habones
Hongos	Rojiza
Ácaros	
Pelos	**Respiratorio**
	Estornudo
Ingestión	Tos
Leche	Pito
Huevo	Asma
Mariscos	Gotereo nasal
Nueces	
Chocolate	**Ocular**
Contacto	Rojura
Plásticos	Picor
Insecticidas	
Joyas	**Gastrointestinal**
Detergentes	Vómito
	Diarrea
Físicas	Cólico
Frío	
Calor	**Nervioso**
Luz	Cefalea
Inyección	**General**
Penicilina	Anafilaxis

asmáticos graves, dermatitis atópicas y la anafilaxis, la administración de la cortisona debe ser por vía parenteral. De acuerdo con los órganos afectados por la reacción alérgica, se añadirán aquellas medicinas propias para el caso. La inmunoterapia, o vacunas contra la alergia, es un tratamiento preventivo sumamente eficaz y económico en casos seleccionados. Debe usarse en aquellos cuyos síntomas son el resultado de un mecanismo alérgico comprobado. Es un tratamiento largo, de dos años, que requiere inyecciones regularmente.

LOS DERECHOS DEL PACIENTE

El Nuevo Día
1 de junio de 1999

En una sociedad civilizada y democrática como la nuestra es común escuchar sobre reclamos de derechos: "Derecho a la libertad", "Derecho a la libre expresión", "Derecho a la intimidad" y el "Derecho a la vida", entre otros. Todos estos derechos son importantes, pero conllevan un costo. Así también resulta en el campo de la salud, con los derechos del paciente. ¿Cuáles derechos puede reclamar el paciente que recibe atención en un hospital, sea público o privado?

El orientar sobre este tema es de vital importancia para aquel ser humano que, al sufrir de una enfermedad, requiere ser recluido en un hospital. La enfermedad misma genera sufrimiento, ansiedad, intranquilidad e inseguridad. El ambiente del hospital, por más cordial que sea, es terreno extraño para el enfermo y, de por sí, puede contribuir a la sensación de inseguridad. Por razones diversas, a veces, el paciente está corto de conocimiento e información sobre sus prerrogativas. Nos parece que entender sus derechos y sus obligaciones le puede facilitar su ajuste al medio hospitalario y a recibir el respaldo y el endoso necesario para sobrellevar su enfermedad. Esto puede ser un factor determinante del restablecimiento del paciente. Este escrito se encamina a ofrecer orientación sobre este tema.

Todo paciente tiene derecho a ser informado por su médico de la naturaleza de su condición, de los tratamientos disponibles, de los riesgos previsibles de la condición y del tratamiento; así como de las consecuencias que conllevaría a su salud y vida si rehúsa el tratamiento. Al enfermo le es de ayuda el decidir anticipadamente qué tipo de tratamiento autoriza a su médico a ofrecer, mediante el otorgamiento de un documento que se conoce como "instrucciones previas al médico "o testamento vital" (*living will*). Con instrucciones escritas se puede designar una persona de confianza para tomar decisiones si el paciente no puede hacerlo. El poder se obtiene cuando el enfermo tiene una condición terminal, está incapacitado y/o es incapaz de comunicar su deseo. Le corresponde a todo paciente el derecho a recibir el tratamiento que amerita para su enfermedad y lesión o a rehusarlo y a que no se le discrimine por razón de sexo, color, raza, origen, edad, creencias religiosas, ideas políticas, incapacidad física o mental. El paciente puede rehusar tratamiento médico hasta donde permita la reglamentación de la ley vigente (Derecho a la Vida). Debe ser informado de las consecuencias médicas significativas que pueden resultar de dicha acción. Tiene, además, derecho a quejarse si entiende que no está siendo bien atendido. Le corresponde a todo paciente el ser atendido con dignidad, respeto y a tiempo, y que se le considere su intimidad y confidencialidad.

Debe ser entrevistado o examinado en un área privada y estar acompañado de una persona de su mismo sexo durante el examen físico si el examen es por un profesional de la salud del sexo opuesto. Todo enfermo tiene derecho de que los documentos de su caso sean tratados en forma confidencial y de que no se divulgará información sobre su condición física, emocional, social y económica. Su expediente médico debe ser leído y analizado sólo por las personas a quienes corresponda hacerlo.

Existe el derecho a preguntar y recibir contestaciones claras sobre las implicaciones económicas y financieras del tratamiento médico escogido. Cuando el paciente es indigente, y su condición es de emergencia, o se trata de una mujer que esté de parto, se tiene derecho a recibir atención médica, independientemente de su capacidad de pago, siempre y cuando el hospital cuente con una Sala de Emergencia, Urgencia o de Estabilización. Le corresponde al enfermo la autoridad para recibir visitas y correspondencia. Los pacientes pediátricos tienen los mismos derechos de los adultos.

El enfermo debe conocer el nombre o identidad del médico y otros profesionales de la salud que le brindan servicio. No debe ser sometido a trabajos de investigación sin que medie su consentimiento expreso para ello.

Por otra parte, los pacientes, a su vez, tienen la obligación de ofrecer toda la información que sea requerida y necesaria para la más completa evaluación de su condición médica, emocional, social e idiosincrática y la de su familia. Esto incluye su estado de salud, enfermedades pasadas, hospitalizaciones anteriores, medicamentos que ha usado, condiciones alérgicas y cualquier otra información pertinente. Debe cooperar con las instrucciones que le imparta su médico y el personal de enfermería y conducirse con respeto hacia éstos y hacia los otros pacientes. No debe atentar contra los equipos y facilidades del hospital. Todo paciente debe cumplir con los reglamentos y estatutos del hospital. Le corresponde al enfermo el satisfacer los cargos hospitalarios que no sean cubiertos por su plan médico.

Durante las tres décadas pasadas, el avance de la tecnología y de los descubrimientos científicos en el campo de la medicina han sido vertiginosos. Estos avances han logrado aumentar el promedio de vida de las personas, y en algunos casos excepcionales, se han excedido del límite permitido por los propios relojes biológicos o vitales que tenemos todos los seres humanos. Lo anterior ha creado un debate ético en la profesión médica que se puede resumir de la siguiente forma: *La medicina moderna puede alargar la vida por medios artificiales de alta tecnología, pero a su vez puede enfrentar la muerte, de manera digna, siempre y cuando el paciente haya brindado su consentimiento con conocimiento sobre cuál es su diagnóstico y su pronóstico de vida.*

El paciente tiene que estar claro en que le asiste un derecho a decidir sobre qué calidad de vida quiere para sí y sobre qué calidad de muerte también quiere, bajo ciertas circunstancias clínicas. Puede confeccionar por adelantado un documento sobre el tipo de tratamiento que autoriza y su alcance en caso de muerte inminente disponiendo el rechazo a medidas heroicas o artificiales que sólo retarden su muerte y extiendan su malestar y su agonía.

En Puerto Rico se han hecho varios intentos por crear una ley que permita al paciente o a su familia ejercer su derecho a la determinación del tipo de tratamiento médico que desea recibir o rechazar. Ejemplos claros de esos intentos son 4 proyectos legislativos presentados desde 1990 a 1996, y lamentablemente ninguno ha sido aprobado.

Actualmente contamos con una ley federal, que se conoce como "Patient's Self Determination Act" y es por virtud de esta ley por la que toda institución hospitalaria y de servicios de salud que ofrece servicios a pacientes cubiertos por el programa de Medicare, tiene que promover la participación activa de los pacientes en los asuntos concernientes a su salud, mediante el otorgamiento de ciertos documentos, como las directrices avanzadas, testamentos vitales y ciertos consentimientos médicos.

Exhortamos a nuestra legislatura a crear finalmente un estatuto que viabilice, de forma clara y precisa, los derechos y obligaciones del paciente en Puerto Rico, y a los ciudadanos a tener mayor conciencia y ejercicio de sus derechos como pacientes en todo lo referente a su salud.

DOCENARIO DEL PACIENTE

- Conocer las reglas del hospital
- Recibir tratamiento indicado
- Ser informado
- Privacidad
- Trato con respeto y dignidad
- Confidencialidad
- Derecho a consentir
- Poder rehusar tratamiento
- Poder rehusar resucitación
- Conocer costos del hospital
- Consejería espiritual
- Seguridad personal

P R O B L E M A S
V I S U A L E S   D E
R E F R A C C I Ó N

El Nuevo Día
29 de noviembre de 1999

La estructura y la función de los ojos es fascinante. El ojo constantemente ajusta la cantidad de luz que permite entrar, enfoca en objetos cercanos y distantes y produce imágenes que se transmiten instantaneamente al cerebro.

Las estructuras comprometidas con el proceso de visión son varias. La *córnea* es una membrana transparente que permite el ingreso de luz al ojo. El *iris* es la parte coloreada del ojo. El *cristalino* es el órgano detrás de la córnea que cambia de forma para enfocar la luz. La *pupila* es la apertura en el centro del iris. Se reduce o se agranda para ajustarse a la luz disponible. La *retina* es la membrana en la parte interior posterior del globo ocular donde se enfoca la luz y se convierte en impulsos que el cerebro interpreta como imágenes.

La luz penetra por la córnea en la superficie del ojo que ayuda a enfocar la luz en la retina. Luego de pasar la córnea, la luz entra a la pupila localizada en el centro del iris. El iris controla la cantidad de luz que entra al ojo regulando la pupila, de manera similar a como se abre y se cierra la apertura del lente de una cámara. Detrás del iris está el lente que cambia su forma para enfocar en la retina. La retina tiene nervios que perciben la luz, y en la retina la imagen se convierte en impulsos eléctricos que van al cerebro por medio del nervio óptico. Los centros visuales en el área occipital del cerebro convierten estos mensajes en nuestra realidad visual.

La claridad de la visión se llama la agudeza visual que fluctúa desde visión completa hasta no visión. Conforme la agudeza visual disminuye, la visión se vuelve más borrosa. La queja más común en una visita al oftalmólogo es agudeza visual disminuida o alterada. La agudeza visual por lo regular se mide con relación a lo que la mayoría de las personas, consideradas normales, pueden ver con claridad a una distancia de veinte (20) pies. Tiene 20/20 quien puede identificar con certeza (claridad completa) un objeto (por lo regular una letra) lo mismo que la mayoría de la población lo logra, a la distancia de veinte pies. Cuando se identifica correctamente a veinte pies, la letra del tamaño que la mayoría de la población ve con claridad a doscientos pies, se dice tener una agudeza visual de 20/200. Se considera legalmente ciego quien tiene una agudeza visual de menos de 20/100.

La causa más frecuente de agudeza visual disminuida es un error de refracción. La abrumadora mayoría de los errores de refracción se deben a particularidades anatómicas. Estas variantes en las estructuras oculares impiden a los rayos paralelos de luz enfocarse en la retina. Las personas cuya agudeza visual es adecuada de cerca y pobre a distancia se denominan miopes. Los hiperopes ven mejor a distancia que de cerca. Visión de cerca disminuida por el paso de los años se denomina presbicia.

En la *miopía* el ojo es demasiado largo y los rayos de luz provenientes de un objeto distante hacen foco delante de la retina. Debido a ésto, los objetos distantes se ven borrosos y sólo se ven claramente los objetos cercanos. La miopía progresa rápidamente en los adolescentes y se estabiliza después de los 20 años y usualmente no requiere cambios de receta hasta los 40. Se puede corregir con el uso de lentes.

En la *hiperopía (hipermetropía)* el defecto de refracción es el inverso de la miopía y los rayos luminosos se enfocan por detrás de la retina. El eje anteroposterior del globo ocular resulta demasiado corto y los rayos de luz que reflejan los objetos cercanos lo hacen detrás de la retina. No hay medidas preventivas para la hipermetropía, pero se puede corregir con el uso de lentes.

La *presbicia* es una alteración en la visión que ocurre con la edad que no permite ver bien las cosas que están cerca. Muchas personas la desarrollan desde los 40 a los 50 años de edad. Lo notan al tener que alejar el periódico más de lo normal para poder leerlo porque la letra comienza a verse borrosa. Se debe a cambios normales que ocurren en el cristalino. Puede generar cansancio en los ojos tras observar algo cercano, y frecuentemente la llaman vista cansada. Se soluciona con lentes correctores que ayudan a ver objetos cercanos claramente. La presbicia no produce ceguera ni pérdidas serias de visión.

El astigmatismo es un error de refracción resultado de una deformación en la cornea que parece más a una bola de balompié que a una bola de baloncesto. Algunos de los rayos de luz no se enfocan directamente sobre la retina lo que produce una visión nublada poco definida. Se puede corregir con el uso de lentes usualmente cilíndricos.

Todo el mundo debe examinarse los ojos cada 3 años si es menor de 35 años y cada 12 a 18 meses a partir de esa edad. Si es diabético o hipertenso debe hacerlo más a menudo.

El agujero estenopeico es de utilidad para personas con errores de refracción. El agujero estenopeico o buraco de alfiler o *pin-hole* es un orificio diminuto hecho en un cartón de color oscuro. Este orificio al ser tan pequeño, sólo permite el paso de rayos de luz paralelos. Los rayos de luz paralelos se enfocan fácilmente en la parte posterior del ojo en la retina formando una imagen que el cerebro interpreta como un objeto real. Una persona que usa habitualmente espejuelos, si se los quita y mira a través del agujero estenopeico notará que su agudeza visual mejora como si los tuviera puestos. Si alguien con sus espejuelos puestos nota mejoría en su visión cuando utiliza el *pin-hole* muy probablemente necesite cambio en el aumento de su receta.

El agujero estenopeico es un instrumento fácil de construir y utilizar y ayuda a determinar si la persona necesita usar espejuelos o cambiar los que tiene. Debe recordarse que es sólo un indicador que no obvia el examen anual de salud visual por un profesional competente que puede excluir enfermedades sistémicas, como la diabetes y la alta presión sanguínea que pueden tener efectos nefastos no sólo sobre su salud visual sino, inclusive, acortar su vida.

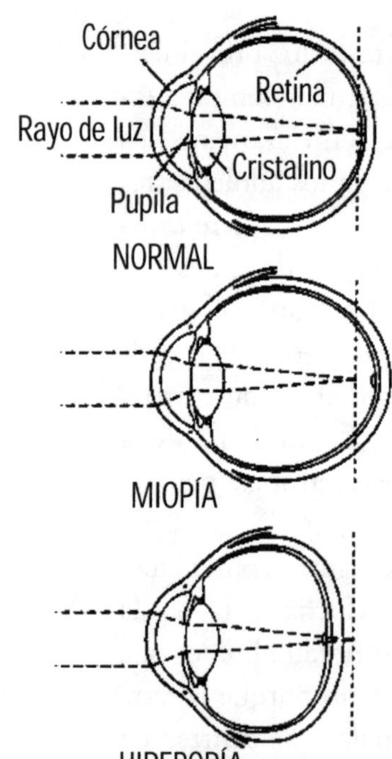

Los problemas visuales de refracción se corrigen con el uso de lentes recetados por un profesional preparado para hacerlo. Evítese usar lentes de los que se venden en la farmacia y tiendas sin requerir prescripción. Los problemas visuales de las diferentes personas son diferentes, y los lentes deben hacerse a la medida de sus necesidades individuales. Además, frecuentemente, las personas necesitan lentes de diferente graduación en cada ojo.

DEJAR DE FUMAR

El Nuevo Día
18 de noviembre de 1998

El fumar causa en los Estados Unidos sobre 400,000 muertes anuales, todas potencialmente evitables. Se estiman, además, en 40,000 las muertes de no fumadores expuestos al humo ambiental del cigarrillo. De todas estas muertes, 84,000 se deben a enfermedades respiratorias, de las cuales 64,000 fueron por enfermedad pulmonar obstructiva crónica, la cual incluye enfisema y bronquitis crónica, y el resto ocurrió por asma e influenza en personas que fumaban. Estas muertes fueron el 5% del total de muertes en la nación, y eran potencialmente prevenibles. La gran mayoría de estas muertes fueron precedidas por un largo período de malestar y sufrimiento en los afectados. Además de estas muertes por enfermedades pulmonares, el cigarrillo causó 112,000 muertes por cáncer del pulmón, 30,800 por otros cánceres como los de cabeza y cuello, 108,200 por enfermedad cardiovascular, 26,300 por derrames cerebrales y 94,000 por otras enfermedades. Una quinta parte de las muertes por enfermedades del corazón son por fumar. El fumar duplica el riesgo de sufrir ataques cardíacos y accidentes cerebrovasculares. Uno de cada 10 fumadores habituales desarrollan cáncer del pulmón.

En Estados Unidos hay, aproximadamente, 15,000,000 de personas con enfermedades respiratorias debidas al cigarrillo, lo cual causa alrededor de 800,000 admisiones a hospitales. Se calcula que las enfermedades relacionadas con el fumar cuestan, en cuidado médico, 50 billones de dólares anuales al pueblo norteamericano (datos del American Heart Association de 1996).

El fumar tiene efectos devastadores en los pulmones, sin contar sus efectos en el corazón, en la presión sanguínea, en el desarrollo de cáncer, incluyendo el del pulmón, el cual es la causa más común de muerte por cáncer en Puerto Rico y Estados Unidos. Sencillamente el cigarrillo es un factor importante en las muertes por enfermedades cardíacas, cáncer y enfermedades pulmonares, tres de las cinco principales causas de muerte.

En las mujeres embarazadas el fumar es una causa de bebés de bajo peso y de mortalidad prenatal. Las mujeres fumadoras tienen más natimuertos, partos prematuros y abortos espontáneos. Los bebés en su primer año de vida desarrollan más pulmonía y bronquitis si sus padres fuman. Las madres que fuman 10 o más cigarrillos al día provocan casos nuevos de asma en sus hijos.

El cigarrillo inflama el epitelio (capa interior) del bronquio(tubos desde la tráquea a los pulmones), causando una de dos enfermedades principales: enfisema o bronquitis crónica. El enfisema ocurre por una destrucción del componente elástico de las paredes de los bronquios y los alvéolos (bolsas de aire para intercambio de oxígeno en los pulmones) causando problemas de obstrucción y pobre intercambio de aire. El aire entra pero no puede salir y queda atrapado en los pulmones. Se diagnostica por los síntomas de falta de aire, cansancio y tos, junto a pruebas de función pulmonar para medir la difusión de monóxido de carbono. La bronquitis crónica ocurre por inflamación de los bronquios e hipertrofia de las glándulas en ellos causando producción excesiva de moco y de flema que causan tos y falta de aire. La presencia de tos y expectoración por tres meses, repetida por dos años consecutivos, confirma el diagnóstico.

Un cigarillo encendido genera 4000 compuestos entre gases y partículas. La nicotina, el monóxido de carbono (gas) y la brea (partícula) son los productos del fumar mejor conocidos. La nicotina es una droga que produce dependencia con un efecto sobre el cerebro y el sistema nervioso. Cuando el fumador inhala, la nicotina va directa a los pulmones y a la sangre y en siete segundos llega al cerebro. La nicotina aumenta los latidos del corazón, contrae los vasos sanguíneos y precipita la coagulación de la sangre. Crea sensaciones de reducción del estrés, de apoyo en momentos difíciles y de bienestar en los momentos de placer. Esto engaña al fumador y le hace más difícil dejar de fumar.

La situación preocupante de salud y los riesgos que vive el ser humano con el hábito de fumar son reversibles si la persona deja de fumar.

Dejar de fumar es una inversión para el futuro: menos tos, menos cansancio, menos ataques cardíacos, menos enfermedades pulmonares, menos cáncer del pulmón, menos muertes y, sobre todo, menos sufrimiento y dolor para la persona.

Los daños que causa el fumar al ser humano, se pueden prevenir dejando de fumar, lo cual es algo usualmente difícil para el fumador. El médico y otros trabajadores de la salud tienen que participar activamente en el esfuerzo de sus pacientes para dejar de fumar. Esto conlleva desarrollar una estrategia basada en 4 principios o pasos: *averiguar, aconsejar, ayudar* y *arreglos.*

Para trabajar con este problema, lo primero que deben hacer los profesionales de la salud es *averiguar* si la persona fuma. Estudios hechos revelan que sólo en el 50% de los expedientes médicos se le ha hecho al paciente la pregunta de si fuma o no. El primer paso, pues, es preguntarle al paciente si fuma.

Si el paciente es fumador, el segundo paso es *aconsejar.* El paciente debe recibir consejería acerca de los beneficios de dejar de fumar, la cual debe ser clara, firme y personalizada. El paciente debe ser educado, sin ser amenazado, sobre los riesgos del fumar para él y su familia. Muchos pacientes inicialmente no consideran parar de fumar, pero se debe establecer un diálogo en siguientes encuentros sobre qué piensa hacer con el problema, y estimular al paciente a dejar de fumar.

El tercer paso es *ayudar* al paciente en el proceso de dejar de fumar. Se establece una fecha para dejar de fumar, usualmente en las siguientes dos semanas. Se puede firmar un contrato médico-paciente con el día que se va a dejar de fumar. Se le provee al paciente información acerca de dejar de fumar, incluyendo un cassette de motivación, que distribuyen gratis muchos programas para dejar de fumar, o literatura de motivación, la cual está disponible a través del Instituto Nacional de la Salud. Se determina el grado de adicción a nicotina del paciente para establecer si se va a usar terapia de reemplazo de nicotina, como la goma de mascar, parchos o el nuevo medicamento, disponible para dejar de fumar, bupropión. Este método se utiliza en pacientes que usan más de una cajetilla de cigarrillos por día, aunque es útil en personas que fumen menos.

Las terapias más comúnmente usadas para dejar de fumar son los parchos de nicotina (Habitrol, Nicorette, Nicoderm, Nicotrol y Prostep), el bupropion (Zyban), y el romper en frío (ninguna terapia para los síntomas de retirada). Esta última es la más efectiva, con la que menos personas recaen, pero pocos pueden lograrlo de esta manera.

Los parchos y otras terapias con nicotina actúan reduciendo la dosis de nicotina paulatinamente, y así se evitan los síntomas de retirada de nicotina del paciente. Se usan de seis a diez semanas, dependiendo del tipo de parcho, y está prohibido que el paciente fume con el parcho debido a la posible intoxicación con nicotina (efecto aditivo de la nicotina del fumar y del parcho).

El bupropión evita los síntomas de retirada de nicotina en los pacientes. Se utiliza una tableta diaria por tres días, y, si se tolera, se aumenta a una tableta dos veces al día por un período no menor de ocho semanas. Al contrario que con los parchos, con esta terapia se continúa fumando por ocho días. Siempre se va a parar de fumar el día ocho, y no antes del tratamiento, para dar tiempo a que la medicina obtenga su efecto terapéutico. En estudios recientes ha dado resultados mejores que los parchos, pero se mantiene un alto porciento de recaídas debidas a otros factores sociales relacionados con el cigarrillo. Estas terapias deben usarse bajo tratamiento médico.

Una vez establecido el programa de dejar de fumar y el uso de medicamentos, procede el cuarto paso, que consiste en hacer los *arreglos* para darle seguimiento al proceso y después mantener la comunicación con el paciente. El paciente debe visitar al médico a las dos semanas de empezar el tratamiento, y luego al mes. También ayuda hablar por teléfono con el paciente para monitoreo de la terapia y para darle el sostén y apoyo requerido.

Decídase el fumador a dejar de fumar. Hable con su médico y oriéntese más. Trate de prevenir enfermedades catastróficas. Mejore la calidad de vida y prolongue su existencia.

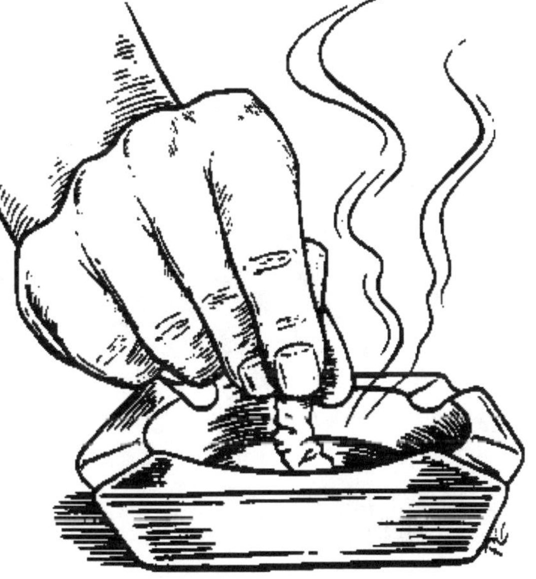